DR. MED. RAGNHILD SCHWEITZER
JAN SCHWEITZER

Die Magie unserer Sinne

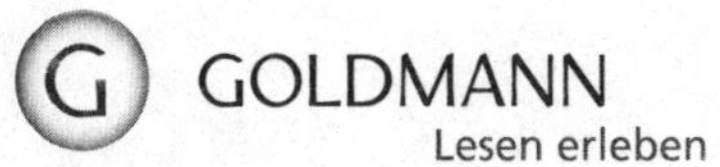

Buch

Die Nase hilft uns beim Abnehmen, die Augen schützen uns vor Depression, und die Haut führt uns zum Erfolg: Unsere Sinne eröffnen uns ungeahnte Möglichkeiten. Doch sie agieren im Verborgenen. Wir sind uns ihrer meist nicht bewusst, benutzen sie kaum noch richtig und verpassen dadurch vieles in unserem Leben. Den Ärzten und Bestsellerautoren Ragnhild und Jan Schweitzer hat ein peinliches Erlebnis mehr als nur die Augen geöffnet, und so haben sie sich auf die Suche nach den Sinnen ihres Lebens gemacht. Wissenschaftlich fundiert, unterhaltsam, mit vielen Tipps, Selbstversuchen und persönlichen Geschichten zeigt dieses Buch, welch ein Geschenk unsere Sinne sind. Wer sie auch nur ein wenig pflegt, wird mit faszinierenden und glücklichen Momenten belohnt und hat ein reicheres Leben.

Autoren

Dr. med. Ragnhild und *Jan Schweitzer* lernten sich im Medizinstudium kennen, sind seit 30 Jahren ein Paar und seit beinahe 20 Jahren verheiratet. Beide arbeiteten als Krankenhausärzte in der Inneren Medizin, bevor sie Wissenschaftsjournalisten wurden und als Buchautoren 2017 gemeinsam einen Bestseller schrieben. Zum Journalismus kamen beide auf getrennten Wegen: *Ragnhild Schweitzer* war nach einem Volontariat mehrere Jahre als Fachredakteurin für Medizin tätig und arbeitet seit 2009 als selbstständige Medizinjournalistin unter anderem für die ZEIT oder STERN GESUND LEBEN. *Jan Schweitzer* besuchte die Henri-Nannen-Journalistenschule in Hamburg, war Medizinredakteur unter anderem beim STERN, bevor er 2007 Chefredakteur von ZEIT WISSEN wurde. Seit 2013 arbeitet er als Redakteur der ZEIT im Ressort Wissen. Die Freude am Bücherschreiben führte ihre Wege jedoch auch beruflich wieder zusammen. Die Autoren leben mit ihren beiden Kindern in Hamburg.

Dr. med. Ragnhild Schweitzer
Jan Schweitzer

DIE MAGIE UNSERER SINNE

Warum wir ohne sie nicht lachen, lieben, leben können

Wie wir sie wiederentdecken und richtig nutzen

Mit Illustrationen von Ragnhild Schweitzer

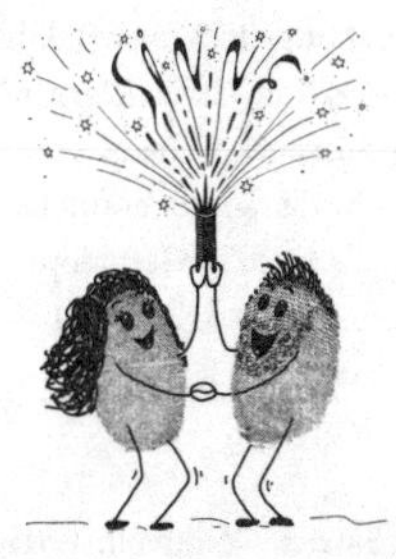

GOLDMANN

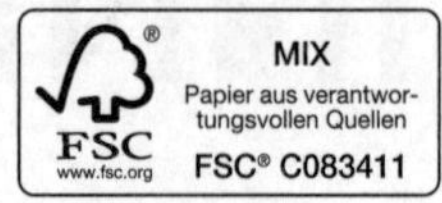

Penguin Random House Verlagsgruppe FSC® N001967

1. Auflage
Originalausgabe April 2022

Umschlag: Sabine Kwauka
Umschlagmotiv: shutterstock/djero.adlibeshe yahoo.com
Redaktion: Carla Felgentreff
Satz: Satzwerk Huber, Germering
Druck und Bindung: CPI books GmbH, Leck
Printed in Germany
JE · Herstellung: IH
ISBN 978-3-442-17826-1

Besuchen Sie den Goldmann Verlag im Netz

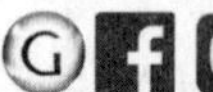   

Unseren lieben Kleinen, die jetzt schon groß sind,
und ohne die es dieses Buch nicht geben würde

INHALT

Vorwort
Wie der »Pfad der Sinne« zum Desaster wurde

Während Sie jetzt gerade dieses Buch in den Händen halten, arbeiten Ihre Sinne auf Hochtouren: Sie sehen den Umschlag, tasten den Karton, hören das Rascheln der Seiten beim Umblättern und riechen den Duft des bedruckten Papiers. Ganz abgesehen davon, dass Sie ohne Ihren Gleichgewichtssinn nicht aufrecht vor dem Bücherregal stehen könnten und wohl gar nicht erst in die Buchhandlung gekommen wären. Wir sind Ihren Sinnen also sehr dankbar, dass sie Sie zu unserem Buch geführt haben, auch wenn Sie das selbst wahrscheinlich gar nicht bewusst wahrgenommen haben. Und weil sich niemand ausgeschlossen fühlen soll, möchten wir hinzufügen: Letzteres gilt natürlich auch für die Leser, die einen Kindle oder ein ähnliches Gerät benutzen und ihre Sinne damit etwas weniger fordern – Hauptsache, Sie schenken ihnen jetzt gerade Aufmerksamkeit.

Denn die haben unsere Sinne mehr als verdient. Sie sind unsere Fenster zur Innen- und Außenwelt, lotsen uns Sekunde um Sekunde durch das Leben. Ohne sie wären wir verloren, würden uns verletzen, vergiften, könnten nicht lachen, nicht lieben – nicht leben. Das ist uns nur meist nicht bewusst. Auch wir haben unseren Sinnen jahrzehntelang kaum Aufmerksamkeit geschenkt, haben uns nicht um sie gekümmert und sie kaum noch richtig benutzt. Erst durch die Arbeit an diesem Buch haben wir wieder gelernt, sie wertzuschätzen, sie bewusst zu gebrauchen, um die Welt in ihren vielen Facetten wahrzunehmen und das Leben mehr zu genießen.

Die Idee für dieses Buch hatten wir, als wir eigentlich nur einen schönen Nachmittag mit unseren Kindern im Wildpark verbringen wollten. Doch dort erlebten wir auf dem »Pfad der Sinne« zwischen Wildschweingehege und Voliere der Riesenseeadler ein absolutes Desaster:

Paul, damals fünf Jahre alt, ging voran. Wir hatten verabredet, dass er immer als Erster die kleine Klappe der fünf Riechkästen, die dort bereitgestellt waren, beiseiteschob, schnupperte, Papa ins Ohr flüsterte, was er erkannt hatte, und dann zusammen mit ihm den Deckel hob und nachschaute. Nach jedem Kasten sollten die beiden eine Pause machen, dann war ich, Ragnhild, an der Reihe. Um das Ganze etwas spannender zu machen, traten wir gegeneinander an und zählten die richtig erkannten Dinge als Punkte, hinterher sollte ein Gewinner gekürt werden. Das war Papas Idee, Paul war natürlich gleich Feuer und Flamme, ich fügte mich dem Schicksal und sagte: »Klar, gerne, das macht sicher Spaß!« Wer schon einmal »Mensch ärgere Dich nicht« mit unserer Familie gespielt hat, weiß, dass aus Spaß ganz schnell blutiger Ernst werden kann, aber ich feuerte mich innerlich an: »Der ist fünf Jahre alt, das schaffst du locker!«

Kasten Nummer eins: Paul schob die Klappe zur Seite, schnupperte, hüpfte aufgeregt – ein untrügliches Zeichen dafür, dass er sich ganz sicher war – und flüsterte Papa ins Ohr. Der grinste, hob den Deckel des Kastens, grinste noch breiter. Dann klatschten die beiden sich ab, als hätten sie eben den Siegtreffer im Endspiel der Fußballweltmeisterschaft vorbereitet und geschossen, traten zur Seite und schauten mich triumphierend an. Ich stellte mich vor den Kasten, sog und blies noch einmal die frische Waldluft durch meine Nase, um sie optimal vorzubereiten, und begann, an der geöffneten Luke des Kastens zu riechen. Was war das denn? Ich roch ein zweites Mal, ein drittes, ja sogar ein viertes Mal. Was konnte das sein? Ich kam nicht drauf. »Radiergummi?!?«, sagte ich leise und spürte schon das Stereogrinsen in meinem Rücken, als ich den Deckel hob und nachsah. Es war Bienenwachs. Na klar war das Bienenwachs! Jetzt, wo ich es sah, fiel es mir wie Schuppen von der Nase. Wie konnte ich mich so täuschen lassen! Radiergummi? Pah, stümperhaft von mir, aber danach hatte es für mich nun mal gerochen. Kasten Nummer zwei, drei und vier ließen mich genauso scheitern und Paul triumphieren wie der erste. Blind erkannte ich weder Heu, Rose noch Nelken. Zumindest an den Nelken scheiterte auch Paul, Heu und Rose erroch er aber mit einer für mich unerträglichen Sicherheit. Mittlerweile stand es also drei zu null für Paul. Ich wurde wütend: Verdammt, wie konnte das sein? Wie konnte ein Fünfjähriger die viel längere Riecherfahrung einer 36-Jährigen in den Schatten stellen. Litt ich an einer Riechstörung? Nein, eher nicht. Denn sobald ich sah, was vor mir lag, konnte ich den Geruch ja genau zuordnen. Es lag wohl eher daran, dass Paul noch mit offener Kindernase durch die Welt ging und im Kindergarten oft mit den Erzieherinnen spielerisch Gerüche übte und erriet. Und ich, ich vernachlässigte meinen Geruchssinn sträflich.

Es blieb aber noch ein letzter Kasten übrig. Also der Kasten, an dem ich nicht noch einmal scheitern wollte. Paul hüpfte schon wieder sein aufgeregtes Ich-hab's-erraten-Hüpfen, und Papa grinste sein Er-hat's-erraten-Grinsen, als ich das letzte Mal an der Reihe war. Meine Niederlage war mir mittlerweile schon total egal, jetzt ging es nur noch um mich und um meine 36-jährige Nase (und vielleicht ein bisschen um die Ehre). Mein Geruchssinn durfte mich nicht noch einmal enttäuschen. Ich trat vor den Kasten, schaltete alles um mich herum aus, konzentrierte mich vollkommen auf das Riechen, ich war quasi nur noch eine einzige Nase. Und tatsächlich: Schon beim ersten Schnuppern war ich mir sicher: »Pfefferminze! Ja, das ist Pfefferminze! Gott sei Dank!« Und ich lag richtig.

Als wir abends im Auto saßen und zurück nach Hause fuhren, schlief Paul beseelt von seinem Erfolg auf dem Rücksitz ein, und mein Mann sagte grinsend: »Ich hätte es auch nicht besser gekonnt als du! Es wird wohl höchste Zeit, dass wir uns mal wieder besinnen!« Und damit hatte er recht. Denn auch auf dem Barfuß-Parcours, einem weiteren Bestandteil des »Pfads der Sinne«, auf dem man mit verbundenen Augen den Untergrund mit nackten Füßen erkennen musste, hatte Paul mich eiskalt hinter sich gelassen. Ich hatte der Revanche zugestimmt, weil mein Sohn sie sich so sehr gewünscht hatte, obwohl ich nach dem Riechdesaster nur noch wenig Lust verspürte. Aber was tut man nicht alles, um seine Kinder glücklich zu machen … Dort steckte ich die zweite bittere Niederlage dieses Tages ein. Das Einzige, was ich erkannte, war Sand, während Paul auch Blätter, Moos, Stroh und Kastanien mit seinen Fußsohlen richtig erspürte. Und wieder war es kein Wunder, dass er besser war als ich. Denn während ich höchstens mal am Strand barfuß lief, war mein Sohn dank Fußbodenheizung im Kindergarten jahrelang jeden Tag dort ohne Strümpfe und Schuhe unterwegs. Und auch im Garten oder auf dem Spielplatz lief er oft barfuß. Mein Mann und ich nahmen uns jetzt vor, zumindest in der Wohnung öfter mal mit nackten Füßen herumzulaufen und generell all unseren Sinnen mehr Aufmerksamkeit zu schenken. Und so war sie geboren, die Idee für dieses Buch.

Sie brauchte allerdings noch ein wenig (okay, wir geben es zu: ziemlich viel) Zeit, um in die Realität umgesetzt zu werden: Seit diesem Tag im Wildpark sind weit mehr als zehn Jahre vergangen. Denn leider sind wir Weltmeister im Aufschieben: »Was du heute kannst besorgen, das verschiebe stets auf morgen« steht in großen Buchstaben auf unserer Stirn geschrieben. Das betrifft nicht nur Alltägliches wie Aufräumen oder die alljährliche Steuererklärung, sondern leider auch wichtige Dinge, zum Beispiel dieses Buch über die Sinne zu schreiben. Das soll jetzt keine Entschuldigung sein, aber wie so viele Ideen musste auch diese bis zu ihrer Verwirklichung einfach noch jahrelang in uns ausharren und geduldig anstehen hinter Job, Kindern und Alltag. Denn die forderten uns schon genug – wo sollten wir da noch die Zeit hernehmen, uns um unsere Sinne zu kümmern? Rückblickend können wir nur sagen: Schön blöd! Hätten wir nämlich schon damals gewusst, wie sehr es unser Leben bereichern würde, unseren Sinnen dank der Recherche, der Selbstversuche, der einfachen Übungen und Tipps wieder mehr Beachtung zu schenken – wir hätten keinen Tag verstreichen lassen, sondern noch am Abend des Wildparkbesuchs mit dem Buchprojekt begonnen! Eigentlich hatten wir auch schon im Medizinstudium mit Begeisterung gelernt, wie perfekt unsere Sinne funktionieren und welche Wunder sie tagtäglich vollbringen. Und später als Ärzte im

Krankenhaus haben wir erlebt, welche Probleme Patienten haben, bei denen neurologische Erkrankungen das feine Zusammenspiel der Sinne stören. Uns war also durchaus bewusst, dass es nicht selbstverständlich ist, was da in unserem Körper passiert. Dass das Gehirn Höchstleistung vollbringt, indem es Reizimpulse, die von den Sinnesorganen kommen, in Eindrücke und Empfindungen verwandelt, die uns jede Sekunde unseres Lebens ein stimmiges Bild unserer Umwelt und unseres Inneren vermitteln. Doch trotz dieses Wissens haben der Alltag und die moderne Technik uns einfach vergessen lassen, welche Möglichkeiten da in uns schlummern und mit welch einfachen Mitteln sich das Können unserer Sinne ausschöpfen lässt.

Vielleicht geht es Ihnen ja auch so. Oder Sie sind einfach neugierig geworden und wollen mehr darüber erfahren, wie wir unsere Umwelt, unsere Mitmenschen und unseren eigenen Körper wahrnehmen und wie sehr das Wissen um unsere Sinne unser Leben beeinflussen kann. Dann freuen wir uns, dass Sie jetzt unser Buch in den Händen halten. Mit dem möchten wir Sie nicht nur unterhalten, sondern vor allem besinnen, von A (wie Apfelkuchen als Krisenhelfer) bis Z (wie Zähmen eines Ohrwurms).

Zwei gute Nachrichten haben wir schon jetzt für Sie: Es ist nie zu spät, die Sinne zu schärfen. Und es kostet nur wenig Mühe, sich von ihnen überraschen und erfreuen zu lassen. Also auf geht's, denn die Sinne warten nur darauf, Sie mit ihrer Magie zu verzaubern.

Einführung
Willkommen im Reich der unentdeckten Fähigkeiten

Ein Kaugummi kann Leben retten. Okay, das ist vielleicht ein wenig übertrieben. Aber es fühlt sich manchmal fast so an, wenn man einen quälenden Ohrwurm loswird, der morgens aus dem Radio kommend ins Gehirn gekrochen ist und dort nicht nur stundenlang sein Unwesen, sondern einen auch fast in den Wahnsinn treibt. Der »Lemon Tree« verschwindet tatsächlich aus dem Kopf, wenn man dagegen ankaut, das hat eine Studie gezeigt.

Ein weich gebettetes Hinterteil wiederum kann eine große Hilfe bei wichtigen Gesprächen sein – das ist nicht übertrieben. Wer nämlich in einem bequemen Sessel sitzt, zeigt nicht nur mehr Empathie und beurteilt sein Gegenüber positiver, sondern beharrt auch weniger auf seinen Standpunkten. Experten empfehlen Autoherstellern daher sogar, feste Sportsitze durch bequeme zu ersetzen, um Rücksichtslosigkeit und Aggressivität im Straßenverkehr zu reduzieren. Und auch so mancher Familienzwist ließe sich entschärfen, wenn die Beteiligten ihn im Bett oder auf dem Sofa austragen würden…

Über die Sinne gibt es so viel Interessantes zu erfahren – oft kommt man aus dem Staunen gar nicht mehr heraus. Über ihr unglaubliches Potential etwa, das oft völlig unterschätzt in jedem von uns schlummert. Oder über das, was die Forschung immer wieder herausfindet, das neues, wertvolles Wissen bringt – und manchmal sogar die Medizin revolutioniert.

Und dann gibt es noch Erkenntnisse, die so alltäglich und so überraschend sind, dass auch wir als gestandene Medizinjournalisten, die viele Studien lesen, um auf dem neuesten Stand zu sein, immer wieder erstaunt waren. Dass man Kaugummi kauen sollte, wenn man einen Ohrwurm hat? Wussten wir nicht. Dass man weniger aggressiv ist, wenn das Hinterteil weich gebettet ist? Auch nicht. Genauso wenig hätten wir gedacht, dass Menschen weniger essen, wenn Speisen aromareich und geschmackvoll sind – und dass sie dadurch sogar abnehmen können. Uns war auch nicht klar, dass es sich positiv auf die Gesundheit auswirkt, wenn Wände bestimmte Farben haben. Oder dass Kinder besser in der Schule sind, wenn sie gut balancieren können. Von alldem hatten wir wirklich noch nie gehört. Und das ist nur ein kleiner Teil der Überraschungen, die unsere Sinne uns bescheren, wenn wir sie nur lassen.

Eine ganz besondere Ausgrabung

Die meisten Menschen vernachlässigen ihre Sinne allerdings, wir eingeschlossen. Und die Coronapandemie trug dazu noch bei. Abstandsregeln und Kontaktbeschränkungen beeinträchtigten unseren Tastsinn, indem sie den Körperkontakt mit anderen auf ein Minimum reduzierten. Die Masken ließen uns nicht nur schlechter riechen, auch die Mimik unserer Mitmenschen war hinter ihnen kaum mehr zu erkennen. Wir konnten weder verreisen, noch Clubs, Theater, Museen oder Restaurants besuchen – das abwechslungsreiche Leben und soziale Miteinander war von heute auf morgen und für lange Zeit vorbei.

Das Schlimmste liegt nun hoffentlich hinter uns, und wir wissen es zu schätzen, dass wir unsere Mitmenschen in den Arm nehmen, im Restaurant ein Essen genießen, im Club ein Konzert hören oder eine Kunstausstellung im Museum ansehen können – dass wir unsere Sinne quasi wieder von der kurzen Leine lassen dürfen. Doch die Pandemie hat bei manchen auch dauerhafte Ängste hinterlassen. Sie können ihre Umwelt nicht mehr unbeschwert erleben, zucken etwa immer noch zurück, wenn sie anderen begegnen, oder meiden die Gesellschaft vieler Menschen. Und das Coronavirus hat sogar direkt in die Sinneswahrnehmung eingegriffen, weil es vielen Erkrankten zeitweilig oder sogar dauerhaft den Geruchs- und Geschmackssinn genommen hat.

Wir möchten daher mit unserem Buch allen die Freude am Leben und am sozialen Miteinander zurückgeben, es soll Interesse wecken an anderen Menschen und an allem, was uns umgibt. Es soll aber auch zeigen, wie einfach sich nicht nur Riechen und Schmecken trainieren lassen, sondern auch die anderen Sinne, und dass das Leben dann wieder richtig Spaß macht.

Unsere Sinne sind wie Schätze, die mehr oder weniger verschüttet sind und nur darauf warten, ausgegraben zu werden und uns zu überraschen. Bei dem einen müssen wir vielleicht nur oberflächlich buddeln, bei dem anderen hingegen sehr tief. Sehen Sie unser Buch einfach als eine Art Schaufel, mit deren Hilfe Sie Schatz für Schatz zum Vorschein bringen können.

Wir beginnen mit den fünf Klassikern, dem Riechen, Schmecken, Hören, Sehen und Tasten – all den Sinnen also, die wir zwar gut zu kennen glauben (schließlich benutzen wir sie ja Tag für Tag), die aber größtenteils undercover arbeiten und viel mehr können, als wir denken. Jedes Kapitel ist dabei in drei Teile gegliedert, von den Basisinformationen über das Erlebnis bis zu leicht umzusetzenden Versuchen.

Nach den Klassikern erzählen wir Ihnen etwas zu den fünf Exoten, also den Sinnen, die wir oft sogar als solche verkennen oder zumindest ebenso unterschätzen wie die Klassiker: dem Gleichgewichtssinn, der Wahrnehmung des eigenen Körpers, der inneren Organe, von Temperatur und von Schmerz.

Zwei Dinge sind uns dabei ganz wichtig. Erstens: Wir wollen Ihnen vom großen Können der Sinne nicht nur berichten, sondern Ihnen auch die Möglichkeit geben, es direkt zu erleben. Daher haben wir für die fünf Klassiker viele Versuche, Übungen und Tipps zusammengetragen, die sich einfach in den Alltag integrieren lassen. Ihre Wirksamkeit wurde von uns am eigenen Leib getestet – quasi als Schweitzer-Miniversuchsgruppe. Unsere Favoriten haben wir samt den Erfahrungen, die wir mit ihnen gemacht haben, für Sie zusammengestellt – natürlich ganz persönlich bewertet, ohne Anspruch auf irgendeine Repräsentativität. Wir hoffen aber, dass Sie genauso viel Spaß und Erfolg haben wie wir, wenn Sie sie nachmachen. Und dass Sie genauso überrascht sind, wie einfach sich unsere Sinne trainieren lassen – und wie sehr das unser Leben bereichern kann.

Zweitens: In unserem Buch soll alles für sich funktionieren. Wer es nicht von vorn bis hinten durchlesen möchte, kann sich ganz gezielt nur das rausgreifen, was ihn interessiert: Der eine braucht vielleicht noch Basisinformationen zu einem Sinn, während die andere gleich mit dem Erlebnis anfangen oder sich nur die Versuche durchlesen und machen möchte. Jeder kann darüber hinaus mit dem Sinn beginnen, der ihn am meisten interessiert, oder einfach nach Lust und Laune kreuz und quer lesen. Um bei unserem Vergleich mit dem Schatz zu bleiben: Fangen Sie einfach da mit der Ausgrabung an, wo wir Ihre Neugierde wecken konnten, und lassen Sie sich von allem überraschen und erfreuen, was dabei zutage kommt.

Uns ist natürlich klar, dass Vorwissen oft sehr hilfreich sein kann – ein erfahrener Archäologe gräbt ja auch anders als ein Laie, der das noch nie getan hat. Vor allem für Letztere haben wir daher die folgenden Sinnesgrundlagen geschrieben. Entscheiden Sie gerne selbst, ob Sie diese Hintergrundinformationen noch brauchen oder gleich mit dem Ausgraben der einzelnen Schätze … äh … Sinne beginnen wollen. Ganz egal, wie Sie vorgehen: Wir wünschen Ihnen viele spektakuläre Funde!

Die Grundlagen: So funktioniert's

Wir können hören, sehen, riechen, schmecken, fühlen, unseren eigenen Körper wahrnehmen oder auch balancieren – einfach so, ohne Anstrengung. Und das zu jeder Stunde, jeder Minute, jeder Sekunde. Unsere Sinne sind für uns da, wann immer wir sie brauchen (leider auch manchmal, wenn wir sie nicht gebrauchen möchten). Doch was so selbstverständlich scheint, erfordert ein ausgeklügeltes System, das im Hintergrund möglichst unauffällig seine Arbeit verrichtet. Die Evolution hat es im Laufe von Hunderttausenden Jahren entwickelt, mit dem Ziel: dem Menschen einen engen Kontakt mit seiner Umwelt zu ermöglichen, ihn empfänglich zu machen für die Signale, die sie aussendet. Denn nur wenn er die wahrnimmt, kann er leben, oder besser: überleben. Dabei muss er so viel wie nötig und so wenig wie möglich von diesen Signalen mitbekommen, Aufwand und Ertrag müssen in einem guten Verhältnis stehen.

Winzige Spezialisten

Im Prinzip ist alles ganz einfach. Bei der Wahrnehmung geht es um simple Chemie und Physik, um Schallwellen, Moleküle oder Druck, die der Körper irgendwie empfangen muss. Überall auf und im Körper sind dafür kleine Sensoren verteilt, die äußerst spezialisiert sind auf ihre Aufgabe: Sinneszellen, auch Rezeptoren genannt. Es gibt sie im Ohr, in der Haut, in den Augen, im Mund, sogar in den Gelenken, Muskeln und Organen. Sie sind alle verschieden aufgebaut, denn sie müssen, je nach Ort, verschiedene Aufgaben erfüllen: im Ohr etwa auf Schallwellen reagieren, im Auge auf Licht, in der Haut auf Druck. Und das tun sie mit größter Genauigkeit und auch Zielstrebigkeit. Sie spüren schon feinste Reize von außen auf, werden aber nur dann aktiv, wenn es das passende Signal ist, das sie da erreicht. Alles andere kann und sollte ihnen egal sein. Stellen Sie sich ein technisches Gerät vor, etwa ein Radio: Das kann nur Radiowellen empfangen. Mit Mobilfunkfrequenzen kann es nichts anfangen, und wenn Sie sich in seiner Nähe unterhalten, werden Sie Ihr Gespräch nicht auf einmal im Radio hören. Mit den Radiowellen wiederum kommt ein Smartphone nicht zurecht, ein Fernseher ebenso wenig. Beide reagieren natürlich schon auf Signale, aber eben auf *ihre* Signale: ein Smartphone etwa auf Mobilfunk oder WLAN – mit dem Radio und Fernseher wiederum nichts anfangen können. Im Körper ist das ganz ähnlich: Die Sinneszellen sind auf ihre Funktion spezialisiert, sie können nur Licht empfangen, nur Schall oder nur chemische Stoffe entdecken.

Kommt *ihr* Signal von außen, das also, auf das die Zelle spezialisiert ist, führt das (in den meisten Fällen) zu einer Reaktion, die »Erregung« genannt wird. Mit Erotik in irgendeiner Form hat die zwar nichts zu tun, der Begriff zeigt aber, dass durch das Signal von außen etwas im Inneren der Zelle ausgelöst wird, dass dort also etwas passiert. Und zwar lädt sich die Zelle quasi einmal kurz auf, es entsteht ein elektrischer Impuls, eine Art Ladung, und dieser Impuls wird über die Zellwand nach außen übertragen und dann von Zellfortsätzen meist mit einer wahnsinnig hohen Geschwindigkeit von bis zu 100 Metern pro Sekunde weitergeleitet ins Ziel, ins Gehirn.

Dort geschieht dann das Entscheidende: Es macht aus dem weitergeleiteten Impuls eine Wahrnehmung. Aus Physik und Chemie wird also ein Eindruck, aus nichtssagenden Schallwellen etwa das Singen einer Nachtigall, aus banalen Molekülen ein süßes Vanilleeis, aus plumpem Druck ein sanftes Streicheln über die Haut.

Natürlich braucht es für diesen Sinneseindruck mehr als nur das Signal von einer einzigen Zelle. Nehmen wir einen unserer wichtigsten Sinne, das Sehen: Was können wir nicht alles erkennen, wenn wir uns umschauen. Dass dazu mehr als eine Zelle benötigt wird, leuchtet ein. In der Netzhaut jedes Auges etwa gibt es gleich 126 Millionen Sinneszellen. Einige von ihnen reagieren schon auf winzigste Signale. Andere sind unempfindlicher, können dafür aber sehr fein unterscheiden zwischen verschiedenen Signalen, in dem Fall Farben. Im Innenohr hingegen reagieren Zellen schon auf eine Bewegung, die nicht größer ist als der Durchmesser eines Wasserstoffatoms. Und die Tastsinneszellen in den Fingerkuppen können winzigste Erhebungen von nur einem Mikrometer auf einer sehr glatten Oberfläche fühlen.

Dass die Sensoren nur auf einen bestimmten Reiz anspringen, ist keine Schwäche, sondern eine ihrer großen Stärken. So kommt es zu keinem Durcheinander der eingehenden Signale, alles wird sauber getrennt. Es ist aber nicht immer ganz leicht, stillzuhalten und nicht auf das zu reagieren, was da so alles auf einen einprasselt. Manche Thermosensoren etwa sind empfindlich auf chemische Reize, auf den Inhaltsstoff von Chilischoten (er heißt »Capsaicin«). Reibt man die Haut damit ein, erregt er sie und erzeugt so ein Brennen. Das Gegenteil erreicht man mit Menthol: Es gibt der Haut ein kühlendes Gefühl. Campher liegt ziemlich genau dazwischen. Manchmal fällt die Trennung zwischen den Reizen also schwer, auch dann, wenn sie besonders stark sind. Ein Schlag auf die Augen lässt Lichtblitze auftauchen, obwohl

Druck ja eigentlich nicht der richtige Reiz für die Sinneszellen dort ist, sondern Licht. Pure Gewalt führt hier also auch zum Ziel.

Das Tor zum Bewusstsein

Was auch immer der Auslöser ist: Wenn eine Zelle erregt ist, sendet sie ihr Signal über Nervenbahnen zur Zentrale, dem Gehirn. Dieser elektrische Impuls ist immer gleich, egal ob ein Rezeptor im Auge von Licht oder einer in der Nase von Duftmolekülen erregt wurde. Was dann folgt, die Verarbeitung, ist umso spezieller, je weiter es ins Gehirn hineingeht. Am Anfang wird dort zunächst einmal sortiert, in einem speziellen Bereich, dem Thalamus. Er liegt relativ zentral im Gehirn und gilt als Schaltzentrum für all das, was hereinströmt. Die erste Eigenschaft des Thalamus, die für Ordnung sorgt, ist sein Aufbau: Die meisten Sinne haben dort ein spezifisches Areal. Das ist wichtig, denn die Signale, die da bei ihm ankommen, sind zunächst mal reine Nervenimpulse, und die unterscheiden sich ja nicht voneinander, egal ob sie aus dem Auge oder von der Haut kommen. Durch die Einteilung in Areale schafft es der Thalamus, dass nichts durcheinandergerät, dass also ein röhrendes Auto später im Gehirn nicht als süßer Geschmack identifiziert wird, sondern als rasender roter Ferrari.

Eine weitere Eigenschaft ist ebenso wichtig, sie hat dem Thalamus seinen Spitznamen gegeben: »Tor zum Bewusstsein« wird er auch genannt, weil er das Wichtige vom Unwichtigen trennt; er wirkt als Filter, der nur bestimmte Signale durchlässt.

Denn natürlich ist der Thalamus nicht die letzte Station im Gehirn, das allermeiste muss erst noch passieren, damit aus diesen vielen Signalen etwa ein Song von Oasis entsteht, der Geschmack einer Donauwellen-Torte oder das Bild von schneebedeckten Bergen – damit wir also etwas wirklich *wahrnehmen*. Für all das ist die Großhirnrinde zuständig, der sogenannte Cortex. Er bildet den äußeren Rand des Gehirns, hier ist Endstation für die elektrischen Impulse. Sie erregen dort wiederum ganz bestimmte Bereiche, je nach den Sinneszellen, von denen sie stammen. Jede Region ist dabei nur für einen Sinn zuständig und ganz klar von den anderen abgegrenzt. Die Nervenbahnen für den

Sehsinn etwa ziehen vom Thalamus nach hinten und zur Seite in die sogenannte Sehrinde. Im sogenannten Scheitellappen des Großhirns werden hingegen die Informationen von Tasten, Temperatur und Schmerz verarbeitet.

Je wichtiger, desto mehr Platz

Eine besondere Rolle spielen dabei die Empfindungen von der Haut. Sie werden im Gehirn im sogenannten somatosensorischen Cortex verarbeitet. Dort liegen die jeweiligen Regionen, die im Körper benachbart sind, ebenfalls nebeneinander, die Empfindung der Hand etwa neben denen vom Unterarm. Allerdings geht es dabei ungerecht zu: Manche Körperregionen bekommen viel mehr Platz im Gehirn eingeräumt als andere. Sie sind also wichtiger. Wenn man sich anschaut, welche das sind, wird auch klar, warum das so ist. Der Zeigefinger bekommt etwa deutlich mehr Raum als die Haut der Hüfte oder der Stirn, auch die Lippen haben für ihre Größe eigentlich viel zu viel Platz zugeteilt bekommen. Wenn Sie aber mal über den Zeigefinger oder die Lippen streichen und das mit dem Gefühl an der Hüfte vergleichen, werden Sie schnell spüren, warum das so ist: Erstere sind viel tastempfindlicher. Am Finger oder an den Lippen reicht schon eine leichte Berührung, an der Hüfte muss man deutlich fester drücken. Diese größere Sensibilität kommt dadurch zustande, dass sich in diesen Hautbereichen viel mehr Sinneszellen befinden – und diese vielen Zellen leiten ihre Signale dann ans Gehirn weiter, wo sie verarbeitet werden. Und weil es so viel mehr sind, braucht es dafür auch mehr Gehirnzellen. Das zeigt sich auch, wenn man die Körperregionen entsprechend ihrer Wichtigkeit aufzeichnet, also ihrer Größe, die sie im Gehirn zugeteilt bekommen. Dann wird daraus eine ziemlich verzerrte Figur mit übergroßen Zeigefingern und riesigen Lippen, mit einer winzigen Stirn und einer fast nicht mehr erkennbaren Hüfte: der sogenannte Homunculus (lat.: »Menschlein«).

Jeder Sinn hat im Gehirn also seinen ganz bestimmten Platz, und sobald Nervenzellen in diesem Bereich erregt werden, nehmen wir die jeweilige Sinnesempfindung bewusst wahr.

Wenn die eintreffenden Informationen jedes einzelnen Sinnes aber getrennt verarbeitet werden: Wie schafft es das Gehirn, uns einen stimmigen Gesamteindruck unserer Welt zu vermitteln? Wir sehen etwa einen schneebedeckten Gipfel, hören das Geräusch von knirschendem Schnee, spüren die Kälte im Gesicht, riechen die Sonnencreme, die wir uns zuvor ins Gesicht gerieben haben – und wissen zudem noch, dass wir im Skiurlaub sind. Wie funktioniert das? Man könnte sagen: über gute Kontakte. Jede Zelle im Gehirn ist mit Tausenden anderen Zellen verbunden, und die Wege sind dabei meist gar nicht so verworren, wie man meinen könnte: Nur vier dieser Kontakte braucht eine Zelle, bis sie jede andere erreicht. Je nachdem, was gerade gesehen, gehört oder gefühlt wird, werden über die Verbindungen jeweils andere Nervenzellansammlungen zusammengeschaltet (man sagt auch: verknüpft) und gleichzeitig erregt. Es entstehen also quasi immer wieder kurzzeitige Zweckgemeinschaften, die synchron aktiv sind und eine Aufgabe haben: dem Menschen ein stimmiges Gesamtbild der Welt zu ermöglichen. Wie ein Orchester, das nur dann eine Sinfonie erklingen lässt, wenn seine Musiker in zeitlich fein aufeinander abgestimmten Gruppen gleichzeitig ihre Instrumente ertönen lassen. Würde jeder genau denselben Part spielen, nur einzeln vor sich hin, nicht abgestimmt mit den anderen, gäbe es ein grausiges, schiefes Durcheinander. Was bei der Sinneswahrnehmung in der Großhirnrinde ganz genau passiert, weiß man allerdings noch nicht – das ist eines der großen ungelösten Geheimnisse der Menschheit.

Hauptsache einfach und schnell

Eines aber ist sicher: Das Gehirn lässt sich ganz schön was einfallen, um zwei Dinge zu schaffen, die eminent wichtig sind. Es muss seine Arbeit schnell erledigen, und es muss sie mit wenig Aufwand schaffen. Schnell zu sein gehörte schon immer zu den Grundbedingungen fürs Überleben. Ein Feind musste sofort erkannt werden, mögliche Beute ebenso. Dieses Erbe hat sich das Gehirn bewahrt. Zusätzlich macht es sich seine Arbeit so einfach wie möglich. Das spart Aufwand und damit Energie, die der Körper für etwas anderes einsetzen kann. Um diese beiden Ziele zu erreichen, wendet das Gehirn einen Trick an: Es konstruiert sich seine eigene Wirklichkeit. Ja, Sie haben richtig gelesen. All das, was Sie empfinden, hören, sehen oder fühlen, entspricht nicht unbedingt der Realität. Wobei man vielleicht genauer sagen sollte: Es entspricht nicht der objektiven Realität. Denn für Sie ist es real, es ist Ihre ganz eigene Wirklichkeit.

Das Gehirn kann zum Beispiel nicht alle Details berücksichtigen, deswegen muss es das eine oder andere einfach (etwa aus Erfahrung) interpretieren. Dass dadurch kreativer Spielraum entsteht, ist klar. Das Gehirn hält sich dabei oft an ein Motto: Was häufig ist, ist häufig und wird auch das nächste Mal wahrscheinlich so sein. Wenn sich also zum Beispiel etwas bewegt, wird es bestimmt wichtig sein, weil es schon immer wichtig war. Deswegen nimmt das Gehirn eher Dinge wahr, die sich bewegen. Generell ist es für Veränderungen sehr empfindlich. Ein weiteres wichtiges Prinzip: Ähnliches gehört zusammen und wird deshalb auch als eine Einheit wahrgenommen. Wenn in der Entfernung also zum Beispiel etwas Rotes zu sehen ist und daneben noch etwas Rotes, wird beides zu ein und demselben Gegenstand gehören. Und noch eine Faustregel, die das Gehirn anwendet: Dinge sehen immer ähnlich oder sogar gleich aus, ein Auto immer wie ein Auto (es hat vier Reifen, ist aus Blech und ziemlich groß), ein Hund immer wie ein Hund (Fell, vier Beine, Schnauze), ein Apfel wie ein Apfel. Wir kennen unsere Pappenheimer. Wenn wir nun irgendwo etwas sehen, versucht das Gehirn, es abzugleichen mit dem, was es schon mal wahrgenommen hat, was es also gespeichert hat. Steht etwas Braunes im Kornfeld und hat zwei abstehende Ohren, ist es ein Reh. Zumindest für das Gehirn. Es kann aber auch mal zu Fehlinterpretationen kommen, und das Reh entpuppt sich als ein Brunnen mit einem abstehenden Wasserhahn. Man könnte sagen: Das Gehirn ist auf ein Vorurteil reingefallen. In den meisten Fällen aber täuscht es sich nicht, und wenn doch: Kann halt mal passieren, Hauptsache, es wird insgesamt nicht zu viel Aufwand betrieben. Besonders ressourcenschonend ist es übrigens, nicht alles wahrzunehmen, was es zu sehen gäbe, sondern sich nur auf das Wichtigste zu konzentrieren.

Am Beispiel des Sehsinns lassen sich all diese Prinzipien gut zeigen, die das Gehirn nutzt, um es sich einfach zu machen. Führen etwa zwei Menschen Tricks mit einem Kartenspiel vor, konzentrieren sich die meisten ausschließlich auf den, der die Karten gerade mischt, und auf seine Hände – dass der andere sich währenddessen umzieht oder sich der Hintergrund ändert, bemerken die wenigsten. Diese grundlegenden Prinzipien gelten aber auch für andere Sinne, und es gibt noch einige mehr. Unter dem Strich schafft sich das Gehirn durch die Maßnahmen Vorteile, es kann so die meisten Dinge schneller und einfacher wahrnehmen. Allerdings führt das eben zu den beschriebenen Nachteilen, wie immer bei einem Kompromiss – und um nichts anderes handelt es sich hier.

Viele Fehlwahrnehmungen wie die von den Kartenspielern können wir korrigieren, wenn wir darauf aufmerksam gemacht werden. Manche Täuschungen setzen unsere Wahrnehmung aber derart außer Gefecht, dass wir selbst dann nicht anders können, wenn wir es besser wissen – zu eingefahren ist das Gehirn, zu stur arbeitet es sein Programm ab und lässt uns Dinge sehen, hören, fühlen, die doch ganz anders sind.

Teamwork ist gefragt

Wir wollen gar nicht allzu viele Worte über das verlieren, was (manchmal) vielleicht nicht ganz so gut läuft. Denn natürlich ist die Leistung des Gehirns famos, es ist schier unglaublich, wie es die vielen Sinnesreize zu einem Gesamtbild zusammensetzt und wie ein Sinn den anderen dabei beeinflussen, man könnte auch sagen: verbessern kann.

Dass etwa der Sehsinn beim Essen eine wichtige Rolle spielt (»das Auge isst mit«), wissen wir nur zu gut, dass aber auch das Hören das Geschmackserlebnis beeinflussen kann, ist vielen nicht bewusst. Man muss sich aber nur mal überlegen, warum Chips so gut schmecken. Na klar, das Salz spielt eine Rolle, auch der Geschmack von frittierten Kartoffeln, der in manchen Produkten tatsächlich noch vorhanden ist. Aber macht nicht erst das Krachen im Mund die Chips zu einem echten Geschmackserlebnis? Der Neurowissenschaftler Massimiliano Zampini von der Universität Trient in Italien konnte das auch in einem Experiment zeigen. In dem ließ er Probanden mit den Vorderzähnen in Chips beißen, danach sollten sie Knusprigkeit und Frische bewerten. Man kann das Ergebnis so zusammenfassen: Je lauter es krachte, desto besser wurden die Chips bewertet.

Die verschiedenen Eindrücke verbessern das Gesamterleben aber nicht nur, sie sind häufig einfach nur eine gute Hilfe. Beim Essen etwa helfen dem Geschmackssinn Augen und Ohren, Objekte können wir nicht nur mit den Augen erkennen, sondern auch am Geräusch, das sie machen (manche Menschen können ein Automodell am Motorensound identifizieren), oder mit dem Tastsinn. Und wenn wir schon beim Zusammenspiel sind: In einem guten Team übernimmt der eine Spieler die Aufgaben des anderen, wenn der ausfällt. Im Gehirn ist es auch so. Die Fähigkeiten von Blinden, die Dinge hören, fühlen oder tasten können, sind schon fast legendär. Aber auch manche Kurzsichtige haben geschärfte Sinne, sie hören etwa besser und können sich besser orientieren. Und bei Normalsichtigen wird der Tastsinn empfindlicher, wenn man ihnen die Augen verbindet.

Das Gehirn ist so etwas wie eine Fabrik, in der das zusammengesetzt wird, was von den Zulieferern kommt, also von den Augen, den Ohren oder der Nase. Es ist gleichzeitig aber auch die Logistikzentrale, die darüber wacht, dass alles im richtigen Moment am richtigen Ort ist – und die sich hervorragend darauf eingestellt hat, wenn es irgendwo Lieferengpässe gibt oder ein Lieferant gar ganz ausfällt. Anders gesagt: Das Gehirn ist ein wandelbares, fantastisches Organ, das uns überhaupt erst ermöglicht, etwas wahrzunehmen. Es ist das eigentliche Sinnesorgan, ein Alleskönner, der riechen, schmecken, hören, sehen, tasten kann und uns unseren Körper und die Welt um uns herum ganz individuell erleben lässt.

DIE FÜNF KLASSIKER

Riechen
Immer der Nase nach

Die Basis des Riechens

Sind es eine Milliarde? Oder sogar eine Billion? Es sind jedenfalls sehr viele verschiedene Düfte, die der Mensch unterscheiden kann. Da sind sich die Experten einig. Richtig zählen können sie das aber nicht, nur abschätzen. Doch selbst eine Milliarde Düfte klingt schier unglaublich – eine Billion ist dann einfach unvorstellbar. Schon zu Beginn des Lebens funktioniert das Riechen zuverlässig: Neugeborene erkennen ihre Mutter am Geruch. Und damit sind bereits zwei wichtige Dimensionen beschrieben: Wir riechen, und wir riechen. Wir können also Gerüche wahrnehmen, verursachen aber auch selbst welche – allen voran unseren sehr typischen, individuellen Körpergeruch, der bei der Interaktion mit anderen Menschen eine große Rolle spielt. Doch dazu später mehr.

Fürs Riechen stehen uns etwa 30 Millionen Zellen in der Nase zur Verfügung – 15 Millionen in jeder Seite. Dicht an dicht liegen sie im oberen Bereich jeder Nasenhöhle, dem sogenannten Riechepithel, und werden ständig erneuert: Nach etwa einem Monat stirbt jede Riechzelle ab und wird ersetzt. Zwanzig bis dreißig fadenartige Ausstülpungen, sogenannte Zilien, hat jede von ihnen, auf denen feinste Analysewerkzeuge sitzen: die Rezeptoren. Mehr als 350 verschiedene Typen davon gibt es, jeder Rezeptor spezialisiert auf einen Duftstoff, etwa auf Skatol, das Fäkalien ihren Geruch verleiht, oder Citral, das Zitronen duften lässt.

Jede Riechzelle stellt einen bestimmten Rezeptortyp her und platziert ihn tausendfach auf ihren Zilien. Diese ragen dann in den Schleim der Nase hinein, an dem ständig Duftstoffe vorbeiziehen, die die Nase zuvor mit dem Luftstrom eingesogen hat oder die beim Kauen und Schlucken vom Mund aus über den Rachen durch eine Verbindung zur Nasenhöhle (also quasi durch die Hintertür) nach oben strömen.

Die Mischung macht's

Dann geht es per Schlüssel-Schloss-Prinzip weiter: Ein Duftstoff dockt nur an den Rezeptor an, in dessen Struktur er auch wirklich hineinpasst. Das wiederum setzt in der Riechzelle Reaktionen in Gang, die sie ans Gehirn meldet. Dieser Vorgang vollzieht sich natürlich nicht nur einmal, sondern ein Geruch erregt Tausende oder Abertausende Zellen gleichzeitig, weil er meist nicht nur aus einer Sorte Duftmoleküle besteht, sondern eine komplexe Mischung aus Hunderten verschiedener ist. Beim Kaffeeduft etwa sind es mehr als 200. So erzeugt jeder Geruch sein ganz typisches Duftmuster aus erregten Zellen, und das setzt unser Gehirn dann zusammen, etwa zum Geruch »Kaffee«. Es tut aber noch viel mehr: Die Information aus dem Riechsystem verknüpft es direkt mit den Emotionen, die wir im Moment des Riechens haben, und speichert sie als Erinnerung ab. Beides hält sehr lange, oft ein Leben lang. Wer als Stadtkind tolle Urlaube auf dem Bauernhof verbracht hat, wird mit dem Geruch von Heu und Kühen auf ewig etwas Schönes verbinden.

Das Beispiel zeigt schon: Mit welcher Emotion Gerüche verbunden sind, ist meist nicht genetisch festgelegt. Was man als ekligen Gestank oder betörenden Duft empfindet, entscheiden andere Faktoren. Die Erziehung durch die Eltern etwa oder Erfahrungen, die man (als Kind) macht. Auch das persönliche Umfeld hat einen Einfluss auf die Bewertung. Gerade dann, wenn man etwas das erste Mal riecht, ist es wichtig für die Zukunft, wie die anderen um einen herum reagieren.

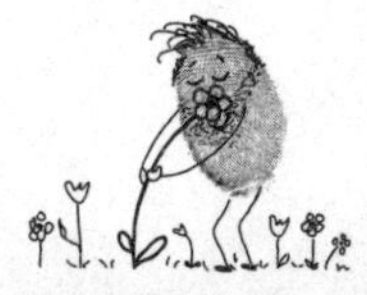

Unser Geruchssinn hat aber noch eine Besonderheit: Wir gewöhnen uns an einen Duft, wenn wir ihm mehrere Minuten ausgesetzt sind. Die Riechzellen sorgen dafür, dass wir etwa Gestank nach einiger Zeit nur noch schwach wahrnehmen (ganz verschwinden tut er allerdings nicht) – mit der Kehrseite, dass auch bezauberndste Düfte schnell ihre Wirkung verlieren. Doch im Alltag ist diese sogenannte Adaptation oft ein Segen. Sie sorgt dafür, dass unser Riechsinn von den allgegenwärtigen Gerüchen um uns herum nicht überfordert wird, und macht die Nase nicht nur frei für Neues, das die Welt der Düfte so zu bieten hat, sondern vor allem auch für Wichtiges, das vor Gefahren wie Feuer, Krankheit oder verdorbenen Lebensmitteln warnt.

Eine Winzigkeit reicht

So können einige Gerüche schon in niedrigster Konzentration unsere Aufmerksamkeit wecken. Von manchen Duftmolekülen reicht eine minimale Anzahl, damit wir sie nicht nur erschnuppern, sondern sogar erkennen, wenn sie an unsere Riechrezeptoren angedockt haben: Schon zehn Millionen Moleküle in einem Kubikzentimeter Luft (das ist eine Winzigkeit, auch wenn es nach viel klingt) lassen uns zum Beispiel Skatol erkennen, den Fäkalienduft! Meist braucht es aber mehr, um etwas auszulösen.

Warum können wir Regen riechen, obwohl Wasser geruchlos ist?

Sobald Regentropfen auf trockenen Boden prallen, steigen aus den winzigen Wasserlachen mikroskopisch kleine Luftbläschen auf und zerplatzen. Dadurch werden feinste Aerosole in die Luft geschleudert, die gelöste Stoffe und Bakterien aus dem Erdboden enthalten. Vergleichbar mit der feinen Gischt sprudelnder Getränke, die das typische Aroma von Sekt oder Cola verbreitet, entsteht so der Regengeruch, den Wissenschaftler Petrichor nennen (»petros« ist griechisch und bedeutet Stein, »ichor« bezeichnet in der griechischen Mythologie die Flüssigkeit, die durch die Adern der Götter floss). Er besteht vor allem aus Geosmin, einem Duftstoff, der von Bakterien im Erdboden gebildet wird und den wir schon in minimalen Konzentrationen wahrnehmen können. Besonders intensiv riecht es bei leichtem Regen, der auf trockenen Boden fällt. Heftiger Niederschlag hingegen durchfeuchtet den Boden zu schnell und bedeckt ihn mit einer dicken Wasserschicht, sodass weniger Duftstoffe aufsteigen können. Manchmal können wir Regen schon wittern, bevor es zu tröpfeln beginnt, weil der Wind die typischen Aerosole aus Gebieten heranweht, in denen bereits Niederschlag fällt.

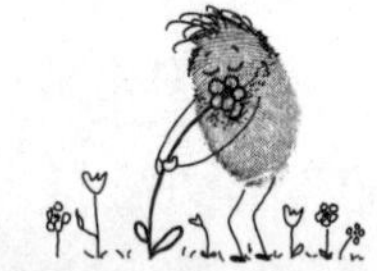

Wissenschaftler unterscheiden beim Riechen drei verschiedene Grenzen: eine Schwelle, ab der der Mensch etwas riecht; eine, ab der er es identifizieren kann und eine, ab der er einen Unterschied in der Intensität merkt. Um die zweite Schwelle zu überschreiten, muss eine etwa zehnmal so hohe Konzentration von Duftmolekülen in der Luft liegen wie bei der ersten. Und um einen Unterschied in der Intensität zu bemerken, muss er etwa 25 Prozent ausmachen, der Duft also um diesen Wert stärker oder schwächer sein. Das liegt unter anderem an den Rezeptoren, die erst einmal eine gewisse Anzahl an Duftmolekülen einfangen müssen, um eine Reaktion ans Gehirn senden zu können.

Und wenn wir schon einen Unterschied machen zwischen Erkennen und Unterscheiden, dann müssen wir auch darauf hinweisen, dass Ersteres deutlich schwieriger ist und unsere Fähigkeit hierbei schwächer ausgeprägt ist: Wir können zwar immerhin 10.000 Düfte erkennen. Das klingt viel, ist aber im Vergleich zu der Milliarde oder sogar Billion an Düften, die wir unterscheiden können, erst mal ein wenig dürftig. Es scheint jedoch im Verlauf der Menschheitsentstehung gereicht zu haben, die Evolution war da nicht ehrgeiziger. Und heute reicht es erst recht: Wann reizen wir schon mal alle Riechmöglichkeiten aus? Wir riechen halt irgendwie, aber meist auch nur, weil es sich nicht vermeiden lässt – hat man zumindest oft das Gefühl. Wissenschaftler vermuten, dass das auch ein Grund dafür sein könnte, dass unsere Empfindlichkeit für Düfte generell geringer ausgeprägt ist als die von Naturvölkern. Etwa ein Fünftel der Menschen in Deutschland, so schätzt man, hat sogar ein echtes Geruchsproblem, riecht also mehr oder weniger schlecht (merkt von dieser Schwäche aber oft nichts). Als eine Ursache dafür werden Umwelteinflüsse diskutiert. Klar ist, dass uns trockene Luft, Kälte oder niedriger Luftdruck temporär schlechter riechen lässt. Wer raucht, hat ebenfalls Riechprobleme. Einen negativen Einflussfaktor kennt wahrscheinlich jeder: eine Erkältung. Die kann den Geruchssinn auch mal für ein paar Tage ganz lahmlegen, weil die Riechzellen dabei in Mitleidenschaft gezogen werden. Und COVID-19 hat vielen Betroffenen lange Zeit das Riechen schwer gemacht. Gegen den häufigsten Faktor, der unsere Riechfähigkeit verschlechtert, können wir aber nichts unternehmen: das Alter. Die Hälfte aller Menschen, die älter sind als 85 Jahre, kann schlechter oder gar nicht mehr riechen. Auch neurologische Erkrankungen wie Alzheimer oder Parkinson führen oft zu einer Geruchsstörung, sie ist häufig sogar eines der ersten Symptome für die jeweilige Erkrankung.

Umgekehrt, um auch mal was Positives zu erwähnen, schärft Hunger den Sinn für bestimmte Düfte. Genauso können es auch hormonelle Einflüsse tun (die allerdings auch das Gegenteil bewirken können), vor allem bei Frauen in den verschiedenen Phasen ihres Zyklus.

Was uns Menschen alle eint: Wir setzen nicht beide Nasenseiten gleich ein. Eine Seite riecht, die andere »macht währenddessen Pause und erholt sich«, schreibt der Geruchsforscher Hanns Hatt in seinem empfehlenswerten »Kleinen Buch vom Riechen und Schmecken«. Viele Menschen haben auch eine Schokoladenseite, also eine Seite, die deutlich mehr riecht als die andere. So wie es Rechts- und Linkshänder gibt. Die bessere Hälfte ist etwa 75 Prozent der Zeit beschäftigt, die andere spielt eher eine Nebenrolle, sie wird zwar immer mal wieder, aber insgesamt nur sporadisch in Anspruch genommen.

Auch Spermien können riechen

Lange Zeit glaubten Wissenschaftler, dass es Riechrezeptoren nur in der Nase gibt. Doch heute ist klar, dass sie fast überall im Körper vorkommen. Einen Spezialfall wollen wir hierbei rausgreifen, weil er zeigt, dass Düfte und der Sinn, sie wahrzunehmen, eine wichtige Rolle für den Fortbestand der Menschheit spielen. Das klingt jetzt sehr groß, es ist aber auch sehr groß. Denn auf Spermien befinden sich mehr als 20 verschiedene Arten von Riechrezeptoren. Und da sind sie wohl nicht einfach zufällig und funktionslos, nein: Die Spermien sind ähnlich ausgerüstet wie die Riechzellen in der Nase, auch das physiologische System, das im Hintergrund arbeitet, ist in ihnen vorhanden, also das Räderwerk, das dafür sorgt, dass der Duftstoff verarbeitet werden kann. Natürlich riechen sie nicht im eigentlichen Sinne, leiten

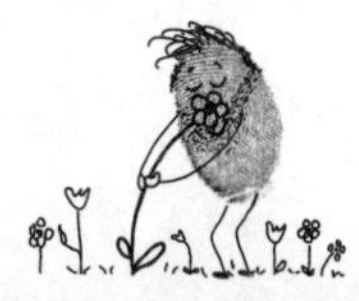

also keine Informationen weiter ins Gehirn. Aber dank dieser Ausrüstung können Duftmoleküle aus der Scheidenflüssigkeit der Frau an die Rezeptoren binden und dadurch nicht nur die Geschwindigkeit beeinflussen, mit der die Spermien schwimmen, sondern auch die Richtung. Man kann es vielleicht auch so ausdrücken: Die Spermien werden durch bestimmte Stoffe in ihrer Umgebung angezogen, regelrecht angelockt. Der richtige »Geruch« sorgt also dafür, dass sie den Weg zur Eizelle finden, und somit letztlich für Nachwuchs.

In noch einem Punkt ist der Geruchssinn wichtig für den Fortbestand der Menschheit. Der hat ebenfalls mit Anziehung und Anlocken zu tun und ist, wenn man so will, den »riechenden« Spermien quasi noch vorgeschaltet. Es geht um den Körpergeruch und die Partnerwahl: Mehr als 100 verschiedene Stoffe machen unseren ganz eigenen Duft aus. Die Grundlage dafür stammt aus unseren Hautdrüsen. Sie produzieren bestimmte Stoffe, etwa Schweiß, Lipide oder Fettsäuren, die allein allerdings noch nicht riechen. Es müssen erst noch einige der vielen Bakterien, die auf der Haut siedeln, an die Arbeit gehen und aus dem, was ihnen die Drüsen da bereitstellen, den Eigengeruch produzieren. Daraus lassen sich einige Informationen ablesen oder eher: abriechen. Zum Beispiel das ungefähre Alter. Es gibt verschiedene Drüsen in der Haut, die auch verschiedene Substanzen produzieren. Da es vom Alter abhängt, wie aktiv diese Drüsen jeweils sind, ist auch das, was die Bakterien zur Weiterverarbeitung vorfinden, in jedem Alter anders – und damit der Duft, den sie produzieren. Auch über das Geschlecht verrät der Körpergeruch etwas, und darüber, wie gesund wir sind oder wie fruchtbar. Wir können uns sogar selbst gut erschnüffeln: Mit einer Genauigkeit von 90 Prozent erkennen wir unseren Körpergeruch unter dem von anderen Menschen. Am wichtigsten ist aber wohl, dass uns der Körpergeruch sagt, ob wir miteinander verwandt sind.

Maiglöckchenduft als Wegweiser

Lebende menschliche Spermien, die man im Labor künstlich hergestelltem Maiglöckchenduft aussetzt, schwimmen nicht nur in Richtung der Geruchsquelle, sondern erhöhen auch ihre Geschwindigkeit. Forscher vermuten daher, dass Spermien mithilfe der Riechrezeptoren Duftstoffe binden, die sie zur Eizelle führen, und denken noch einen Schritt weiter: Eine Fehlfunktion dieser Rezeptoren könnte nicht nur eine Zeugungsunfähigkeit bei Männern erklären, für die sich bisher keine Ursache finden ließ, sondern sie auch mit einem einfachen Riechtest aufdecken. Schließlich stimmen die Rezeptoren auf den Spermien mit denen in der Nase überein. Erste Untersuchungen deuten bereits daraufhin, dass zeugungsunfähige Männer künstlich hergestellten Maiglöckchenduft weniger intensiv riechen können als gesunde Vergleichspersonen. Weitere Studien sind nötig, um die Rolle der Riechrezeptoren bei der Befruchtung zu klären und natürliche Duftstoffe aus dem weiblichen Genitaltrakt zu identifizieren, die an sie binden. Die Ergebnisse könnten nicht nur für neue Möglichkeiten der Diagnostik und Behandlung von Zeugungsunfähigkeit wichtig sein, sondern auch für neue, hormonunabhängige Methoden zur Verhütung.

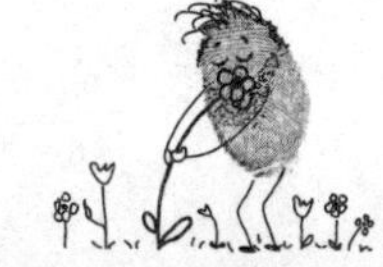

Fremd ist gut

Für das Fortbestehen einer Art ist es wichtig, dass sich Lebewesen miteinander paaren, die genetisch unterschiedlich sind, also möglichst nicht miteinander verwandt sind. Bei uns Menschen ist der Körpergeruch an den sogenannten Haupthistokompatibilitätskomplex gekoppelt, abgekürzt MHC nach dem englischen Begriff »Major Histocompatibility Complex«. Das sind Gene, die eng miteinander gekoppelt sind und den Code für Proteine bereithalten, die wiederum in der Immunerkennung wichtig sind, also dafür, dass das Abwehrsystem erkennt, was fremd ist und was nicht. Man kann statt »Major Histocompatibility Complex« also vereinfacht Immungene sagen. Normalerweise bekämpft das Immunsystem alles Fremde, denn häufig handelt es sich dabei um Erreger (Bakterien oder Viren). Beim Körpergeruch bedeutet »fremd« hingegen »gut«, wenn es um die Partnerwahl geht, und umgekehrt. Je näher Menschen nämlich miteinander verwandt sind, desto ähnlicher riechen sie, und desto unwahrscheinlicher finden sie zueinander – es sei denn, die Frau verhütet mit der Pille. Dazu aber später mehr.

Auch sogenannte Pheromone haben etwas mit den Gerüchen zu tun, die der Mensch selbst bildet. Sie sind aber dann doch etwas anderes. Pheromone sind Duftstoffe, die vor allem der Kommunikation mit anderen Artgenossen dienen, speziell wenn es um die Fortpflanzung geht. Im Tierreich, in dem nicht ganz so viel gesprochen wird, spielen sie eine wichtige Rolle. Auch wir Menschen sind prinzipiell für den Empfang von Pheromonen ausgerüstet: 80 Prozent von uns haben noch ein Extraorgan an der Nasenscheidewand dafür angelegt, das Organum vomeronasale oder auch Jacobson-Organ. Allerdings ist es laut landläufiger Meinung wohl stillgelegt und ohne Funktion, es ist anscheinend einfach übrig geblieben. Doch das ist nicht alles: Zusätzlich zum Jacobson-Organ sind wir noch mit kleinen Empfängern für Pheromone ausgestattet, mit speziellen Rezeptoren (sogenannte Vomeronasalrezeptoren), die sich im Riechepithel der Nase befinden. Fünf verschiedene Typen gibt es davon, und sie haben wohl auch eine

Funktion. So kann man etwa mit Hedion, einer Substanz, die in Jasmin vorkommt, mehr Vertrauen schaffen, fand Geruchsforscher Hanns Hatt heraus. Wenn es also einen Rezeptor gibt für das Hedion und sein Andocken auch eine Wirkung hat – dann ist es wahrscheinlich, dass Menschen eine Substanz abgeben können, die dem Hedion chemisch ähnelt und die auch eine ähnliche Wirkung hat. Bewusst bekommen wir von all diesen Vorgängen übrigens nichts mit. Pheromone docken zwar an Riechrezeptoren an und beeinflussen dann wohl unser zwischenmenschliches Verhalten, wir riechen sie allerdings nicht. Weitere Forschung ist nötig, um hier mehr Klarheit zu bekommen. Sicher ist: Eine so große Rolle wie wohl im Tierreich spielen sie beim Menschen nicht.

Riechen übers Blut

Neben den Rezeptoren des Riechepithels können Duftstoffe auch freie Endigungen des Gesichtsnervs in der Nase erregen, des sogenannten Trigeminusnerven. Die reagieren vor allem auf flüchtige Substanzen wie Menthol, Essigsäure oder Propanthial-S-oxid (aus Zwiebeln) und vermitteln kühlende, beißende, stechende oder brennende Empfindungen in der Nasenhöhle. Viele Gerüche nehmen wir gleichzeitig sowohl über das Riechepithel als auch über den Trigeminusnerven wahr. Darüber hinaus gelangen Duftmoleküle über die Haut, die Lunge, den Magen und den Darm ins Blut, das sie bis in jeden Winkel unseres Organismus transportiert. So können sie mit allen Körpergeweben in Kontakt kommen, dort an verschiedene Rezeptoren andocken und unsere Körperfunktionen sowie unser Verhalten beeinflussen. Wissenschaftler vergleichen diesen Wirkungsweg über das Blut mit dem von Medikamenten. Er ist bei jedem Menschen gleich, im Gegensatz zur Wirkung von Düften über die Nase, die je nach persönlichen Erfahrungen und Lebensumständen ganz unterschiedlich sein können. Auch in diesem Bereich wird die Wissenschaft noch viel Spannendes ans Licht bringen. Doch eines ist schon jetzt klar: Es lohnt sich für jeden von uns, mehr über den Geruchssinn zu erfahren – nicht nur, wie

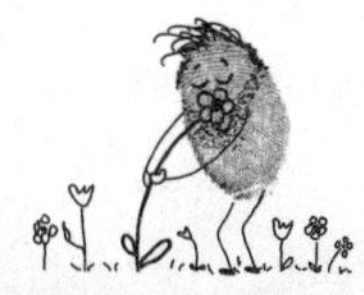

er funktioniert, sondern wie er unser Leben beeinflusst und bereichert. Womit wir beim nächsten Thema wären …

Erlebnis Riechen

Zuerst eine kurze Frage: Was haben Sie heute ganz bewusst gerochen? Sie können sich nicht erinnern? Dann geht es Ihnen wie vielen anderen auch. Denn leider schenken wir unserem Geruchssinn nur wenig Aufmerksamkeit. Hör- und Sehsinn kommen dagegen viel besser weg, gerade in unserer modernen Welt konzentrieren wir uns vor allem auf sie: Schon morgens holt uns der Wecker aus dem Schlaf, den ganzen Tag fordern Smartphone, Computer, Radio, Fernseher und Co permanent unsere Augen und Ohren. Und um die Sehkraft zu unterstützen, hat die Menschheit nicht nur Mikroskope entwickelt, die winzigste Bausteine von Zellen sichtbar machen, und Teleskope, die uns unvorstellbar weit entfernte Sterne im Weltall entdecken lassen. Auch Brillen hat sie erfunden, die eine Fehlsichtigkeit ausgleichen. Und unseren Ohren helfen Hörgeräte, wenn sie nicht mehr richtig funktionieren. Aber kennen Sie eine technische Errungenschaft, die das Riechen unterstützt? Nein? Es gibt bisher auch keine. Und während seit Jahrzehnten Seh- und Hörtests schon bei den Kleinsten zu den regelmäßigen Vorsorgeuntersuchungen beim Kinderarzt gehören, prüft niemand, ob der Nachwuchs auch gut riechen kann. Der Geruchssinn spielt für viele einfach eine untergeordnete Rolle. Selbst wenn er Probleme macht, fällt das lange nicht auf. »Die Menschen sind sich oft dessen gar nicht bewusst, dass sie nicht gut riechen können. Sie denken, das ist alles ganz normal«, sagt Geruchsforscherin Andrea Büttner, Professorin für Aromaforschung an der Universität Erlangen, bei den *Campus Talks* auf *ARD-alpha*. Sie arbeitet mit ihren Wissenschaftlerkollegen daran, Riech- und Schmecktests zu entwickeln – und auch Systeme, die unsere Nase und unsere Zunge unterstützen können, wie eine Brille die Augen oder ein Hörgerät die Ohren.

Nichts stinkt von Natur aus

Doch woran liegt es, dass wir das Riechen nicht nur unter-, sondern auch geringschätzen? Unsere Kultur und unsere Erziehung spielen dabei eine große Rolle. Hierzulande bringen Eltern ihren Kindern zum Beispiel schon sehr früh bei, wie eine Kuh aussieht und dass sie »Muh« macht. Dabei ist es ganz egal, ob sie mit den Kleinen vor einem Bilderbuch sitzen oder vor einer Kuhweide stehen: Mama und Papa beschränken sich auf den Seh- und den Hörsinn, vielleicht auch noch auf den Tastsinn, wenn die Kuh in natura vor ihnen steht und sich streicheln lässt. Wie das Tier riecht, gehört aber nicht in das Kleinkind-Lernprogramm. Die wenigsten kommen auf die Idee, ihren Sprössling an einem Kuhfladen oder dem Tier selbst schnuppern zu lassen und zu sagen: »So riecht die Kuh!« Ganz im Gegenteil, viele Bauernhofbesucher rümpfen eher die Nase und verlassen mit ihren Kindern angewidert den Stall. »Puh, hier stinkt's aber«, heißt es dann, wenn es nach Kuh und deren Hinterlassenschaften riecht. Und obwohl es bereits Stalldüfte von Kuh oder Schwein in Dosen zu kaufen gibt (kein Scherz!), haben die Hersteller wohl Großstadtmenschen als Käufer im Visier, die sich nach einem Leben auf dem Land sehnen, oder Leute, die ein lustiges Geschenk suchen. Um Kleinkindern parallel zur Kuh im Bilderbuch auch deren Geruch beizubringen, haben sie ihre Geschäftsidee ziemlich sicher nicht entwickelt. Eigentlich schade!

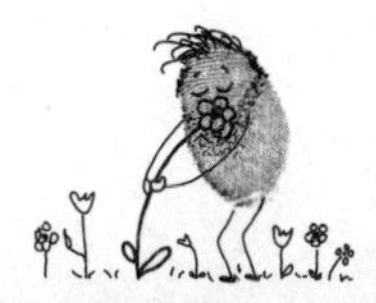

Im Schwimmbad riecht es nicht nach Chlor

Dem Badewasser wird Chlor als Desinfektionsmittel zugesetzt, um Krankheitserreger abzutöten. Doch das ist es nicht, was wir im Schwimmbad riechen. Der typische Geruch entsteht durch Trichloramin, eine leicht flüchtige Verbindung, die zum Teil als Gas von der Wasseroberfläche aufsteigt und Atemwege, Augen sowie Schleimhäute von Nase und Rachen reizen kann. Sie bildet sich, wenn Chlor mit Harnstoff reagiert, der von den Badegästen über Urin, Schweiß oder direkt von der Haut ins Wasser gelangt. Wer extremen Schwimmbadgeruch bisher mit mehr Sauberkeit gleichgesetzt hat, den müssen wir also enttäuschen: Je mehr es nach Trichloramin riecht, desto mehr Harnstoff ist im Wasser. Alexander Kämpfe vom Umweltbundesamt rechnet im *Standard* vor: »Einmal ins Becken pinkeln trägt etwa sechs Gramm Harnstoff ins Becken ein. Das entspricht der Menge von fast 40 Badenden, die den Harnstoff nur über die Haut eintragen.« Wichtig ist daher direkt vor dem Baden nicht nur der Gang zur Toilette, sondern vor allem auch eine gründliche Dusche, die bis zu 97 Prozent des Harnstoffs von der Haut entfernen kann.

Das Beispiel mit der Kuh macht es deutlich: Wir stellen unsere Nase schon früh hinter Augen sowie Ohren zurück, und unsere Erziehung spielt eine große Rolle dabei, ob und wie wir unseren Geruchssinn von klein auf trainieren und was wir als wohlriechend oder stinkend empfinden. Denn was kaum jemand weiß: »Nichts stinkt von Natur aus. Auch Fäkalien oder Urin nicht«, sagt der renommierte Geruchsforscher Hanns Hatt von der Ruhr-Universität Bochum im Interview mit *GEO kompakt*. Erst Mama und Papa bringen uns also bei, dass wir einen »Stinker« in die Windel gemacht haben oder dass wir duschen müssen, wenn wir nach Schweiß riechen. Genau das geben wir später dann auch an unseren Nachwuchs weiter, obwohl es rein biologisch keinen Grund dafür gibt, dass Körpergeruch oder Fäkalien etwas Unangenehmes sind. Die Abneigung ist schlicht und einfach anerzogen, sie ist unserem Kulturkreis geschuldet, der nun mal entschieden hat, dass diese Gerüche mit etwas Negativem assoziiert werden. Es gibt aber auch Kulturen, die das ganz anders sehen oder, besser gesagt, riechen. Hatt erzählt in *GEO kompakt* etwa von ursprünglichen, naturnah lebenden Völkern in Papua-Neuguinea. Die, so sagt er, »haben zum Beispiel überhaupt kein Problem mit Schweißgeruch oder mit dem Geruch von Fäkalien oder Urin. Im Gegenteil: Diese Ausscheidungen sind ja wichtige Informationsquellen«.

Für die meisten Tiere sind diese Informationen selbstverständlich. Hunde etwa schnuppern ganz aufgeregt aneinander – vor allem am Hinterteil des anderen, wenn sie sich begegnen. Und auch die Ausscheidungen ihrer Artgenossen werden ganz genau unter die Nase genommen. Treffen wir hingegen einen Fremden, setzen wir unser Riechorgan nicht gezielt ein, sondern verlassen uns lieber auf Augen und Ohren: Wenn unser Gegenüber nicht gerade sehr intensiv duftet oder sogar stinkt, riechen wir es nicht – zumindest nicht bewusst. Wir beurteilen andere eher nach ihrem Äußeren, nach dem Klang ihrer Stimme und vielleicht noch nach ihrem Händedruck. Dabei könnten wir noch viel mehr über unsere Mitmenschen erfahren, wenn uns unsere Erziehung und Kultur nicht verbieten würden, an Fremden zu

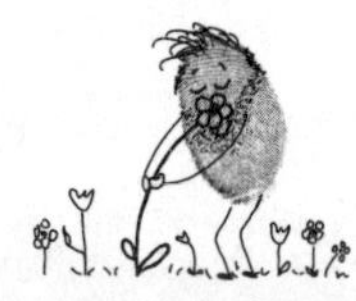

schnuppern. Mit etwas Übung könnten wir zum Beispiel den individuellen Körpergeruch erkennen, der jeden Menschen unverwechselbar macht und so einmalig ist wie sein Fingerabdruck, seine Unterschrift oder sein Passfoto. Unsere Nase könnte uns auch sagen, wie es unserem Gegenüber gerade geht, ob jemand zum Beispiel Angst hat, gestresst oder sogar krank ist.

Krankheiten kann man riechen

Ärzte nutzen diese Möglichkeiten oft im Umgang mit Patienten: Sie können viele Krankheiten bereits am typischen Geruch ihres Gegenübers erkennen. Früher, ohne die Unterstützung und Sicherheit der modernen Labor- und Apparatemedizin, mussten sie sich sogar überwiegend auf ihre Sinne verlassen, um eine Diagnose zu stellen. Und noch heute bringt der Geruch eines Kranken den Mediziner oft schon auf die richtige Spur, bevor er diagnostische Geräte anwerfen muss. Auch wir erinnern uns aus unserer Zeit als Klinikärzte in der Inneren Medizin noch gut daran, wie typisch zum Beispiel der Atem von Patienten riechen kann: Bei einer entgleisten Zuckerkrankheit etwa lässt er an faule Äpfel denken, bei schweren Lebererkrankungen riecht er nach Lehmerde und bei einem Nierenversagen nach Urin. Und Eltern, die schon mal ein Kind mit Scharlach zu Hause hatten, einer eitrigen Entzündung der Rachenmandeln, haben vielleicht noch den typisch beißenden, leicht käsigen Mundgeruch des Nachwuchses in der Nase.

Joy Milne, eine ehemalige Krankenschwester aus Schottland, wurde sogar bekannt, weil sie Krankheiten riechen kann. Alzheimer erinnert sie an Roggenbrot, Diabetes an süßen Nagellack und Parkinson an Moschus: »(...) aber ein anderer Moschus. Wie bei Milch, wenn sie sauer ist. Es ist immer noch Milch, und gleichzeitig etwas völlig anderes«, berichtet sie im *Spiegel*. Ihr Mann war an Parkinson erkrankt, doch schon lange bevor er erste Beschwerden bekam, hatte Milne bemerkt, dass sich sein Körpergeruch verändert hatte. Es war ihr allerdings nicht bewusst, was sie da roch – erst Jahre später ließ sie der

Besuch einer Veranstaltung für Parkinsonpatienten erkennen, dass es die Krankheit war: Die Betroffenen im Raum rochen wie ihr Mann.

Ein Forscherteam des Institute of Biotechnology in Manchester will Milnes besondere Nase nun nutzen, um einen sogenannten NoseToDiagnose-Test zu entwickeln, einen Früherkennungstest für Parkinson. Dabei soll eine elektronische Nase bestimmte organische Verbindungen erkennen, also Moleküle, die mithilfe von Milnes besonderem Geruchssinn bereits aus Probenabstrichen herausgefiltert werden konnten. Die hatten die Forscher Parkinsonpatienten zuvor von der Haut des oberen Rückens entnommen. Im Laufe des Jahres 2022 soll der Test dann fertig sein.

Die Nase sucht den Partner aus

Natürlich ist die Nase von Joy Milne etwas Besonderes: Seit ihrer Kindheit nimmt sie Gerüche, egal ob angenehm oder eklig, deutlich stärker wahr als andere. Mediziner nennen diese überempfindliche Geruchswahrnehmung Hyperosmie. Aber auch für uns Normalriecher hält der Körperduft eines Menschen sehr viele Informationen und Botschaften bereit, die wir durchaus bewusst wahrnehmen könnten. Selbst Duschgel, Parfüm oder Deo können ihn nicht vollends übertünchen. Denn unser natürlicher Körpergeruch aktiviert andere Riechzellen in der Nase als der künstliche Parfümduft. Und werden die erregt, gelangen die spezifischen Informationen über diesen Individualgeruch des Gegenübers ins Gehirn, ganz unabhängig davon, ob andere Zelltypen noch zusätzlich den künstlichen Duft von Parfüm erspüren. Wir müssten nur ein bisschen üben, uns über unsere gute Erziehung hinwegsetzen und anderen mit offener Nase begegnen, um mehr über unsere Mitmenschen zu erfahren. Schon jetzt, oft ganz unbemerkt, unterstützt sie uns zum Beispiel bei einer der wichtigsten Entscheidungen unseres Lebens: der Wahl unseres Liebsten. »Wir suchen uns tatsächlich unseren Partner nach der Nase aus. Und zwar nicht ›Wie schaut die Nase aus‹, sondern wie riecht der andere. Weil eben der Körpergeruch eine sehr interessante Informationsquelle

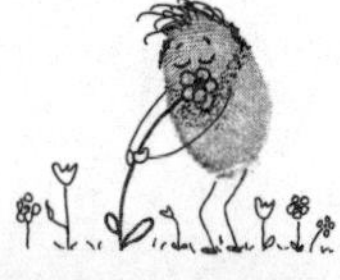

darüber ist, welche genetische Ausstattung hat mein Gegenüber«, sagt Elisabeth Oberzaucher, Verhaltensbiologin und Geruchsforscherin an der Universität Wien, bei *Planet Wissen* in der *ARD*. Diese Ausstattung ist nämlich wichtig, wenn es um gesunde Nachkommen geht: Unterscheidet sich der Genpool des Partners stark vom eigenen, ist nicht nur die Wahrscheinlichkeit für Verwandtschaft, Inzucht und angeborene Erbkrankheiten geringer. Der Nachwuchs bekommt auch noch ein breiteres Genspektrum vererbt, zum Beispiel viele verschiedene Immungene, die ihn vor Krankheitserregern schützen und so seine Körperabwehr verbessern. Begehrenswert ist also derjenige, der die eigenen Gene und damit das eigene Immunsystem optimal ergänzt und nicht verwandt ist – und das vermittelt uns unsere Nase: »Früher lebten die Menschen meist in Gruppen mit vielen verwandten Individuen, oft war die Frage nach der tatsächlichen Vaterschaft unklar. Da sie nicht wussten, mit wem sie nah verwandt waren, war es evolutionär vorteilhaft, genetisch ähnliche Partner zu meiden, um Inzest zu verhindern«, sagt Claus Wedekind, Evolutionsforscher an der Universität Lausanne, in der *Welt*.

Führt die Pille zur Fehlentscheidung?

Schon 1995, damals noch an der Universität Bern, fanden Wedekind und seine Kollegen in einer Studie nicht nur heraus, dass bestimmte Immungene dafür sorgen, ob Frauen den Körperduft eines Mannes anziehend finden oder nicht. Die Forscher konnten auch zeigen, dass die Verhütung mit der Pille großen Einfluss auf die Vorlieben hatte. Sie typisierten 49 weibliche und 44 männliche Probanden für einige ihrer Immungene, um sie später miteinander vergleichen zu können. Anschließend ließen sie die Frauen an T-Shirts riechen, die die Männer in zwei aufeinanderfolgenden Nächten getragen hatten. Um den Körperduft dabei so unverfälscht wie möglich zu lassen, wurde die Bettwäsche mit geruchsneutraler Seife gewaschen und die männlichen Testpersonen benutzten in dieser Zeit keine Kosmetika, Deos oder Parfüms, rauchten nicht und aßen keine geruchsintensiven

Speisen. In der anschließenden Befragung mussten die Frauen angeben, ob sie die Pille nahmen oder nicht, und den Geruch der T-Shirts bewerten, und zwar nach Intensität, Qualität und sexueller Attraktivität. Das Ergebnis: Die Probandinnen, die nicht mit der Pille verhüteten, fanden T-Shirts mit dem Körpergeruch jener Männer besonders attraktiv, deren Immungene sich deutlich von ihren eigenen unterschieden – also derjenigen, die potenziellem Nachwuchs andere Immungene und damit eine bessere Körperabwehr vererben würden. Frauen, die die Pille einnahmen, bevorzugten hingegen den Duft von Männern mit ähnlichen Immungenen. Wie konnte das sein? Wedekind erklärt das in der *Welt* so: »Im Grunde handelt es sich bei der Verhütung mit der Pille ja um nichts anderes als eine simulierte Schwangerschaft. Anscheinend reichen die Hormongaben, um die Präferenzen der Frauen umzukrempeln.« Und auch das ist im Interesse der Evolution sinnvoll, wie Oberzaucher bei *Planet Wissen* erklärt: »Dass sich die Vorlieben während der Schwangerschaft in Richtung ›ähnlich‹ verschieben, macht deswegen Sinn, weil da kommt ja bald jemand, der eine ähnliche genetische Ausstattung hat: mein Kind. Und das sollte mir doch nicht stinken.« Außerdem sucht eine schwangere Frau für das bevorstehende Aufziehen ihres Nachwuchses evolutionär betrachtet eher die Gemeinschaft mit Verwandten und keinen Erzeuger mehr, favorisiert daher also den Geruch von Männern mit ähnlichen Immungenen.

Für eine Partnerschaft kann diese hormongesteuerte weibliche Nase aber durchaus zur Zerreißprobe werden. Denn viele Frauen nehmen heute bereits die Pille, wenn sie sich ihren Zukünftigen aussuchen, und greifen dabei geruchsgesteuert eventuell zum »Falschen«. Setzen sie die Verhütung dann irgendwann ab, um eine Familie zu gründen, bemerken sie ihren Fehler und mögen ihren Partner plötzlich nicht mehr riechen – sie haben quasi die Nase voll von ihm. Einige Wissenschaftler glauben sogar, dass die steigenden Raten an Scheidungen mit der veränderten Geruchswahrnehmung zusammenhängen könnten, die die Pille verursacht.

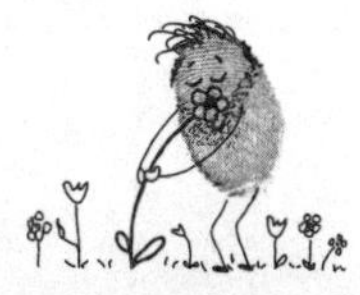

Die hormonelle Verhütung verändert aber nicht nur die Geruchsvorlieben der Frauen, sie könnte auch die Männer im wahrsten Sinne des Wortes an der Nase herumführen. Denn die nutzen ebenfalls unbewusst ihren Geruchssinn bei der Partnerwahl. Untersuchungen zeigen zum Beispiel, dass Frauen für Männer an den fruchtbarsten Tagen ihres Monatszyklus am attraktivsten duften – dann also, wenn sie schwanger werden können. Und nicht nur das: Wissenschaftler um Janek Lobmaier und Daria Knoch von der Universität Bern haben 2018 herausgefunden, dass Frauen mit ganz bestimmten Hormonspiegeln, nämlich hohen Östrogen- und niedrigen Progesteronwerten, für Männernasen besonders anziehend sind. Aus Sicht der Evolution ist das auch durchaus sinnvoll, deutet diese Verteilung der Sexualhormone doch auf eine sehr fruchtbare Frau und damit auf gute Chancen für Nachwuchs hin. An der Studie nahmen 57 schnuppernde Männer und 28 duftspendende Frauen teil, die nicht mit der Pille verhüteten. Letztere gaben Speichelproben zur Hormonbestimmung ab und fingen an den Tagen ihrer höchsten Fruchtbarkeit ihren individuellen Geruch ein, indem sie über Nacht Baumwollpads in ihre Achselhöhlen klebten. In dieser Zeit durften sie mit niemandem in einem Bett schlafen, keinen Alkohol trinken oder scharfe Speisen essen, und sie mussten neutral riechende Duschmittel benutzen, um den Körperduft nicht zu verfälschen. Die Männer bekamen die Pads anschließend zu riechen und vergaben Punkte von 0 bis 100 für jeden Duft, den sie wahrnahmen. Das Ergebnis: Die fruchtbarsten Frauen rochen am besten. Ob und wie die Pille diesen Riechversuch beeinflusst, haben die Wissenschaftler dabei zwar nicht untersucht. »Es ist aber zu vermuten, dass die hormonelle Verhütung den körpereigenen Geruch verfälschen kann«, sagt Knoch. Die Pille beeinflusst also nicht nur die Duftvorlieben der Frau, sondern lässt sie wohl auch in der Nase des Mannes anders riechen.

Guter Riecher für guten Sex

Wie genau sich das auf Partnerwahl und Beziehung auswirkt, muss die Wissenschaft noch weiter untersuchen. Sicher aber ist schon heute, dass ein guter Geruchssinn eine wichtige Rolle dabei spielt, ob eine Partnerschaft überhaupt zustande kommt, ob sie Bestand hat und sogar ob sie scheitert. Denn ein guter Riecher hilft dabei, etwa die Emotionen des Partners zu erkennen, auf die Bedürfnisse des anderen einzugehen und ganz wichtig: Er sorgt für mehr Spaß und Erfüllung beim Sex. Das hat 2019 auch eine große Übersichtsarbeit von Mehmet K. Mahmut und Ilona Croy ergeben und bestätigt, wie wichtig der individuelle Körpergeruch bei der Suche nach der Liebe des Lebens ist. Kein Wunder also, dass sich auch Datingagenturen heute diesem Thema annehmen: Smell-Dating zum Beispiel, ein New Yorker Partnervermittlungsservice, versucht seinen Teilnehmern mithilfe von Stoffproben getragener T-Shirts den Partner fürs Leben zu vermitteln – ohne dass vorab Geschlecht und sexuelle Orientierung erfragt werden. Wer daran teilnimmt, bekommt ein T-Shirt zugeschickt, trägt es drei Tage und Nächte hintereinander, natürlich ebenfalls ohne Deodorant oder Parfüm zu benutzen, und schickt es dann an den Datingservice zurück. Im Austausch kommen Stoffproben von getragenen T-Shirts anderer Teilnehmer per Post, um sie zu beschnuppern und zu beurteilen. Ist etwas Angenehmes dabei, teilt man das dem Datingservice per Mail mit. Der prüft, ob es Überschneidungen gibt, also zwei Teilnehmer jeweils die T-Shirt-Probe des anderen als wohlriechend angeben, und stellt bei einem Treffer den E-Mail-Kontakt zwischen den beiden her. Ob ihre Nasen dann die Chance bekommen, sich auch in natura zu beschnuppern, und ihre Besitzer ein Paar werden, liegt dann allerdings nicht mehr in der Hand der Datingagentur.

Verschenken Sie kein Parfüm!

Die Wissenschaft untersucht die Wirkung unseres Körperduftes aber nicht nur in seiner ureigenen Form. Auch dem Einfluss von Parfüm gingen viele Forscher bereits nach, schließlich zählt seine Herstellung zu den frühesten Handwerken der Menschheit. Sandelholz, Zimt, Rose, Jasmin und viele andere Ingredienzien heutiger Parfüms wurden schon vor mehr als 5000 Jahren von chinesischen, indischen und

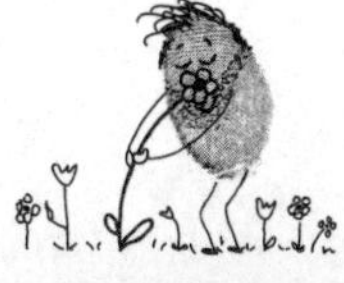

ägyptischen Kulturen verwendet. Und bis heute benutzen es viele Menschen, um gut zu riechen. Im Jahr 2019 wurde laut *Statista* das weltweite Marktvolumen für Parfüm auf etwa 41 Milliarden US-Dollar geschätzt. In Deutschland betrug 2019 der Umsatz mit Damenparfüm etwa 960 Millionen Euro, mit Herrendüften etwa 500 Millionen Euro.

Die Forscher Manfred Milinski und Claus Wedekind wollten herausfinden, ob unsere Gene neben der Vorliebe für Körperdüfte auch die Vorliebe für Parfüms beeinflussen. Sie baten dafür 137 Studenten, 63 Frauen und 74 Männer, 36 Parfüminhaltstoffe danach zu bewerten, wie angenehm sie diese in einem Parfüm oder Aftershave fänden, das sie für sich selbst verwenden würden. Darüber hinaus nahmen die Wissenschaftler jedem Probanden eine Blutprobe ab, um darin Immungene zu bestimmen. Das Ergebnis war eindeutig und auch zwei Jahre später bei einer Wiederholung des Versuchs mit 18 der Parfüminhaltsstoffe noch dasselbe: Wer eine ähnliche genetische Ausstattung hat, bevorzugt dieselben Duftnoten. Daraus folgerten die Wissenschaftler, dass wir für uns selbst ein Parfüm auswählen, das unseren natürlichen Körperduft unterstützt und die Botschaften verstärkt, die er aussendet. Jemand anderem ein Parfüm zu schenken und seinen Geschmack zu treffen, ist daher also schwierig.

Am besten sucht sich jeder selbst ganz in Ruhe sein Lieblingsparfüm aus, nimmt vielleicht noch den Partner mit, denn der soll den Duft ja auch mögen. Und nicht vergessen: Lassen Sie sich Zeit dabei, denn der Parfümgeruch entfaltet sich erst nach und nach und verändert sich auf der Haut. Er kann daher im Moment des Auftragens ganz anders riechen als ein paar Stunden später oder am Abend. Wie lange und wie intensiv er duftet, hängt von der Konzentration an Parfümölen ab: Bei einem Parfüm sind es zwischen 15 bis 30 Prozent aromatischer Verbindungen, bei Eau de Parfum 8 bis 15 Prozent, bei Eau de Toilette 4 bis 8 Prozent und bei Eau de Cologne 2 bis 5 Prozent. Das Eau de Cologne sollen übrigens italienische Parfümeure, die Anfang des 18. Jahrhunderts in Köln gelebt haben, aus Rosmarin- und Zitrusessenzen entwickelt haben, die in Wein gelöst waren. Der Begriff

»Cologne« steht bis heute für ein schwach konzentriertes Parfüm oder einen feinen Männerduft.

Ohne Parfüm ins Vorstellungsgespräch

Da Düfte und damit auch Parfüms eng mit Erinnerungen und Emotionen verknüpft sind, kann es manchmal ratsam sein, darauf zu verzichten. Wer zum Beispiel zu einem Vorstellungsgespräch geht, sollte so wenig wie möglich duften, das haben Studien gezeigt. So schätzen Männer weibliche Bewerberinnen als weniger professionell ein, wenn sie nach Parfüm riechen. Ein Grund könnte sein, dass sie den Parfümduft unbewusst mit einer Datingsituation assoziieren und ihn in dem beruflichen Kontext unpassend finden. Legen Männer für ein Bewerbungsgespräch einen markanten Duft auf, gehen sie das Risiko ein, eine potenzielle Chefin an deren geschiedenen Ehemann zu erinnern oder in der Nase eines Chefs in spe als Rivale zu gelten – beides verspricht nicht gerade gute Aussichten auf den Job. Und wer schon mal mit einem extrem duftenden Kollegen in einem Büro arbeiten musste, weiß, wie sehr das Betriebsklima unter den Parfümschwaden leiden kann. Auch im Krankenhaus oder in der Arztpraxis ist man als Patient froh, wenn die Menschen weniger duften, die einen behandeln oder betreuen. Das konnten wir am eigenen Leib bei der Geburt unseres Sohnes erfahren:

Die dauerte nach einem vorzeitigen Blasensprung nämlich 36 Stunden, in denen wir die Klinik nicht mehr verlassen durften – genug Zeit also, um fünf Schichtwechsel von Hebammen zu erleben. Und eine von ihnen roch so intensiv nach Parfüm, dass es uns jedes Mal die Tränen in die Augen trieb, wenn sie das Zimmer betrat. Sie kam als vierte Schicht, und obwohl wir uns nach mehr als 20 Stunden des Wartens auf unser Kind schon jenseits von Gut und Böse befanden, war dieser Geruch reine Folter: Er drang in jede Pore ein, blieb auf der Zunge kleben und nahm uns die Luft zum Atmen, bis ihre Schicht nach etwa sieben Stunden vorbei war. Noch heute lässt er uns erschrecken, wenn wir ihn an vorbeigehenden Menschen, in Drogerien oder Parfümerien wahrnehmen.

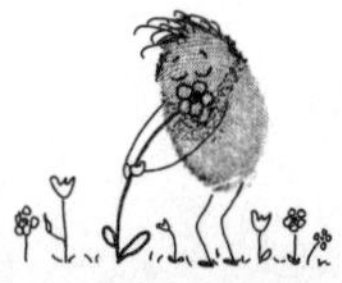

Unserem Sohn ist diese Geruchstortur aber zum Glück erspart geblieben. Er hatte es nicht eilig und ist, erst Stunden nachdem das Duftmonster weg war, mithilfe einer wunderbaren, neutral riechenden Hebamme zur Welt gekommen. Wie sich ihre Kollegin so ungehemmt parfümieren konnte, obwohl sie in so einem sensiblen Bereich arbeitete, ist uns bis heute ein Rätsel.

Der ganz spezielle Mama-Duft

Eigentlich lernen Hebammen in der Ausbildung, dass nicht nur Schwangere besonders empfindlich auf Gerüche reagieren, sondern auch Neugeborene schon gut riechen können. Die üben es nämlich bereits lange vor der Geburt, weil Geruchsstoffe aus dem Essen der Mutter im Fruchtwasser gelöst sind, das ständig durch Mund und Nase des Fötus strömt. Eine französische Studie von Benoist Schaal und Kollegen konnte zeigen, dass Neugeborene schon kurz nach der Geburt positiv mit Mimik und Kopfbewegungen auf den Duft von Anis reagieren, wenn die Mutter in den letzten Schwangerschaftswochen viel Anishaltiges verzehrt hat. In der Kontrollgruppe ohne vermehrten Anisgenuss verhalten sich die Neugeborenen hingegen neutral oder reagieren sogar negativ auf den Geruch.

Haben Mutter und Baby engen Hautkontakt nach der Geburt, lernen sie sehr schnell, sich gegenseitig am Geruch zu erkennen. So können Studien zufolge Mütter schon wenige Tage nach der Geburt allein anhand des Geruchs von getragener Kleidung ihren Säugling von anderen Neugeborenen unterscheiden. Und sobald Babys auf der Welt sind, riechen sie den Mama-Duft, der ihnen Nahrung, Trost und Geborgenheit vermittelt. Sie lernen schnell, ihn vom Geruch anderer Frauen zu unterscheiden, und wenden sich ihm gezielt zu. Riechexperten zufolge sollten Schwangere daher ihren natürlichen Körperduft möglichst nicht verfälschen und auf Parfüm verzichten, wenn die Wehen einsetzen und sie sich auf den Weg in die Klinik oder das Geburtshaus machen. Bleibt zu hoffen, dass sie dann auch auf Hebammen und Ärzte treffen, für die beim Parfümgebrauch gilt: Weniger ist mehr.

Übrigens: Auch Babysitter können von dem trostspendenden Mama-Duft profitieren. Denn ein von der Mutter getragenes T-Shirt kann helfen, ein weinendes Kind zu beruhigen, bis die Mama wieder zurück ist. Und es kann auch den Eltern gute Dienste erweisen, wenn es darum geht, die Kleinen an das Schlafen im eigenen Bett zu gewöhnen – sie müssen es ihnen nur hineinlegen.

Wer sich jetzt fragt, was mit den Vätern ist: Ja, auch den Papa können Säuglinge am Geruch erkennen, wenn sie nach der Geburt viel Hautkontakt mit ihm haben. Es braucht aber längere Zeit als bei den Müttern. Und auch Väter erkennen Studien zufolge ihre Kinder am Geruch, allerdings oft nicht ganz so treffsicher wie die Mütter.

Uns hat ein Besuch bei Oma auf die Idee gebracht, einen ganz eigenen familiären Riechversuch durchzuführen. Der war zwar nicht repräsentativ, aber sehr interessant, lustig und vor allem ein Training für unsere Nasen – und allein darauf kommt es doch an.

Als ich, Ragnhild, zu Besuch bei meiner Mutter war, überraschte mich im Garten ein heftiger Regenschauer – innerhalb von Sekunden war ich durchnässt. Das Problem: Ich hatte keine Wechselsachen dabei. Meine Mutter rettete mich mit einer Strickjacke aus ihrem Schrank. Es war ein schönes Gefühl, sie zu tragen, denn sie roch nach ihr, nicht nur nach ihrem Parfüm, sondern nach zu Hause, Kindheit und Mama. Ich fühlte mich sofort in ihr geborgen – so als würde ich von meiner Mutter im Arm gehalten wie damals als Kind. Auf der Autofahrt zurück nach Hamburg war dann viel Verkehr und Regen, sodass ich den Geruch wegen der anstrengenden Fahrt ganz vergaß. Aber als ich zu Hause in die Wohnung kam, begrüßte und umarmte mich unsere Tochter Frieda und meinte sofort: »Mama, du riechst aber gut – nach Oma Sigi.« Ihre Reaktion war so eindeutig, dass ich auch meinen Mann und meinen Sohn gebeten habe, mal mit verschlossenen Augen an der Jacke zu riechen und zu sagen, an wen sie der Geruch erinnert. Beide erkannten sofort: Oma Sigi. Wer mal testen möchte, wie unterschiedlich Familienmitglieder (ganz unabhängig von Parfüm) riechen, kann einfach an T-Shirts schnuppern, die sie ein paar Tage beim Schlafen getragen haben, und sie vergleichen.

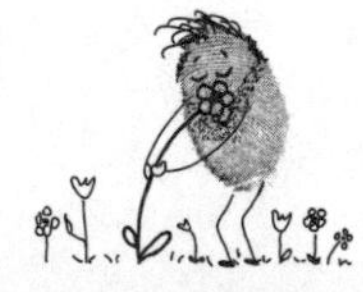

Der Geruchstrost

Dass jeder aus der Familie seinen ganz eigenen Geruch hat, haben wir uns zuvor nie bewusst gemacht. Studien zeigen, dass es nicht nur zwischen Partnern wichtig ist, sich gut riechen zu können, sondern auch dafür, welche Beziehung Eltern zu ihren Kindern haben. Denn der Geruchssinn hat Einfluss darauf, wie gut sie sich mit ihnen verbunden fühlen und wie fürsorglich sie mit ihnen umgehen. Gerüche helfen auch, sich einem geliebten Menschen ganz nah zu fühlen, selbst wenn er weit entfernt ist. Wissenschaftler sprechen dabei von »Geruchstrost«, und der Evolutionspsychologe Harald Euler hat genau dazu 2007 eine interessante Entdeckung gemacht. Er befragte damals Studenten, die in heterosexuellen Beziehungen lebten: 208 Frauen und 71 Männer sollten sagen, wie sie sich verhalten, wenn sie von ihrem Partner mal getrennt sind. Während 80 Prozent der Frauen schon einmal an der Kleidung des abwesenden Partners gerochen haben, war etwa die Hälfte der Männer bisher noch nicht auf die Idee gekommen. »Dieser starke Geschlechterunterschied ist faszinierend«, sagt Euler im *innovations-report* und vermutet, dass wohl auch die verschiedenen Liebes- und Bindungsstile bei Frau und Mann dazu beitragen: »Bei Frauen ist Nähe, also Streicheln und Zärtlichkeit, sehr viel mehr direkt an Liebe und Sex gebunden als bei Männern«, erklärt er und ergänzt: »Dass Männer im Geruch der Frau Trost und Nähe finden, kommt sehr selten vor. Meistens passiert es dann, wenn sie einem manischen Liebesstil verfallen sind, also wenn sie sich unsicher sind, ob sie die Frau halten können.« Eines aber hatten beide Geschlechter in der Studie gemeinsam: Sie mochten ihren Partner gerne riechen und empfanden Glück, Zufriedenheit und Nähe bei seinem Geruch – na, immerhin!

Bei uns in der Familie ist der Geruchstrost ebenfalls ein weibliches Phänomen: Ja, auch ich, Ragnhild, rieche manchmal am Schlafshirt meines Mannes, wenn er beruflich länger weg ist. Und nicht nur das tröstet mich, sondern auch das Schnuppern an der Kleidung meines Vaters, der vor nicht allzu langer Zeit verstorben ist. Wenn wir meine

Mutter besuchen, gehe ich oft an den großen Kleiderschrank im Schlafzimmer. Darin hängen noch ein paar von seinen Sachen, die nach ihm duften. Und an ihnen zu riechen hilft mir, mich an ihn zu erinnern, ihn ganz genau vor mir zu sehen. Das ist viel intensiver, als ihn nur auf Fotos anzuschauen oder mit anderen über ihn zu sprechen. Sowieso riecht mein Elternhaus immer noch nach Kindheit und Familie, und es ist ein ganz besonderer Geruchsspaziergang, schnuppernd vom Keller bis ins Dachgeschoss zu gehen und dabei Erinnerungen an früher zuzulassen. Das vermittelt Geborgenheit und Glück. Vielleicht versuchen Sie es auch einmal, wenn Sie Ihre Eltern besuchen – es lohnt sich, schult den Geruchssinn und überrascht: Wir hätten zum Beispiel nie gedacht, dass einen der Geruch eines alten Diercke-Atlas aus den 80er-Jahren sofort in den Siebte-Klasse-Erdkundeunterricht zurückversetzen kann.

Besser als gedacht

Achten Sie doch auch mal darauf, wie Ihr eigenes Zuhause riecht. Das hat nämlich ebenfalls einen ganz individuellen Duft. Im Alltag fällt einem der gar nicht mehr auf. Erst wenn man nach zwei Wochen Urlaub die Wohnung wieder betritt, wird er einem vielleicht bewusst. Der schwedische Möbelhersteller IKEA hat in seinem »Life at Home Report« 2016 sogar gezeigt, dass Riechen der Sinn ist, den wir am meisten mit unserem Zuhause verbinden: So gaben 40 Prozent der 12.000 Menschen an, die in zwölf Städten weltweit befragt wurden, dass ihr Zuhause einen ganz spezifischen Geruch habe. Düfte sind also besonders wichtig, wenn es darum geht, sich heimisch und wohl zu fühlen.

Sie können aber auf der anderen Seite, so vermuten Experten, auch ein Grund dafür sein, dass wir uns in einem Zimmer, zum Beispiel unserem Büro, unwohl fühlen, obwohl es schön eingerichtet ist oder die Kollegen nett sind. Es ist uns nur nicht bewusst, weil wir unserem Geruchssinn – und da haben wir es wieder – nur wenig Aufmerksamkeit schenken. Wir riechen eben meist nur nebenbei und völlig unbewusst. Erst wenn irgendwo ein Geruch ist, der nicht zu unserer Erwartung passt, fällt uns das auf.

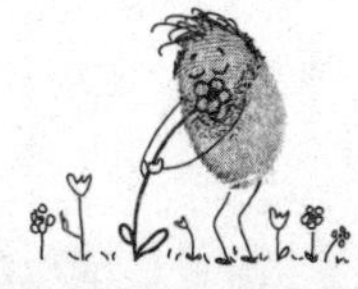

Kein Wunder also, dass viele von uns das Riechen unterschätzen. Von 7000 jungen Menschen, die 2011 an einer weltweiten Befragung der McCann Worldgroup teilnahmen, gaben 53 Prozent der 16- bis 22-Jährigen und 48 Prozent der 23- bis 30-Jährigen an, dass sie ihren eigenen Geruchssinn aufgeben würden, wenn sie dafür eines ihrer technischen Geräte behalten könnten – vor allem ihr Smartphone oder ihren Laptop. Mal ganz ehrlich: Wie hätten Sie sich bei dieser Frage entschieden?

Auch die privaten Unfallversicherungen schätzen den Geruchssinn eher gering. Das wird deutlich, wenn man sich ihre Beurteilung des Invaliditätsgrads bei Verlust oder vollständiger Funktionseinschränkung einzelner Körperteile oder Sinnessysteme mal anschaut. Lesen Sie nach diesem Satz bitte einmal nicht sofort weiter, sondern schätzen Sie vorher, wie viel Prozent Invalidität beim Verlust des Geruchssinns vorliegt und wie viel beim Verlust eines Zeigefingers.

Die Antwort: Es sind jeweils 10 Prozent. Nur zum Vergleich: Der Verlust eines Armes liegt bei 70 Prozent, der eines Auges bei 50 Prozent, der des Gehörsinns bei 30 Prozent. Unsere Nase kommt also auch hier wieder schlechter weg und bekommt nicht den Stellenwert, den sie verdient.

Wer denkt denn schon daran, welche Höchstleistungen sie vollbringt und dass sie unablässig arbeitet, Tag und Nacht? Unsere Augen können wir schließen, wenn wir etwas nicht sehen wollen. Aber die Nase abschalten können wir nicht, denn auch durch den Mund nehmen wir mit jedem Atemzug Duftmoleküle aus der Umgebung auf, die quasi von hinten an die Riechzellen in der Nasenhöhle gelangen. Somit riechen wir, ob wir wollen oder nicht, vom ersten bis zum letzten Schnaufer unseres Lebens ständig, ohne Unterlass. Und der Geruchssinn des Menschen ist viel leistungsfähiger als lange gedacht: Wenn in Studien verschiedene Spezies mit dem Menschen verglichen werden, Hunde, Affen und auch andere Tiere, kommt immer wieder heraus, »dass der Mensch gar nicht wirklich so viel schlechter ist, er ist nur weniger drauf konzentriert«, sagt Geruchsexpertin Büttner in den *Campus Talks* auf *ARD-alpha*.

Der amerikanische Riechforscher John P. McGann von der Rutgers University in New Jersey hat 2017 in einer Übersichtsarbeit im Wissenschaftsmagazin *Science* mal einige Studien zusammengetragen. Und es zeigte sich, wie falsch die lange Zeit verbreitete Vorstellung ist, dass der Mensch schlecht riechen kann. Wir können nämlich nicht nur eine unglaubliche Vielzahl an Gerüchen wahrnehmen und unterscheiden. Wir reagieren sogar auf einige Duftstoffe empfindlicher als andere Säugetiere, zum Beispiel Mäuse oder Affen, auf 3-Mercapto-3-methylbutyl-formate, einen Bestandteil des Röstkaffeearomas. Und nicht nur Hunde können eine Geruchsspur verfolgen, wir kriegen das auch hin: Amerikanische Wissenschaftler um Jess Porter von der University of California in Berkeley haben in einer Studie eine zehn Meter lange Schokoladenduftfährte gelegt. Zwei Drittel der 32 Probanden schafften es, ihr allein mithilfe der Nase zu folgen, und verhielten sich dabei ähnlich wie die Vierbeiner: Auf dem Boden krabbelnd mit der Nase dicht über dem Gras suchten sie in einem leichten Zickzackkurs die Geruchsspur ab, um den Duft nicht zu verlieren. Mit etwas Übung verbesserten sich die Probanden dabei sogar noch, sowohl in Schnelligkeit als auch in Genauigkeit.

Düfte als Wegweiser

Forscher der Justus-Liebig-Universität Gießen konnten zeigen, dass wir unsere Nase weit mehr nutzen, als wir denken, um uns in unserer Umgebung zurechtzufinden. Ihre Probanden sollten sich nur mithilfe von Gerüchen orientieren, um an ein Ziel zu gelangen. Zuvor hatten sie gelernt, dass sie zum Beispiel bei Zitronenduft rechts abbiegen und bei Fischgeruch geradeaus gehen müssen. Die Ergebnisse waren beeindruckend: In rund 70 Prozent entschieden sie sich für die richtige Richtung. Schon in früheren Untersuchungen hatten die Forscher zeigen können, dass wir Menschen markante Objekte wie Gebäude oder auffällige Geräusche wie Baustellenlärm als sogenannte Landmarken im »inneren Navigationssystem« unseres Gehirns abspeichern, um uns später daran zu orientieren. »Neu ist jetzt, dass auch Gerüche

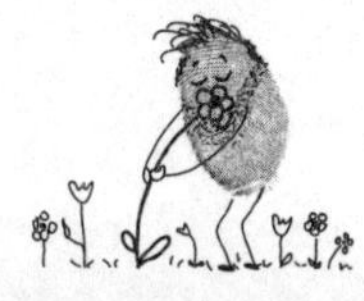

Landmarken sein können. Wir können Gerüche erinnern, und das hilft uns dabei, unsere Wege zu finden«, sagt Kai Hamburger, einer der Studienautoren.

Zu welchen unglaublichen Leistungen der Geruchssinn fähig ist, erfährt auch eine von uns regelmäßig (allerdings eher schmerzlich), wenn sie Migräne hat:

Meist erwischt es mich, Ragnhild, nachts. Dann wache ich auf und weiß sofort, dass es wieder losgeht. Nicht weil mein Kopf dröhnt, wie man es von einer Migräne erwartet. Nein, bei mir ist der Schmerz erst gar nicht das Schlimmste. Zwar lauert er schon mittig hinter der Nasenwurzel, um dann später von meinem gesamten Schädel Besitz zu ergreifen, aber viel, viel schlimmer ist die Geruchsempfindlichkeit und die damit einhergehende Übelkeit. In solchen Momenten erfahre ich schmerzlich, wie hochsensibel meine Nase ist. Wenn es mir in diesen Momenten nicht so schlecht ginge, könnte ich sicher mühelos dafür eingesetzt werden, wertvollste Trüffel im Wald aufzuspüren oder Drogen am Flughafen. Schon auf dem Weg vom Bett zum Schrank im Flur, wo meine Migränemedikamente sind, wittere ich den Geruch des Mülls in der Küche oder die Fußballschuhe unseres Sohnes im Flur. Zugegeben, Letztere sind kein gutes Beispiel, weil sie schon nach wenigen Wochen regelmäßiger Nutzung ein Aroma haben, das jedem Normalriechenden die Tränen in die Augen treibt (wer Kinder hat, die Fußball spielen, weiß, was ich meine – die anderen denken bitte an höchstkonzentrierten Katzenurin). Während ich mir dann im Bad meine Medikamente einverleibe, riechen mir Dinge entgegen, die ich sonst nie bewusst wahrnehme: die dreckige Wäsche in der Box, die Zahnpasta im Becher, das Parfüm auf der Badezimmerarmatur, der Klostein in der Keramik. Ein Raum, der sonst nach nichts zu duften scheint (es sei denn, einer hat ein großes Geschäft gemacht), ist auf einmal ausgefüllt mit verschiedensten Gerüchen, so wie ein Konzertsaal vom Klang verschiedenster Instrumente eines Orchesters, das sich gerade einspielt. Plötzlich riecht die ganze Wohnung intensiv, auch das Schlafzimmer, in das ich zurückkehre, ist erfüllt vom Geruch meines Mannes, der Bettwäsche, der

Pflanzen auf der Fensterbank … So wie es mir in Zeiten der Migräne geht, muss es Hunden gehen, die mit uns Menschen in einer Wohnung zusammenleben – jeder Raum ist eine eigene intensive Geruchswelt. Während der Migräneattacke ist dieses extreme Riechen natürlich nur schrecklich, so als hätte jemand plötzlich im Dunkeln ein total grelles Licht angeknipst oder die Musikanlage von null auf volle Lautstärke gedreht – und zwar für mehrere Stunden. Aber wenn ich später darüber nachdenke, staune ich immer, wozu mein Geruchssinn fähig ist, ohne dass ich es im Alltag bemerke. Und genau deswegen habe ich das Riechen trainiert, um diese Möglichkeiten nicht nur im Schlechten zu erfahren, sondern auch im Schönen etwas mehr ausschöpfen zu können. Das war nicht nur ganz einfach, sondern hat sogar viel Spaß gemacht. Auch meine Familie hat so manchen Riechversuch mitmachen müssen – erst sehr widerwillig, dann ihrem Schicksal ergeben, später sogar mit Freude und vor allem mit Erfolg! Haben Sie auch Lust es auszuprobieren und ihre Nase zu trainieren? Dann lesen Sie bei den Riechversuchen mehr dazu.

Ein Duft zum Einschlafen

Um mit den Duftinformationen, die mit jedem Atemzug von der Nase in unser Gehirn gelangen, etwas anfangen und Düfte wiedererkennen zu können, müssen wir nur unsere Aufmerksamkeit vermehrt darauf richten und ein bisschen üben. Wichtig ist es, dabei Emotionen und Erinnerungen zuzulassen. Denn Gerüche sind nie neutral, wir speichern sie immer zusammen mit den Gefühlen ab, die wir im Moment des Riechens haben. Düfte können überraschen, glücklich machen, für bessere Konzentration sorgen, entspannen, das Einschlafen fördern … (die Liste könnte noch viel weitergehen). Riechexperten sagen sogar, dass man sich auf jeden Duft selbst so konditionieren kann, dass er einen bestimmten Effekt erzielt – vergleichbar mit dem pawlowschen Hund. Das Experiment des Physiologen Iwan Petrowich Pawlow kennen Sie vielleicht noch aus dem Biologieunterricht: Jedes Mal, wenn das Tier Futter bekam, wurde gleichzeitig eine Glocke geläutet, bis irgendwann

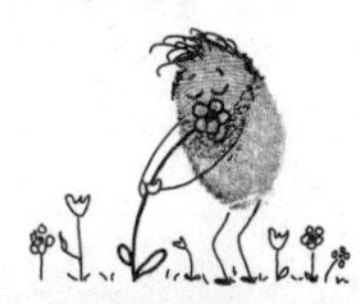

allein der Klang der Glocke ausreichte, um den Speichel des Hundes fließen zu lassen. Auch Düfte können durch Lernen solche bedingten Reflexe auslösen. So kann zum Beispiel ein bestimmter Duft beim Einschlafen helfen – man muss ihn nur vorher eine Zeit lang immer genau dann bewusst gerochen haben, wenn man abends müde ins Bett gegangen ist und schlafen wollte. Dabei kann jeder frei entscheiden, mit welchem Duft er es versuchen und wo er ihn auftragen möchte, ob auf ein Tuch, ein T-Shirt oder ein Kissen, das ist ganz egal. Wir haben zum Beispiel Stoffsäckchen genommen und mit Zirbenholzspänen gefüllt, weil wir diesen Duft seit einem Skiurlaub (mit dem einen oder anderen Zirbenschnaps in der Zirbenstube) sehr mögen. Und wir müssen sagen, es hat wirklich funktioniert: Bei uns kommt nun der Schlaf (selbst in stressigen Lebensphasen) nach dem Zirbenduft wie beim pawlowschen Hund der Speichel nach dem Glockenklang. Und das ist nicht der einzige Erfolg. Neben dem Einschlaf-Duft haben wir mittlerweile auch einen, der uns beruhigt, einen, der uns konzentriert arbeiten lässt, und einen, der uns auf langen Autofahrten munter macht.

Welcher Geruch dabei für wen der richtige ist, ist allerdings ganz individuell. Denn Düfte können von Mensch zu Mensch ganz unterschiedlich wirken, abhängig davon, ob man sie mag oder nicht. So wird sich zum Beispiel jemand, der Lavendelduft schrecklich findet, in dessen Gegenwart auch nicht entspannen können – ganz egal, wie sehr dem Duft eine solche Wirkung zugeschrieben wird. Vorlieben, Erfahrungen und Erwartungen spielen eben eine ganz entscheidende Rolle dabei, wie Düfte uns beeinflussen. So zeigen Untersuchungen zum Beispiel, dass sowohl Kinder als auch Erwachsene, die einen unbekannten Duft zum ersten Mal gleichzeitig mit einer unangenehmen Erfahrung riechen, später, wenn sie dem Duft erneut ausgesetzt sind, weniger motiviert sind, eine Aufgabe abzuschließen. Haben Sie vielleicht auch einen Duft, der Ihnen schlechte Laune bereitet? Oder gibt es einen, der Sie besonders glücklich macht? Wir sind in unserer Familie mal auf die Suche gegangen und haben längst vergessene Lieblings- und Hassdüfte wiederentdeckt:

Ein ganz besonderes Geruchserlebnis eint unsere Familie. Freunde von uns hatten einen Rottweiler namens Zorro. Für alle Nichthundekenner: Das sind diese massigen schwarzen Tiere mit brauner Fellfärbung an Schnauze, Brust und Füßen. Als Welpe war Zorro noch relativ geruchsneutral, doch mit dem Erwachsenwerden nahm nicht nur seine Körpergröße zu, sondern auch sein Duft. Als alter Hund schaffte er es, durch seine pure Anwesenheit einen ganzen Raum bis in die letzte Ecke, sagen wir, auszufüllen. Der Geruchssinn unserer Freunde hatte sich an Zorros Ausdünstungen natürlich gewöhnt, doch uns trafen sie bei jedem Besuch mit voller Wucht. Vielleicht auch deswegen, weil wir jedes Mal vergessen hatten, was uns da erwartete. Unsere Freunde wohnen etwas weiter weg, und wir sehen sie nur alle ein, zwei Jahre. Irgendwann aber hatte das ein Ende: Wir erfuhren, dass Zorro seine letzten Jahre beim Großvater auf dem Bauernhof verleben durfte und das Haus unserer Freunde verlassen hatte.

Bei unserem nächsten Besuch dachten wir dann gar nicht mehr an den alten Rottweiler, zumal uns dieses Mal ja auch nicht der typische Zorro-Geruch schon an der Haustür empfing. Wir setzten uns mit unseren Freunden in die gemütliche Kaminecke und erzählten uns all das, was man sich nach langem Wiedersehen zu erzählen hat – bis wir beide fast gleichzeitig einen sehr unangenehmen und penetranten Geruch bemerkten. Er stieg von unten auf, und wir erstarrten. Konnte es sein, dass wir in einen Hundehaufen getreten waren, als wir auf der Fahrt Pause gemacht hatten? Der Verdacht lag nahe, der Geruch war recht animalisch. Verstohlen schauten wir zunächst uns an und dann unsere Schuhsohlen. Ganz eindeutig konnten wir deren Hundekotbefall nicht ausschließen. Es war recht schwierig, die Sohlen zu inspizieren, ohne dass unsere Freunde es bemerkten.

Da saßen wir also vor dem Kamin und hatten das ungute Gefühl, den schönen Flauschteppich mit Hundekacke zu versauen, bis unsere Freunde nebenbei die Bemerkung fallen ließen, dass wir ja genau auf Zorros Lieblingsplatz sitzen würden. Vor allem nach regennassen Spaziergängen hätte er sich dort auf dem Teppich vor dem Kamin immer gerne gewärmt. Ab diesem Moment würdigten wir unsere Schuhsohlen

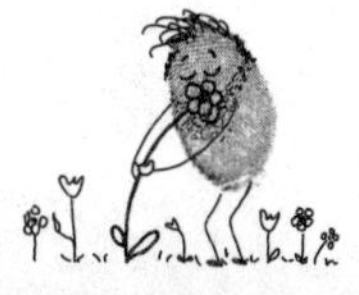

keines Blickes mehr. Die Quelle des Übels war eindeutig identifiziert, der Geruch hatte einen Namen bekommen: nasser Hund. Es ist eben bei den Vierbeinern wie bei den Zweibeinern: »Niemals geht man so ganz.«

Als wir im Rahmen dieses Buches mit unseren Kindern nach Lieblings- und Hassdüften unserer Familie geforscht haben, fiel uns allen bei der Negativ-Liste sofort die Zorro-Geschichte ein. Neben nassem Hund fanden dort auch Zigarrenrauch, muffelige Wäsche, modriger Keller, Nagellackentferner, Maracujasaft, randvolles Festivalklo, Mundgeruch nach kaltem Kaffee und Zigaretten, Schweißfüße und süßes Kaugummi ihre Plätze. Auf die Positiv-Liste kamen hingegen frisch gemähter Rasen, Sonnencreme, Lagerfeuer, Grillwurst, Tannengrün und -harz, Holunderblüten, Sommerregen, feuchter Frühlingswald, Zitronenschale, ofenwarme Weihnachtsplätzchen, Omas Parfüm und frisch gekochtes Essen (wenn man hungrig ist).

So wird man zum besseren Riecher

Um den Geruchssinn generell zu trainieren, raten Experten, auch viele neue Gerüche kennenzulernen (Sie ahnen ja nicht, wie gut getrocknete, eingeschnittene Lorbeerblätter riechen). Und wer frühzeitig beginnt zu üben, kann nicht nur den Riechverlust deutlich hinauszögern, der uns mit zunehmendem Alter leider alle trifft. Er tut auch etwas für seine geistige Fitness: »Wenn wir bewusst riechen, also die Emotionen und Erinnerungen zulassen, die ein Duft auslöst, dann werden ganz viele Zentren im Gehirn aktiviert. Sehr viel mehr als beim sogenannten Hirnjogging mit Zahlenspielen oder Sudoku«, sagt Geruchsforscher Hatt im Interview mit *SRF Einstein*. Denn wenn wir etwas riechen, haben wir sofort Bilder im Kopf, die wir mit dem Duft verbinden, ganze Filme laufen vor unserem inneren Auge ab und wecken Gefühle in uns. Und all das sorgt dafür, dass unsere gesamte Hirnleistung verbessert wird und nicht nur die, die fürs Rechnen zuständig ist.

Erst 2018 haben Asifa Majid und Kollegen in einer großen Übersichtsstudie untersucht, wie man ein besserer Riecher wird. Sie zeigten, dass aktives Training den Geruchssinn verbessern kann. Dabei reichen schon wenige Stunden aus, um zum Beispiel Düfte deutlich besser unterscheiden zu können. Vor allem Kinder profitieren sehr davon, wenn sie über die Eltern viele verschiedene Gerüche kennenlernen und von ihnen ermutigt werden, ganz bewusst zu riechen. So hat 2018 eine weitere Untersuchung mit 153 Grundschulkindern gezeigt, dass die Vielfalt von Gerüchen im täglichen Umfeld der Kinder Einfluss darauf hat, wie gut und wie bewusst sie riechen können.

Und sogar Menschen, die ihren Geruchssinn ganz oder teilweise verloren haben, Ärzte sprechen dann von erworbener Anosmie oder Hyposmie, profitieren Studien zufolge von einem Riechtraining: Schon zweimaliges Schnuppern pro Tag an Riechstiften mit den Düften Rose, Eukalyptus, Nelke und Zitrone führte zum Beispiel dazu, dass die Patienten wieder besser riechen konnten. Meist sind schwere Virusinfekte der oberen Atemwege, Schädelhirnverletzungen nach einem Schlag oder Sturz auf den Kopf und Erkrankungen der Nasennebenhöhlen wie Polypen die Ursache für einen vollständigen oder teilweisen Riechverlust. Aber auch Medikamente, hormonelle Störungen, eine Strahlentherapie oder Erkrankungen wie Parkinson oder Alzheimer können das Riechvermögen beeinträchtigen – manche Menschen werden sogar ohne den Geruchssinn geboren.

Was alles fehlen würde

Etwa 5 Prozent der Bevölkerung leiden unter einer Anosmie, können also nichts riechen. Welche großen Auswirkungen das hat und wie wichtig eine gut funktionierende Nase für ein gesundes Leben ist, wird deutlich, wenn man die Schilderungen von Betroffenen liest:

»Der fehlende Geruchssinn reißt ein tiefes Loch in die Wahrnehmung der Welt.«

»Ohne Geruch erschien mir meine Umwelt plötzlich fremd und schal.«

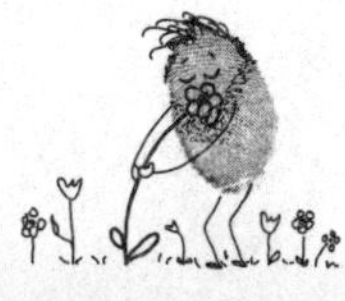

»Mit dem Riechvermögen geht Wichtigeres verloren als der Duft eines Brathähnchens: eine Verbindung zur Kindheit, ein Auslöser für Appetit, ein Gefühl der Geborgenheit.«

»Ohne Geruchssinn zu leben, das ist sehr, sehr nüchtern. Eigentlich wie eine Welt ohne Farben. Man kann alles sehen und anfassen und fühlen und hören, und alle anderen Sinne sind da. Aber es ist sehr, wie soll ich das sagen, wie hinter einer Glasscheibe.«

»Ich glaube, es geht jedem so, dass der Geruchssinn etwas Selbstverständliches ist. Und erst als er weg war, ist mir aufgefallen, wie wichtig es ist, eben diese Informationen zu kriegen, auch über die Welt rundherum.«

»Den Duft meiner Frau vermisse ich am meisten. Es ist eigentlich über die Jahre am schmerzlichsten, sie nicht riechen zu können.«

Unabhängig von den seelischen Problemen kann ein fehlender Geruchssinn auch lebensgefährlich werden: »Da war ein Funke auf Papier gesprungen aus dem Ofen, und es hat schon sehr geraucht. Ich saß mit dem Rücken dazu, zwei Meter entfernt, und habe es nicht bemerkt. Wäre meine Frau nicht gekommen, hätte unser Haus gebrannt.«

Bestimmt haben Sie schon mal gehört oder gelesen, dass Menschen durch defekte Gasboiler oder schlecht belüftete, offen brennende Öfen und Kamine zu Tode gekommen sind. Schuld daran ist eine Vergiftung mit Kohlenmonoxid. Dieses giftige Gas ist deswegen so gefährlich, weil es geruch- und farblos ist und wir eine tödliche Dosis davon einatmen können, ohne es zu bemerken. Menschen mit Riechstörungen sind Tag für Tag solchen potenziellen Gefahren ausgesetzt, weil ihre Nase sie nicht warnen kann.

Der Geruchssinn ist eben auch ein Alarmsystem, das auf Gefahren aufmerksam macht wie Feuer, Rauch, Gas, giftige Chemikalien oder verdorbene Lebensmittel. Geht es verloren, können viele Bedrohungen nicht erkannt werden. Forscher der Virginia Commonwealth University in Richmond konnten zeigen, dass Patienten mit

Riechstörungen deutlich mehr gefährliche Situationen erleben als Menschen ohne – je stärker ihr Geruchssinn eingeschränkt ist, desto häufiger.

Darüber hinaus sind viele Betroffene unsicher im Umgang mit ihren Mitmenschen und haben Probleme in Partnerschaft sowie Familie. Der verminderte Geruchssinn führt zu Schwierigkeiten, sich in andere Menschen einzufühlen und Angst, Stress oder Aggressivität des Gegenübers zu erspüren. Außerdem können Betroffene ihren eigenen Körpergeruch nicht mehr wahrnehmen, merken also nicht, ob sie stinken, und vermeiden daher oft soziale Kontakte. Auch die Freude am Kochen und der Genuss von Essen und Trinken geht ihnen verloren, ebenso der Spaß am Sex. Menschen, die nicht mehr riechen können, erkranken daher oft an einer Depression.

All das kann die Lebensqualität stark einschränken, vor allem weil Erinnerungen und Emotionen verloren gehen, die direkt mit Düften verbunden sind. Geruchs- und Geschmacksexperte Thomas Hummel, Leiter des interdisziplinären Zentrums »Riechen und Schmecken« an der Technischen Universität Dresden, vergleicht Duftstoffe mit Schlüsseln, die Erinnerungen freilassen: »Wenn Leute ihren Geruchssinn verlieren, dann fällt denen quasi der Schlüssel aus der Hand, also die Erinnerungen sind verloren. Denen fehlt der Schlüssel. Sie können diese Erinnerungen nicht mehr abrufen, weil sie den Duft nicht mehr wahrnehmen, der in das Schloss passen muss«, erklärt er in einer Dokumentation auf *3sat*. Diese Probleme machen deutlich, was für ein Geschenk unser Geruchssinn ist, wie sehr er unser Leben bereichert und uns glücklich macht – und das meist, ohne dass wir es bemerken.

Ihn zu verlieren ist also keinesfalls gleichzusetzen mit dem Verlust eines Zeigefingers (liebe private Unfallversicherung!). Auch die Entscheidung, auf den Geruchssinn zu verzichten, um sein Smartphone oder Laptop behalten zu können, ist alles andere als eine gute. Aber sollen wir ehrlich sein? Bevor wir dieses Buch geschrieben haben, hätten wir uns wahrscheinlich auch für das Handy und gegen unsere Nase

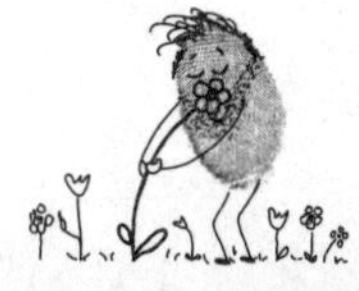

entschieden. Riechen zu können ist für uns einfach ganz selbstverständlich gewesen, wir haben gar nicht darüber nachgedacht – weder im hektischen Alltag noch am Wochenende oder im Urlaub. Klar haben wir auch mal bewusst an einer Blume geschnuppert, wenn sie uns jemand unter die Nase gehalten hat: »O ja, die riecht gut!« Oder wir haben den Duft von frisch gebackenen Plätzchen tief eingesogen: »Mmh, wie lecker!« Ansonsten lief unsere Nase aber einfach mit, hatte höchstens mal was zu melden, wenn es gestunken hat: »Puh, hast du gef…?«

Jetzt aber versuchen wir, uns dem Riechen mehr zu widmen – es gelingt uns natürlich nicht immer, aber immer öfter. Und dadurch wissen wir auch mehr zu schätzen, was unser Geruchssinn tagtäglich leistet und wozu er fähig ist. So kann unsere Nase zum Beispiel eine wahre Krisenhelferin sein. In unserer Familie jedenfalls konnte sie schon so manchen Krieg verhindern. Darauf gebracht hat uns »Das kleine Buch vom Riechen und Schmecken« von Hanns Hatt und Regine Dee. Darin heißt es nämlich: »Der Geruch von Apfelkuchen vermittelt das wohlige Gefühl, gut aufgehoben zu sein. Das hilft auch bei vielen Geschäften. Wie sagte eine Immobilienmaklerin: ›Egal, ob du ein Haus verkaufen oder vermieten willst: Back einen Apfelkuchen vor der Besichtigung.‹ Dann fühlen sich schon bei der Besichtigung alle wohl, finden das Haus gemütlich und wollen sofort einziehen. Damit ist die Entscheidung gefallen, bevor der Verstand überhaupt nur die Chance hat zu protestieren.«

Zwar haben wir kein Haus und schon gar keins zu verkaufen, aber dafür hatten wir zwei pubertierende Kinder. Und die hatten (und haben) wohlige Gefühle oft so was von nötig – wer selbst ein Exemplar davon zu Hause hat, weiß, was wir meinen:

Wenn Paul und Frieda früher nach einem langen Schultag erst um 16 Uhr nach Hause kamen, unser Treppenhaus geschafft und die Wohnung betreten hatten, lagen wohlige Gefühle oft ganz tief begraben unter Motzereien und Antihaltung – der schulische Alltag hinterließ noch seine Spuren. Der Streit begann dann schon beim Besuch der Toilette. Während sie sich zu Kindergartenzeiten noch mit dem Ausruf »Erster Klositzer ohne Streit«

gütlich zu einigen gewusst hatten, kämpfte sich nun der Stärkere als Erster ins Bad (wir haben leider nur eins) und thronte mit dem Handy extra lange auf der Keramik, während die Schwächere vor der Tür um Einlass flehte, weil ihr das Pipi schon in die Augen stieg. Hatten sich dann endlich beide erleichtert und in der Küche zum Speisen eingefunden, ging der Streit weiter – »Schmatz nicht so!« – »Mann, bist du dumm!« – »Kannst du mal leise sein!« … Die Liste könnte ewig weitergehen. Der Apfelkuchen-Tipp von Hanns Hatt und Regine Dee für wohlige Gefühle war also auf jeden Fall einen Versuch wert. Und so schob ich, Ragnhild, eines Tages eine halbe Stunde vor Ankunft der beiden Sonnenscheine einen Apple-Crumble in den Ofen. Falls Sie jetzt denken: Apple-Crumble? Das ist doch kein Apfelkuchen! Richtig, aber der Geruch ist der gleiche, und Kuchenbacken steht leider nur auf Platz 3647 der Liste an Dingen, die ich am liebsten tue. Daher hatte ich mich für die schnelle Backversion (10 Minuten Vorbereitung, 30 Minuten Backzeit) entschieden: ohne Boden, dafür aber mit extra vielen Teigstreuseln. Und kaum zu glauben, es funktionierte. Paul klingelte zuerst, und weil wir im ersten Stock wohnen, erreichte der Duft ihn schon, als er die Treppe hochkam. Es war tatsächlich eine Sensation: Zuerst erschien ein Lächeln auf seinem Gesicht (das sah ich als Mutter eines pubertierenden Jungen etwa so oft wie einen weißen Raben), dann folgte eine Begrüßung mit den Worten: »Hallo! Oh, hier riecht es aber gut!« Und als wäre ich damit nicht schon reich genug beschenkt, wiederholte sich das Szenario Minuten später noch einmal, als Frieda kam: Lächeln (okay, bei ihr noch keine ganz so große Rarität, sie ist drei Jahre jünger als ihr Bruder) und der Ausruf: »Das riecht ja lecker!« Selbst die Klofrage klärten die beiden an diesem Tag ganz berauscht vom Apfelkuchenduft: »Du kannst gerne als Erstes gehen, wenn du dringend musst!« – »Nein danke, geh du ruhig, ich kann noch aushalten.« Ich konnte es kaum glauben, zumal die beiden den Apple-Crumble ja nur gerochen und noch nicht einmal gesehen, geschweige denn probiert hatten. Natürlich habe ich das Apfelkuchen-Duftexperiment noch mehrmals wiederholt, um seinen Erfolg zu verifizieren – jedes Mal trat der gewünschte Effekt ein: Glück, Zufriedenheit und Harmonie in unseren vier Wänden. Und so habe ich den Feldversuch noch

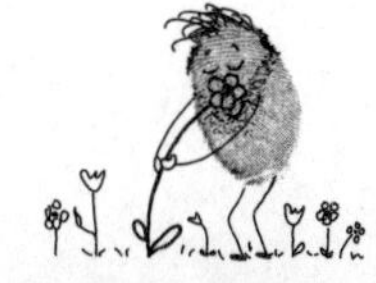

ausgeweitet und nach einem Streit mit meinem Mann nicht geschmollt, sondern einen Apple-Crumble gebacken. Als er fertig war, habe ich ihn durch die ganze Wohnung getragen, um auch ja jeden Winkel damit zu beduften (nicht weil der Streit so heftig war, sondern weil mein Mann altersbedingt nicht mehr ganz so gut riechen kann wie meine Kinder). Und siehe da, auch der alte Kampfhund wurde auf einmal ganz sanft, hat sich sogar zuerst entschuldigt, was nach Konflikten sonst eher nicht seine Art ist. Apple-Crumble-Backen ist seither zu einem richtigen Friedensritual in unserer Familie geworden und hat so manche Krise gelöst oder gar nicht erst entstehen lassen. Eine Ausweitung auf Arbeitsplatz, Familienfeiern, Elternabende, Hausgemeinschaft … ist denkbar. Falls Sie auch daran interessiert sind, einen Apfelkuchen-Duftversuch in den eigenen vier Wänden oder in welchem Krisengebiet auch immer zu starten: Bei den Riechversuchen finden Sie das Rezept, das ich verwende (jede andere Art von Apfelkuchen wirkt aber bestimmt auch).

Die Macht der Düfte

Die Manipulation durch Düfte geht jedoch weit über häusliches Backen hinaus. Jeden Tag sind wir ihr ausgesetzt, ob wir einkaufen gehen, im Flugzeug sitzen oder Geld von der Bank abheben. »Bei Firmen wie Singapore Airlines oder Abercrombie & Fitch ist es inzwischen normal, auch bestimmte Düfte zu etablieren und in die Marketingstrategie aktiv einzubeziehen. Neu ist hingegen, dass Unternehmen beginnen, vornehmlich unbewusst verarbeitete Düfte einzusetzen«, sagt Marko Sarstedt, Hochschulprofessor für Marketing an der Otto-von-Guericke-Universität Magdeburg. Wie sich das auswirken kann, haben der Wirtschaftswissenschaftler und seine Kollegen zusammen mit Forschern der Universität München und der University of South Florida in einer Studie mit der Deutschen Bahn untersucht, an der über 700 zugfahrende Pendler teilnahmen: Eine gezielte, aber nicht bewusst wahrgenommene Beduftung von Zugabteilen ließ die Reisenden die Serviceleistungen und die Zugfahrten viel positiver bewerten. Und das Institut für Sensorikforschung in Göttingen konnte in einer Studie unter der Leitung von Duftforscher Patrick Hehn zeigen, dass Probanden fremde Menschen auf Fotos sympathischer finden, wenn sie – ohne es zu wissen oder bewusst wahrzunehmen – unter Einfluss von Vanilleduft stehen: Die Gruppe, die unbemerkt den Duft von Vanille um die Nase geweht bekam, bewertete die Personen im Durchschnitt um 15 Prozent positiver als die, die keinem Geruch ausgesetzt war. Vanille lieben viele Menschen, weil schon die Muttermilch danach duftet. Und da ja Gerüche immer zusammen mit den Emotionen abgespeichert werden, in denen wir sie das erste Mal riechen, vermittelt Vanilleduft meist Glück und Geborgenheit.

Was haben Vanille und Dung gemeinsam?

Der weltweite Bedarf an Vanille mit seinem charakteristischen Duftstoff Vanillin ist so groß, dass er längst nicht mehr nur durch die Früchte der empfindlichen Orchideen gedeckt werden kann. Um auf »natürliches« Vanillin aber nicht verzichten zu müssen, haben Wissenschaftler aus aller Welt viele kreative Ideen zu seiner Gewinnung verwirklicht. Aus Fichtenholz, Bäckerhefe, Gelbwurz, alten Zeitungen und sogar Rinderdung konnten sie Vanillin herstellen. Ja, Dung, Sie haben richtig gelesen! Der enthält nämlich viel vom dem Stoff Lignin aus dem Futter, das die Pflanzenfresser nicht verdauen können. Und daraus lässt sich umweltfreundlich, preiswert und unabhängig von Missernten Vanillin gewinnen. Na dann: Guten Appetit!

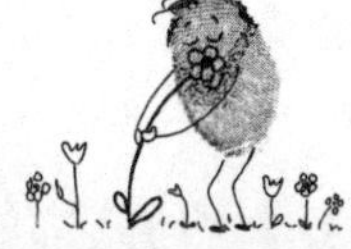

Generell können unterschiedliche Düfte je nach Kultur aber ganz unterschiedliche Gefühle bei unterschiedlichen Menschen auslösen. Zitrusduft zum Beispiel steht in unserem Kulturkreis für Frische, Aktivität und Sauberkeit. »Deutschland ist ein Zitrusland: Hier verbinden die Menschen Sauberkeit mit Zitrusdüften wie zum Beispiel Bergamotte oder Orange«, sagt der Duftexperte Ralf Bunn auf *sueddeutsche.de*. Er war als Senior Parfümeur im Henkel Fragrance Center tätig und weiß, wie Sauberkeit in verschiedenen Ländern riecht: in Ägypten nach Jasmin, in Spanien nach Chlor, in Frankreich nach Lavendel und im Norden Europas nach Fichten. Es sind wieder Erfahrungen aus unserer Kindheit, die uns dabei prägen und die wir auch an unseren Nachwuchs weitergeben. Vielleicht achten Sie mal darauf, wenn Sie das nächste Mal im Ausland Urlaub machen.

Mit der Muttermilch aufgesogen

Viel wichtiger als beim Putzen ist dieses Lernen von Geruchsvorlieben aber bei der Ernährung. Wie wir bereits beschrieben haben, probieren wir schon vor unserer Geburt über das Fruchtwasser mit, was die Mutter gegessen hat, und lernen dabei viele Gerüche und Geschmäcker kennen und lieben. Weiter geht es beim Stillen, denn auch in der Muttermilch steckt viel von dem, was Mama auf dem Speiseplan hatte. Dänische Forscher um Helene Hauser konnten ganz gezielt Aromastoffe wie Lakritz, Banane, Menthol und Kümmel in der Muttermilch nachweisen, die stillende Mütter zuvor verzehrt hatten. Diese Abwechslung von Gerüchen und Geschmäckern könnte ein Vorteil gegenüber Flaschennahrung sein: »Es ist nicht so, dass das Baby denkt ›Hmmm, Apfelkuchen‹, wenn die Mutter Apfelkuchen isst, aber es könnte dazu führen, dass es neue Aromen leichter akzeptiert«, erklärt Hauser auf *wissenschaft.de*.

Generell sind unsere Vorlieben beim Essen sehr davon geprägt, was früher zu Hause auf den Tisch kam. Von Mama und Papa lernen wir nicht nur, wie wir mit Lebensmitteln umgehen, wie wir kochen und was wir essen, sondern auch, wie wir unseren Geruchssinn dabei einsetzen. Das kann von Kultur zu Kultur ganz unterschiedlich sein. In Frankreich, im Elsass etwa, ist Anis ein häufiger Bestandteil von Mahlzeiten und Getränken. Oben haben wir ja bereits beschrieben, dass schon Neugeborene sich dem Geruch von Anis zuwenden, wenn ihre Mütter in der Schwangerschaft viel davon verzehrt haben. Und genauso können sogar faulige Gerüche für Menschen appetitlich sein, wenn sie mit entsprechenden Speisen aufwachsen. Ein Beispiel sind die Tschuktschen, die an der Meeresenge zwischen Asien und Amerika leben, der Beringstraße. Sie essen fermentierten Fisch, Rentierblut und Walrossfett und haben eine Vorliebe für leicht verdorbene Lebensmittel. Diese geben sie auch an ihre Kinder weiter.

Der Glaube macht den Unterschied

Ein Geruch kann also für den einen Menschen wunderbar sein, für einen anderen widerlich. Ebenso kann bei ein und demselben Menschen ein und derselbe Geruch völlig unterschiedliche Reaktionen hervorrufen, je nachdem, in welchem Kontext er ihm präsentiert wird. Denn die Umstände, unter denen wir einen Duft wahrnehmen, sind ganz entscheidend dafür, wie wir ihn bewerten. Rachel Herz, Psychologin und Neurowissenschaftlerin an der Brown University in Providence, macht das in einer Dokumentation auf *3sat* mit einem sehr einfachen Experiment deutlich: Die Wissenschaftlerin sitzt mit einer Probandin an einem Tisch, zwischen beiden ist eine Trennwand aufgestellt, sodass sie jeweils nur Kopf und Schultern der anderen sehen können. Auf der Seite von Herz steht rechts ein kleines verschlossenes Gefäß mit Parmesan. »Ich werde dir ein Gefäß geben. Du sollst den Deckel abschrauben und den Inhalt riechen. Bevor du das aber machst, werde ich dir noch sagen, was es ist. Und dann möchte ich sehen, wie dir der Geruch gefällt«, sagt die Psychologin zu ihrer Probandin. Sie reicht das Gefäß rechts über die Trennwand, bittet ihr Gegenüber, es zu öffnen, und sagt, dass es sich dabei um Parmesan handle. Die Probandin schnuppert, lächelt, sagt »Mmh!« und gibt es an die Psychologin zurück. Die verschiebt den Behälter unbemerkt auf die

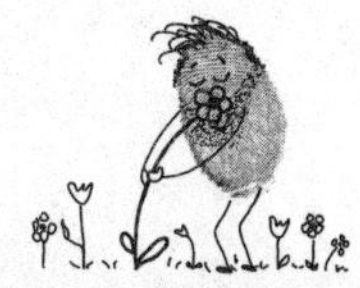

linke Seite und reicht ihn der Probandin erneut – nun von links und mit den Worten: »Das ist Erbrochenes.« Die Probandin riecht daran und verzieht angeekelt das Gesicht. Die anschließende Frage, ob sie beide Male das Gleiche gerochen habe, verneint sie und ist sich dabei ganz sicher. Umso überraschender ist für sie die Auflösung, dass es sich beide Male um ein und dasselbe Gefäß gehandelt hat, das hinter der Trennwand nur von der einen auf die andere Seite bewegt wurde. Ähnliches passiert, wenn Wissenschaftler Probanden Cheddar-Käse zu riechen geben, den sie ihnen einmal in Verbindung mit dem Etikett »Cheddar-Käse« und einmal mit dem Etikett »Körpergeruch« präsentieren. Allein durch das Lesen der Beschreibung empfinden die Versuchspersonen den Geruch, der mit »Cheddar-Käse« gekennzeichnet war, viel angenehmer als den mit »Körpergeruch« etikettierten.

Beide Versuche eignen sich übrigens gut fürs Nachmachen: Ersterer ist ein schöner Partygag (da liegt ein Hauch von Erbrochenem vielleicht eh in der Luft, und Parmesan findet sich ja heutzutage in fast jedem Kühlschrank). Letzterer ist vielleicht eher etwas für die eigene Familie (da ist einem ja Körpergeruch in all seinen Facetten nicht fremd). Probieren Sie es doch mal aus, es ist wirklich sehr lustig! Und achten Sie bei den Versuchen vor allem auf das Gesicht ihrer Testperson, wenn sie sich ekelt. Das zeigt kulturübergreifend nämlich bei uns allen große Ähnlichkeiten: gerümpfte Nase, runtergezogene Mundwinkel, gehobene und gekräuselte Oberlippe, sichtbar vorgestreckte Zunge, leicht zusammengezogene Augenbrauen und geschlossene Lider.

Ekel ist wichtig!

Natürlich gibt es große Unterschiede, vor welchen Gerüchen wir uns ekeln, dabei spielen wieder Erziehung, Kultur und vererbte Persönlichkeitsmerkmale eine wichtige Rolle. Aber Ekel an sich ist ein wichtiges evolutionär verankertes Alarmgefühl, das uns vor Vergiftungen, Krankheiten und Infektionen bewahrt und überlebenswichtig ist. So konnten zum Beispiel amerikanische Wissenschaftler um Daniel

Fessler zeigen, dass Frauen im ersten Drittel der Schwangerschaft empfindlicher mit Ekel reagieren, also in einer Zeit, in der das Ungeborene durch Infektionen besonders gefährdet ist. Generell ekeln sich Frauen eher als Männer und junge Menschen eher als alte, das haben Studien gezeigt. Evolutionsgeschichtlich hat das auch Sinn: Frauen versorgten den Nachwuchs und mussten daher besonders sensibel auf mögliche Infektionsgefahren reagieren. Im Alter war diese Schutzfunktion hingegen weniger vonnöten, da die Chancen eher gering waren, noch Nachwuchs zu bekommen und ihn schützen zu müssen. Darüber hinaus haben sich ältere Menschen schon so viel mehr Ekelauslösern ausgesetzt, dass sie unempfindlicher auf sie reagieren, und es würde sie aus Sicht der Evolution auch zu viel Energie kosten, sie zu vermeiden. Dass wir uns innerhalb der Familie weniger vor Körpergerüchen und Ausscheidungen ekeln, also mit der vollen Windel unseres Babys oder den Schweißfüßen unseres Partners besser klarkommen als mit denen anderer Menschen, führen Wissenschaftler ebenfalls auf die evolutionär verankerte Vermeidung von Krankheiten zurück. Denn Fremde bergen mehr Gefahr, Keime zu übertragen, die uns krank machen können. Mit den Krankheitserregern unserer Familienmitglieder haben wir uns hingegen meist schon auseinandergesetzt.

Der Segen der Gewöhnung

Wenn wir aber schon mit dem Geruch einer vollen Babywindel Probleme haben, wie muss es dann Menschen gehen, die bei der Kanalreinigung, Müllabfuhr oder in der Rechtsmedizin arbeiten? Der Gestank von Abwasser, vergammelten Lebensmitteln und Leichen gehört für sie zum Alltag. Sich eine Duftpaste unter die Nase zu schmieren, wie wir es aus Krimiserien kennen, ist zumindest den Medizinern keine Hilfe: »Wir machen das nicht, und meine Kollegen in den USA haben bestätigt, sie auch nicht. Den Geruch des Todes kriegen Sie nicht übertüncht, und wir brauchen unsere Nase auch, um Verdachtsmomente zu haben, zum Beispiel weist Bittermandelgeruch auf Zyankali

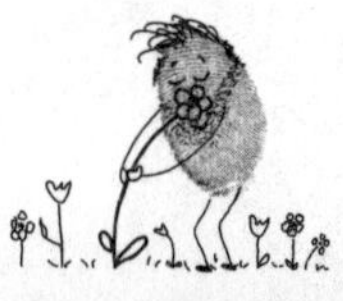

hin oder der Geruch von altem Obst auf einen entgleisten Diabetes. Wir können deshalb unseren Geruchssinn nicht mit Mentholpaste lahmlegen«, sagt Michael Tsokos, Leiter des Instituts für Rechtsmedizin der Charité Berlin, im Interview mit der *MedicalTribune*. Was hingegen hilft, klingt erst einmal verrückt: Während einer Obduktion die Fenster geschlossen halten, auch wenn die zwei bis drei Stunden dauern kann. »Besser man gewöhnt sich langsam an den Geruch, als dass er einen nach einem Luftzug mit voller Wucht trifft«, erklärt Ulrich Hammer vom Institut für Rechtsmedizin der Universitätsmedizin Rostock auf *Zeit Online*. Ist der Raum nämlich über längere Zeit unverändert erfüllt von den chemischen Stoffen des Leichengeruchs, kommt es zu einer Dauerreizung der entsprechenden Riechrezeptoren in der Nase, und sie reagieren irgendwann nicht mehr. Wissenschaftler sprechen dabei von Adaptation, wir haben darüber schon berichtet. Dank ihr bleibt meist nur noch eine Restwahrnehmung von 25 Prozent der ursprünglichen Intensität des Geruchstoffes bestehen. Und das hilft uns Menschen, mit Gestank umzugehen, zum Beispiel eine Zugfahrt in einem stickigen Abteil zu überstehen oder eben unter stinkenden Bedingungen zu arbeiten.

Allerdings gewöhnen wir uns an den einen Geruch eher als an den anderen. Das hängt von vielen weiteren Faktoren wie Intensität und chemischer Struktur eines Duftstoffes ab und auch davon, ob wir ihn mögen oder nicht. »Es sind vor allem die besonders unangenehmen Düfte, an die wir uns besonders schlecht gewöhnen«, sagt der Geruchsexperte Hummel in der *Frankfurter Allgemeinen Sonntagszeitung*. Und dazu zählen ganz besonders die Substanzen, die nicht nur die Riechrezeptoren in der Nase erregen, sondern vor allem den Warn- und Schmerznerven unseres Gesichts, den Trigeminusnerven. Seine feinen Endigungen ziehen auch durch die Nasenschleimhaut, reagieren auf Reizstoffe wie Ammoniak oder Chlor und vermitteln ein ätzendes, beißendes, stechendes, schmerzhaftes Gefühl sowie Hitze- oder Kälteempfindungen. Im Grunde kann fast jeder Geruchsstoff die Trigeminusfasern reizen, er muss nur intensiv und konzentriert genug sein. Manchmal reicht also schon die stechende Komponente im Schweiß des Sitznachbarn im Kino, um uns den gesamten Film zu verderben. Und der Schwitzende merkt nicht einmal, dass er stinkt, weil er sich, wie jeder Mensch, an den eigenen Körpergeruch gewöhnt hat und ihn nicht mehr bewusst wahrnimmt.

Zu viel des Guten

Nicht nur viele Alltagsprodukte wie Mülltüten, Kosmetika, Spielzeug, Kleidung, Reinigungs- oder Waschmittel sind heute mit einer Extraportion Duftstoffe versehen. Auch in Innenräumen werden sie gezielt eingesetzt. Das belastet die Raumluft zusätzlich mit flüchtigen Chemikalien. Für die Gesundheit von Kindern und Menschen, die überempfindlich oder sogar allergisch auf Duftstoffe reagieren, kann das besonders problematisch sein. Daher raten Experten davon ab, öffentliche Räume zu beduften, und empfehlen, auch zu Hause lieber häufiger zu lüften, als die Wohnungsluft mit hoch dosierten ätherischen Ölen aus Aromalampen oder Raumparfüms zu belasten. Gleiches gilt auch beim Autofahren: Auf langen Fahrten lieber regelmäßig das Fenster öffnen oder während einer Pause eine Orange (wir bevorzugen eine Zitrone) schälen, als dauerhaft ätherische Öle aus Duftbäumchen oder Autobedufter einzuatmen. Die riecht man eh nach kurzer Zeit nicht mehr, weil sich der Geruchssinn an den andauernden Duft gewöhnt hat.

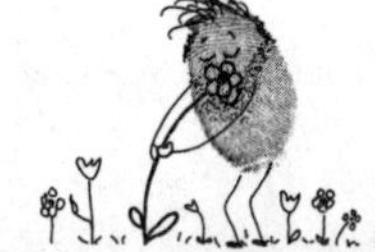

Besonders deutlich wird uns die Adaptation unseres Geruchssinns, wenn wir ein Parfüm kaufen wollen: Nach wenigen Proben riecht ein Duft wie der andere. Dann ist es hilfreich, an die frische Luft zu gehen oder in der eigenen Armbeuge zu schnuppern, um die Sinneszellen wieder zu aktivieren. Riechexperten empfehlen auch, kurz an Zitronensaft oder Kaffeebohnen zu riechen, um den Geruchssinn zu neutralisieren. Warum gerade das helfen kann, muss die Wissenschaft jedoch erst noch herausfinden. »Viele Prozesse, die bei der Adaptation in der Nase passieren, können wir noch nicht genau erklären«, sagt der Riechexperte Hatt in der *Frankfurter Allgemeinen Sonntagszeitung*.

Neben den kurzfristigen Effekten, die wir aus der Parfümerie kennen, soll es auch langfristige Gewöhnungsmechanismen geben, zum Beispiel bei Rauchern. Die nehmen nämlich Zigarettenrauch deutlich weniger wahr, nicht nur während sie sich eine angesteckt haben, sondern auch noch ein paar Stunden danach. Wer einmal als Nichtraucher eine Zugfahrt in einem der heute längst abgeschafften Raucherabteile hinter sich bringen musste, weiß, dass das Riechepithel von Rauchern sich an die dauernde Qualmerei angepasst haben *muss*. Wie sonst sollten sie die permanente Geruchsbelästigung ertragen können? Wissenschaftler vermuten anhand von Versuchen mit Mäusen, dass bestimmte Eiweiße dabei eine Rolle spielen, die Duftmoleküle binden und durch die schützende Schleimschicht in der Nase zu den Riechrezeptoren transportieren. Deren Bildung ging bei den Versuchstieren nämlich zurück, und zwar speziell für die Duftmoleküle, die sie über Wochen eingeatmet hatten.

Darüber hinaus spielen auch Lernprozesse dabei eine Rolle, dass ein Raucher den ihm vertrauten »Duftreiz« weniger beachtet, wenn er sich ihm immer wieder aussetzt. Diesen Gewöhnungsprozess nennen Wissenschaftler Habituation, er findet nicht in der Riechschleimhaut selbst statt, sondern auf Ebene der Reizverarbeitung im Gehirn.

Pflegen und trainieren

Auch wenn weitere Studien nötig sind, um hier noch mehr Klarheit zu bringen, ist eines heute schon sicher: Rauchen beeinträchtigt unser Riechvermögen. Die gute Nachricht aber ist: Wer damit aufhört, kann die Einschränkungen wieder rückgängig machen, denn zum Glück werden die Riechzellen alle vier Wochen erneuert. Allerdings lässt die Fähigkeit zur Regeneration mit zunehmendem Alter nach – ein Grund, warum jenseits des 50. Lebensjahres etwa ein Viertel der Bevölkerung schlechter riechen kann.

Älter werden wir alle, dagegen können wir nichts tun. Aber wir können das Riechen trainieren und Faktoren vermeiden, die es beeinträchtigen. Neben dem bereits erwähnten Rauchen sind das zum Beispiel Alkoholmissbrauch oder Luftverschmutzung mit hohen Rauch-, Staub- oder Chemikalienbelastungen. Und schwedische Wissenschaftler um Eva Palmquist haben 2020 in einer Studie gezeigt, dass neben dem Verzicht auf das Rauchen auch eine gesunde Ernährung und körperliche Aktivität wichtig sind, um dem Riechverlust im Alter entgegenzuwirken.

Jeder von uns hat es also selbst in der Hand oder besser: der Nase, wie lange und wie gut er bis ins hohe Alter Düfte wahrnehmen kann. Natürlich haben nicht alle Menschen gleich gute Nasen – Genetik, Alter, Erziehung, Kultur, Erkrankungen und die Umgebung, in der wir leben, lassen unsere Voraussetzungen variieren. Trotzdem lohnt es sich, sie zu pflegen und zu trainieren und ganz bewusst zu riechen, was uns jede Sekunde unseres Lebens an Düften umgibt.

Wir hoffen, dass wir Sie ein bisschen neugierig machen konnten auf das, was Ihr Geruchssinn so alles kann. Probieren Sie es doch einfach mal aus, es kostet nicht viel Mühe und wird irgendwann sogar zur Gewohnheit. Und auch wenn Sie keine Supernase werden sollten: Sie werden sehr oft erstaunt und glücklich über Ihre Riechkünste sein – manche werden vielleicht Ihr Leben sogar ein bisschen besser machen. Falls Sie es versuchen möchten, finden Sie auf den nächsten Seiten Übungen und Tipps, mit denen wir nicht

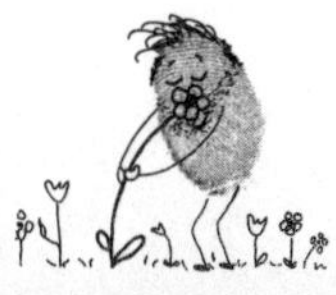

nur Erfolg, sondern vor allem eines hatten und haben: großen Spaß!

Riechen: Mehr als einen Versuch wert

Bevor Sie diesen Abschnitt des Buches lesen, machen Sie bitte für einen kurzen Moment die Augen zu und riechen Sie ganz bewusst in den Raum. Sie können auch gerne dabei schnüffeln wie ein Hund – nur keine Scheu!

Haben Sie etwas gerochen? Vielleicht die Blumen auf der Fensterbank, das Papier und die Druckerschwärze des Buches in Ihren Händen oder den Schlafduft Ihres Kopfkissens (falls Sie im Bett lesen sollten)?

Jede Sekunde unseres Lebens umschwirren uns Duftmoleküle. Sie steigen von uns selbst und anderen Menschen auf, von Möbeln, Lebensmitteln, Pflanzen, Tieren, und gelangen mit jedem Atemzug in unsere Nase. Wie sehr es sich lohnt, dieser duftenden Welt und unserem Geruchssinn immer mal wieder Aufmerksamkeit zu schenken, haben wir bereits beschrieben und mit einfachen Übungen selbst erfahren – nun würden wir gerne auch Sie davon überzeugen. Gerüche bewusst wahrzunehmen, zu erkennen und zu benennen, kann man mit dem Lernen einer Sprache oder eines Instruments vergleichen. Je mehr man übt, desto besser wird man. Parfümeure etwa können irgendwann zarteste Nuancen einzelner Parfüms identifizieren, Sommeliers Jahrgänge einzelner Weine unterscheiden und Produkttester feinste Fehlaromen in Lebensmitteln aufdecken. Natürlich muss nicht jeder von uns zu so einem Geruchsexperten werden, dafür sind unsere Fähigkeiten auch viel zu unterschiedlich. Vom Üben aber profitieren wir alle, denn dadurch eröffnen wir uns die Welt der Düfte mit all ihrer Schönheit.

Wenn Sie jetzt denken: »Riechübungen? Nein, tut mir leid, dafür habe ich echt keine Zeit!«, dann geht es Ihnen genauso wie uns. Zumindest ging es uns am Anfang so. Auch wir haben uns zuerst damit schwergetan – Beruf, Alltag, Partnerschaft, Kinder, Hobbys forderten uns schließlich schon genug. Trotzdem haben wir es versucht, und wir können Ihnen sagen: Der Aufwand ist nicht groß! Das Riechtraining läuft eigentlich ganz nebenbei, ist überall und zu jeder Zeit möglich, wird irgendwann sogar zur Gewohnheit und: Jeder kleine Einsatz wird belohnt. Denn es gibt einfach so viele großartige Düfte – manche hat man vorher noch nie gerochen, andere wecken schöne Erinnerungen an Kindheit, Freunde, Urlaubsreisen …

Auf den folgenden Seiten stellen wir Ihnen ein paar Übungen, Selbstversuche und Tipps vor, die wir aus unterschiedlichen Quellen zusammengesucht und so angepasst haben, dass wir sie ohne Probleme in unseren Alltag mit Familie und Beruf integrieren konnten. Und glauben Sie uns: Wenn wir das geschafft haben, dann können Sie das auch!

Wichtig ist, hier noch einmal daran zu erinnern, dass Duftvorlieben von Mensch zu Mensch je nach Erziehung und Erfahrung ganz unterschiedlich sind, also zum Beispiel Rosenduft für den einen furchtbar sein kann, weil er ihn als Kind auf einer Beerdigung gerochen hat, für den anderen hingegen wunderbar, weil er ihn an unbeschwerte Sommerferien im Garten der Großeltern erinnert. Wenn wir im Folgenden also Düfte als angenehm beschreiben, können die auf Sie eine ganz andere Wirkung haben. Seien Sie dann bitte nicht enttäuscht, sondern verstehen Sie es eher als Anregung, Ihre ganz eigenen Duftvorlieben neu- oder wiederzuentdecken. Eines haben wir ja zum Glück gemeinsam: die Möglichkeit, an allem ganz bewusst zu riechen, was uns unter die Nase kommt, und dabei Emotionen und Erinnerungen zuzulassen. Also: AUF die Nase, fertig, los …

Rangliste der Supernasen

Wer grob testen möchte, wie sensibel die eigene Nase auf Gerüche reagiert, braucht nicht mehr als Leitungswasser und eine Orange. Wir haben den Riechtest in der ARD-Sendung *Planet Wissen* mit dem Riechforscher Hanns Hatt als Studiogast gesehen, zu Hause nachgemacht und so eine familiäre Rangliste der Supernasen erstellt. Sie

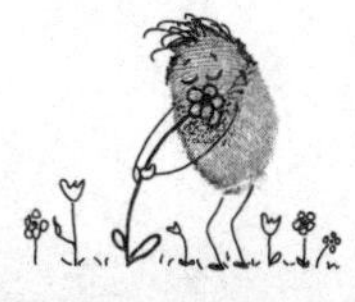

können Ihre Nase aber genauso gut auch ganz allein testen oder Freunde dazu einladen.

Die Orange haben wir in der Mitte durchgeschnitten und beide Hälften ausgepresst. Anschließend haben wir 10 ml des Saftes in ein Glas gegossen und mit 90 ml Leitungswasser aufgefüllt, das entspricht einer Verdünnung 1:10. Wichtig ist, dass die Gläser keinen Eigengeruch haben (unsere riechen manchmal nach Spülmittel oder Spülmaschine …), am besten waschen Sie sie vorher noch einmal heiß aus. Wer keinen Messbecher hat, um 10 ml abzumessen, kann alternativ auch einen Eierbecher oder ein Schnapsglas als Maß verwenden. Wichtig ist nur, dass Sie jedes Mal exakt die gleiche Menge damit abfüllen, damit die Verdünnung 1:10 auch stimmt.

Die Mischung im ersten Glas haben wir mit einem Löffel gut verrührt und davon wieder einen Teil (10 ml oder alternativ einen Eierbecher voll) abgenommen, in ein zweites Glas gegossen und neun Teile Wasser dazugegeben (90 ml oder alternativ neun Eierbecher voll). Und genauso haben wir immer weiter verdünnt, bis wir vier Gläser mit vier Verdünnungen gefüllt hatten. Die haben wir zusammen mit einem fünften Glas, das reines Leitungswasser enthielt, auf den Küchentisch gestellt, der Reihe nach geordnet (von der niedrigsten zur höchsten Verdünnung) und entsprechend beschriftet.

Dann ging es mit verbundenen Augen ans Riechen. Da unsere Kinder nicht wussten, welcher Duft sie in den Mischungen erwartet, waren sie zuerst dran. Denn so konnten wir nicht nur testen, ab welcher Verdünnung sie einen Geruch wahrnehmen, sondern auch, ab wann sie erkennen, wonach es riecht. Dazu sei ganz kurz noch einmal erklärt, dass Wissenschaftler beim Riechen eines Duftes drei Schwellen unterscheiden: Die erste ist die Wahrnehmungsschwelle. Sie beschreibt die Konzentration, ab der Duftstoffe zwar wahrgenommen werden, aber noch nicht erkannt und/oder beschrieben werden können (»Ich riech was, aber ich weiß nicht, was …«). Sie ist niedriger als die zweite sogenannte Erkennungsschwelle, also die Konzentration an flüchtigen Molekülen eines Duftes, die gerade noch ausreicht, um ihn benennen zu können (»Ja, das ist …«). Und dann gibt es noch die Unterschiedsschwelle, das ist der niedrigste Unterschied in der Duftstoffkonzentration zweier Proben, der wahrgenommen werden kann (»Das riecht intensiver als das …«).

Zuerst schnupperten beide Kinder nacheinander am Glas mit reinem Leitungswasser und rochen wie erwartet nichts. Sowohl Paul als auch Frieda erkannten ab Verdünnung drei einen Geruchsunterschied zu reinem Wasser und konnten ab Verdünnung zwei sagen, dass es nach Orange roch. Und wir Eltern? Obwohl wir wussten, welchen Duft wir riechen würden, schnitten wir beide schlechter ab als unser Nachwuchs: Wir erkannten erst in der zweiten Verdünnung einen Unterschied zu reinem Leitungswasser, alle anderen Verdünnungen rochen für uns nach nichts. Dabei blieb es auch, als die Kinder uns die Verdünnungen noch einmal nicht der Reihe nach, sondern willkürlich unter die Nase hielten. Wir beide nahmen nur in Verdünnung eins und zwei den Orangenduft wahr.

Wie steht es um Ihre Nase? Sie können den Versuch auch andersherum machen, sich also einfach von der ersten bis zur vierten Verdünnung durchriechen. Oder Sie vertauschen die Gläser in der Reihenfolge, um die Verdünnungen anschließend nach der wahrgenommenen Geruchsintensität wieder zu ordnen – vom leichtesten bis zum intensivsten Duft.

Mit dieser ganz einfachen Methode eines frisch gepressten Saftes in Wasser können Sie also schon verschiedene Riechversuche machen. Sollten Sie dabei nicht so gut abschneiden, also vielleicht schon in der zweiten Verdünnung keinen Saft mehr riechen können, seien Sie nicht enttäuscht. Trainieren Sie das Riechen einfach ein bisschen und machen Sie den Versuch nach ein paar Wochen dann noch einmal. Außerdem tun Sie Ihrer Nasenschleimhaut etwas Gutes, wenn Sie sie feucht halten. Dabei hilft es oft schon, ausreichend zu trinken. Auch salzhaltige Nasensprays (*ohne* abschwellenden Wirkstoff oder Cortison!) können sie vor dem Austrocknen bewahren.

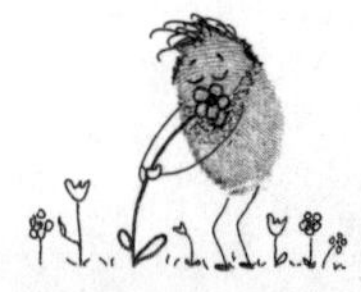

Duftdusche für zwischendurch

Um die Nase zu trainieren, reicht es schon, wenn Sie sich zwei- oder dreimal am Tag ein paar Minuten Zeit nehmen – Minuten, die wir Duftdusche getauft haben. Möglichkeiten dafür gibt es genug, etwa in den eigenen vier Wänden, auf dem Weg zur Arbeit, im Büro, in der Kantine, abends im Restaurant oder wo auch immer.

Wir haben unsere Nase als Erstes in unsere Vorratskammer zu Hause gesteckt und uns Gewürze rausgesucht: Rosmarin, Oregano, Pfefferkörner und Zimt fielen uns dabei in die Hände. Vier verschiedene Geruchsproben pro Duftdusche reichen schon aus. Schließen Sie einfach die Augen und riechen Sie ganz bewusst, Sie können gerne auch ein paarmal schnüffeln – dadurch kommt mehr Luft und damit auch Duftstoff bei den Riechzellen in der Nase an. Wichtig dabei ist wieder, dass Sie versuchen zu identifizieren, was da riecht, und dabei Erinnerungen und Emotionen zulassen. Bei unseren Gewürzen lief das zum Beispiel so: »Mmh, das ist Rosmarin, das tun wir immer über die Ofenkartoffeln, die wir an Heiligabend zum Fondue essen. Weihnachten ist so schön, da sind wir mit der ganzen Familie zusammen.« Oder: »O ja, das ist Zimt, der erinnert mich an die Crêpes mit Zimt und Zucker auf dem Hamburger Dom. Jetzt muss ich daran denken, wie toll das war, als wir das letzte Mal Achterbahn gefahren sind!«

Jedes der vier Gewürze hat in uns also ganz bestimmte Gefühle und Erinnerungen geweckt. Und dieses erste bewusste Riechen reichte schon aus, um die Gewürze kurz danach auch mit geschlossenen Augen allein am Geruch unterscheiden und benennen zu können.

So haben wir uns Duftdusche für Duftdusche durch unseren gesamten Gewürzvorrat geschnüffelt und waren das eine oder andere Mal überrascht. Zum Beispiel von getrockneten Lorbeerblättern. Die hatten wir zwar schon oft in Suppen getan, aber bisher noch nie bewusst daran gerochen. Versuchen Sie es einfach mal und schneiden Sie ein Blatt an den Rändern ein paarmal ein, dann riecht es intensiver. Der Duft ist angenehm süßlich, weich, blumig und fast ein bisschen weihnachtlich. Auch Muskatnuss hatten wir bisher immer nur achtlos über Spinat gerieben. Dabei ist sie ein wahrer Nasenschmaus, duftet überraschend erfrischend, fast ein bisschen zitronig. Und Kümmel kannten wir nur von Brötchen aus dem Österreichurlaub. Wie wunderbar würzig und süßlich er duftet, ein bisschen nach Lakritz, war uns vorher nicht bewusst gewesen.

Mittlerweile sind wir von den getrockneten Gewürzen auf frische Kräuterpflanzen im Topf übergegangen: Thymian, Pfefferminze, Rosmarin, Bärlauch, Basilikum, Petersilie, Salbei und Schnittlauch haben bereits unseren Balkon oder die Fensterbank in der Küche geschmückt und unsere Nasen erfreut – weitere werden folgen.

Die Welt erriechen

Auch der Kühlschrank ist bestens für Duftduschen geeignet. Einfach vier Lebensmittel wie Käse, Marmelade, Salami oder Ketchup herausnehmen, mit geschlossenen Augen bewusst daran schnuppern, sie wieder anhand ihrer Aromen identifizieren und Erinnerungen zulassen. Obst, Gemüse, Getränke oder Backwaren finden Sie ebenfalls in der Küche, und wenn Sie sich dort irgendwann durch alles durchgerochen haben, können Sie im Badezimmer weitermachen. Auch das beheimatet ein ungeahntes Potpourri verschiedenster Gerüche. Nehmen Sie sich einfach morgens oder abends kurz Zeit für eine Duftdusche mit vier verschiedenen Dingen wie Zahnpasta, Parfüm, Duschgel oder Rasierschaum und versuchen Sie, eins nach dem anderen mit geschlossenen Augen zu erkennen und zu bewerten: Wem gehört das? Woran erinnert es mich?

Draußen eignen sich dann Garten, Balkon oder Park, um mit verschiedenen Blüten, Blättern, Zweigen, Erde oder Gras die Nase zu trainieren. Und sogar der Weg zur Arbeit hält Verschiedenes bereit: Die Bäckerei, die Tankstelle, die U-Bahn, die Imbissbude oder die Bäume am Straßenrand, an denen man immer vorbeikommt – alles hat seinen ganz eigenen Duft. Einfach mal bewusst hinriechen, was auf dem Weg so alles duftet oder auch nicht: Selbst der Gestank nach Müll, Hundehaufen oder Pinkelecke trainiert den Geruchssinn.

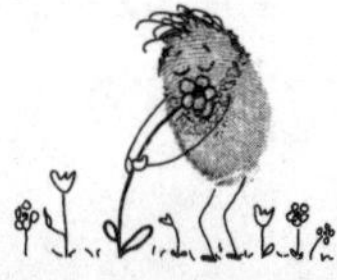

Es gibt also diverse unkomplizierte Möglichkeiten, unserer Nase etwas zu bieten, wir müssen nur ein bisschen aufmerksamer sein und sie nutzen. Wer meint, selbst dafür keine Zeit zu haben, kann auch einfach beim Kochen oder während der Mahlzeiten selbst (und essen müssen wir, da hat jetzt niemand mehr eine Ausrede) bewusst an Lebensmitteln und Getränken riechen. Schnuppern Sie zum Beispiel einfach mal kurz mit geschlossenen Augen am morgendlichen Kaffee: vor dem Mahlen, vor dem Überbrühen und vor dem ersten Schluck. Glauben Sie uns, es lohnt sich! Denn Kaffeebohnen, gemahlener Kaffee und gebrühter Kaffee duften ganz unterschiedlich, weil die einzelnen Verarbeitungsprozesse verschiedene Aromastoffe freisetzen. Gleiches gilt auch für Äpfel oder Kartoffeln: Sie riechen im Ganzen anders als in geschnittener oder gekochter Form. Denn durch das Zerkleinern werden nicht nur vermehrt Geruchsstoffe freigesetzt, es werden auch neue gebildet, weil auf der vergrößerten Oberfläche mehr Sauerstoff aus der Luft wirken kann. Und Garprozesse wie Backen, Kochen oder Dünsten lassen durch die Hitzeeinwirkung weitere Aromastoffe entstehen, die den Geruch verändern. All das kann unsere Nase wahrnehmen, wir müssen beim Kochen oder Essen nur kurz mal unsere Aufmerksamkeit darauf lenken. Es ist also nicht schwer, Duftduschen in unseren Alltag zu integrieren und unseren Geruchssinn zu trainieren. Irgendwann macht das bewusste Riechen sogar Spaß und wird ganz selbstverständlich.

Jedem Duft sein Gläschen

Die Freude an Düften geht in unserer Familie mittlerweile sogar so weit, dass wir (vor allem eine von uns) sie in Gläsern mit Schraubverschluss sammeln und mehrmals am Tag daran riechen. Das haben wir uns bei der Geruchsschulung von Lebensmittelprüfern abgeschaut, die Aromastoffe meistens in verschließbaren Glasbehältern präsentiert bekommen. Denn die Duftstoffe verdampfen in den Gasraum des geschlossenen Glases und können besonders intensiv wahrgenommen werden, sobald der Deckel geöffnet wird. Wir verwenden

30-ml-Gläser mit Schraubverschluss (Marmeladenprobier- oder Gewürzgläschen), weil die wenig Platz wegnehmen und sehr handlich sind. Alle anderen Gläser, die im Haushalt anfallen, gehen aber natürlich auch – Hauptsache, sie lassen sich verschließen und sind so gut gereinigt, dass sie keinen Eigengeruch mehr haben. In diese Gläser füllen wir zum Beispiel vieles, was beim Kochen (Selleriewurzel, Nelken, Granatapfel, Blätter von frischem Basilikum, Rosmarin, Pfefferminze) und Backen (Zitronenschale, Kokosraspel, Vanillezucker) so anfällt. Aber auch Blüten oder Blätter aus dem Garten oder aus Blumensträußen wandern für unsere Nasen ins Glas.

Wussten Sie, dass Floristen Eukalyptus als Schnittgrün zwischen die Blumen binden? Nein? Wir auch nicht, bis wir angefangen haben, an allem zu riechen und vieles davon einzuglasen. So kam uns eines Tages ein Blatt aus einem Geburtstagsstrauß unter die Nase, das wie die grünen Hustenbonbons roch, die Oma früher immer im Schrank hatte. Und tatsächlich, es war Eukalyptus, wie uns Abbildungen zeigten, die wir bei der Suche nach »Bindegrün« im Internet fanden. Seitdem werfen wir Sträuße, wenn sie verblüht sind, nicht gleich weg, sondern retten die Eukalyptuszweige, um nach und nach die Blätter abzupflücken, einzuschneiden und zum Riechen ins Glas zu füllen. Ein wirklich toller Duft, der nicht nur Erinnerungen an Oma und die Urlaube bei ihr weckt, sondern auch belebt und erfrischt.

Während manche einen Fuhrpark toller Autos in der Garage haben, haben wir inzwischen einen Geruchspark voller Gläser in der Küche. Falls Sie sich auch so eine Sammlung zulegen wollen, raten wir Ihnen, alles Frische nach zwei Tagen aus den Gläsern zu entsorgen, damit es nicht schimmelt (wir hatten da die eine oder andere unschöne Geruchserfahrung). Gut ist auch, die Gläser immer heiß auszuspülen und gut abzutrocknen, bevor Sie sie erneut befüllen.

In der Coronakrise hatten wir noch ein ganz besonderes Geruchsgläschen: »Oma to go« – gefüllt mit einem Wattepad, auf den ihr Lieblingsparfüm aufgesprüht war. Vor allem den Kindern hat das geholfen,

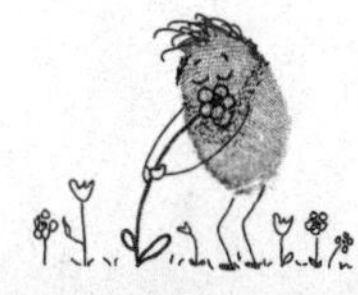

weil sie die Oma lange nicht besuchen konnten. Die Angst, sie mit dem gefährlichen Virus anzustecken, war einfach zu groß. In dem zugeschraubten Gläschen steckte nun Omas Duft wie der Geist in Aladins Wunderlampe und wurde jedes Mal frei, wenn die Kinder den Deckel öffneten. Das hat sie in der Zeit der Trennung weit mehr mit Oma verbunden als Telefonate und Briefe allein. Falls Sie auch einen lieben Menschen haben, den Sie lange nicht sehen können, ist so ein Duftgläschen »… to go« wirklich zu empfehlen – es passt in jede Handtasche, und man kann es jederzeit öffnen, um sich mit den Lieben in der Ferne verbunden zu fühlen.

Duftfamilien und Familiendüfte

Apropos Omas Parfüm: Laut Deutschem Verband der Riechstoff-Hersteller (DVRH) lassen sich Damen- und Herrendüfte in bestimmte Duftfamilien einordnen. Das hat uns neugierig gemacht. Denn jeder aus unserer Familie benutzt ein Eau de Toilette oder Eau de Parfum, und wir wollten wissen, in welche dieser Kategorien es gehören könnte. So haben wir uns von den neun Duftfamilien die sechs herausgesucht, zu denen der DVRH auf seiner Homepage jeweils typische Duftnoten nennt:

- blumig: Veilchen, Jasmin, Rose, Maiglöckchen, Flieder
- orientalisch: Vanille, Muskat, Nelke, Zimt
- fruchtig: Pfirsich, Apfel, Ananas
- zitrus: Bergamotte, Zitrone, Limette, Mandarine, Orange, Grapefruit
- aromatisch: Salbei, Rosmarin, Kreuzkümmel, Lavendel
- holzig: Sandelholz, Zeder

Dann haben wir sechs Gläschen je mit einer dieser typischen Duftnoten gefüllt: mit einer Rosenblüte, einer Muskatnuss, mit Apfelstückchen, mit Zitronenschale, mit frischen Rosmarinblättern und einem Kiefernzapfen. Letzteres war natürlich ein bisschen geschummelt, aber eine Zeder war weit und breit nicht in Sicht – im Gegensatz zu einer Kiefer, die bei uns im Garten steht und wie die Zeder zur Familie der Kieferngewächse gehört. Alle vier Familienmitglieder haben sich an einem Tisch versammelt und einen weiteren Riechversuch gestartet: In der ersten Runde haben wir nacheinander an jedem Glas gerochen und spontan gesagt, woran uns der Duft erinnert. In der zweiten Runde haben wir uns dann die Augen verbunden und versucht, die Düfte nur mit der Nase zu bestimmen und den sechs Duftfamilien zuzuordnen. Überraschenderweise lagen wir gleich alle richtig – die kurze Übung zuvor hatte also schon gereicht. In der dritten Runde hat jeder sein Eau de Toilette bzw. Eau de Parfum auf einen Papierstreifen gesprüht, wir haben reihum daran gerochen und gesagt, welcher Duftfamilie wir sie zuordnen würden. Wieder waren wir uns alle einig und lagen sogar mit der Zuordnung richtig, wie eine anschließende Internetrecherche bestätigte.

Falls Sie auch gerne Parfüm tragen, können wir Ihnen diesen Riechversuch nur wärmstens empfehlen. Er war interessant und hat sogar eine Sache hervorgebracht, in der sich unsere Familie absolut einig ist (was sonst so gut wie nie vorkam mit zwei pubertierenden Kindern, die alles, was man sagte, infrage stellten oder auch gerne extra verneinten): die Begeisterung für Zitronenschalenduft.

Duftkonditionierung

Der Duft nach Zitrone erfrischt und macht uns alle glücklich. Daher haben wir ihn genommen, um in bestimmten Momenten unsere Konzentration und Aufmerksamkeit zu steigern. Denn wie der pawlowsche Hund können auch wir Menschen uns auf jeden Duft so konditionieren, dass er einen bestimmten Effekt bei uns erzielt. Die Kaffeetrinker unter Ihnen kennen das vielleicht bereits: Weil das Koffein in der allmorgendlichen Tasse jedes Mal wach macht, hat sich das Gehirn den Zusammenhang zwischen Kaffeeduft und Wachwerden gemerkt. Und irgendwann reicht allein der Geruch von Kaffee für einen (zumindest kurzzeitigen) belebenden Effekt aus, genau wie der Klang der Glocke Speichelfluss beim pawlowschen Hund

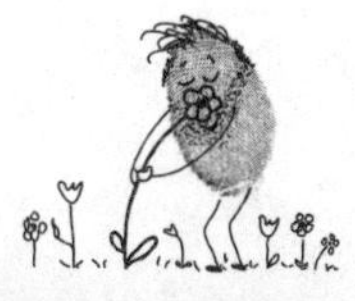

auslöst. Um in unserem Gehirn den Zitronenduft zusammen mit Konzentration und Aufmerksamkeit abzuspeichern, haben wir zwei Wochen lang immer dann ganz bewusst an Zitronenschale gerochen, wenn wir uns morgens nach Kaffee und Frühstück frisch und konzentriert an den Computer zum Arbeiten gesetzt haben. Und der Zitronenschalenduft hat uns nicht enttäuscht: Er hilft uns jetzt wirklich (ganz unabhängig voneinander), konzentriert zu arbeiten, selbst wenn wir uns abends noch mal länger an den Rechner setzen müssen. Seitdem steht oft ein Gläschen mit frischer Zitronenschale neben unserem Computer. Daran riechen wir über den Arbeitstag hinweg immer dann, wenn wir merken, dass unsere Aktivität nachlässt. Das steigert unsere Aufmerksamkeit. Mittlerweile nehmen wir sogar auf lange Autotouren (wir fahren gerne die Nacht durch in den Urlaub) eine Zitrone mit und schälen sie im Wagen. Das macht uns nicht nur munter, sondern riecht auch viel besser als jedes künstliche Duftbäumchen.

Unser Erfolg mit Zitronenduft mag zum Teil daran liegen, dass auch wissenschaftliche Studien ihm eine stimmungsaufhellende und aktivierende Wirkung nachweisen konnten. Falls Sie ebenfalls einen persönlichen Muntermacher brauchen, Zitrone aber nicht riechen mögen, können Sie es mit jedem anderen Duft versuchen, der Ihnen gefällt. Wichtig ist nur, ihn eine Zeit lang immer in Phasen konzentrierten Arbeitens zu riechen, damit Ihr Gehirn den Zusammenhang lernen kann.

Neben Zitrone hat mittlerweile noch ein weiterer Duft einen festen Platz in unserem Leben: Zirbenholz. Er hilft uns beim Einschlafen. Wir mögen ihn schon seit den ersten Winterurlauben in Österreich, weil wir nach dem Skifahren abends immer gemütlich in einer Bierstube aus Zirbenholz saßen. Zirbenduft steht für uns daher für pure Entspannung, also haben wir Stoffsäckchen mit Zirbenholzspänen gefüllt und zu Hause an unser Bett gelegt. Zwei Wochen lang haben wir immer, wenn wir müde und froh waren, im Bett zu liegen, kurz vor dem Einschlafen dieses kleine Säckchen genommen, daran gerochen und uns gesagt: »Ach, ist das schön, hier zu liegen, ich bin echt müde und schlafe gleich ein.«

Und ob Sie es glauben oder nicht, nach dieser kurzen Gewöhnungsphase erfüllt jetzt auch der Zirbenduft seinen Job, und zwar wieder ganz unabhängig voneinander bei uns beiden. Er hilft uns, selbst dann einzuschlafen, wenn der Tag besonders stressig war oder wir Sorgen haben, die uns sonst abends schlecht zur Ruhe kommen oder nachts wach liegen ließen. Was für unsere Kinder früher das Kuscheltier war, das nie gewaschen werden durfte, um seinen schlafbringenden Duft nicht zu verlieren, ist für uns jetzt also das Zirbenholzsäckchen. Denn auch für die einschläfernde Wirkung eines Kuscheltieres ist nicht entscheidend, dass es niedlich aussieht oder weich ist, sondern wie es riecht.

Natürlich sind wir nur zwei Personen und damit eine winzige Probandengruppe, der jeglicher wissenschaftlicher Anspruch entbehrt. Und vielleicht steckt in uns auch einfach viel mehr pawlowscher Hund als in anderen. Trotzdem raten wir Ihnen, es auszuprobieren. Es kostet schließlich so gut wie keine Mühe, und schaden kann es nicht. Wer eh ein konzentrierter Arbeiter und ein gesunder Schläfer ist, kann die Duftkonditionierung natürlich auch für andere, ganz eigene Effekte nutzen. Der Duft einer Bodylotion etwa, die man immer ganz bewusst in der entspannten Atmosphäre eines Sommerurlaubs benutzt hat, kann auch zu Hause im Winter noch für ein entspanntes Urlaubsgefühl sorgen. Probieren Sie es einfach aus!

Der Geruchsspaziergang

Ein Fest für die Nase und ein großes Vergnügen ist auch ein Geruchsspaziergang. Keine Angst, Sie müssen dabei nicht kilometerweit laufen (wir gehen auch nicht so gerne zu Fuß, sondern nehmen lieber das Rad). Er ist nämlich nicht nur im Wald oder in der Stadt möglich, sondern auch in den eigenen vier Wänden, der Ferienwohnung oder im Elternhaus. In Letzterem habe ich, Ragnhild, meinen ersten Geruchsspaziergang gemacht und war sehr überrascht. Denn ich habe mich dabei wie auf einer Zeitreise zurück in meine Kindheit gefühlt.

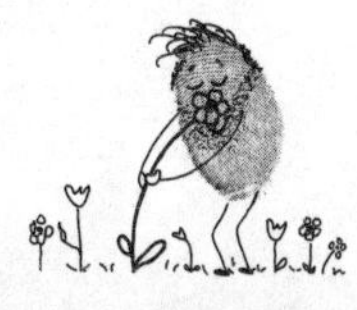

Meine Eltern haben zum Glück noch viele Dinge von früher aufgehoben. Im Partyraum, dem Vorratskeller oder in meinem ehemaligen Kinderzimmer – überall fand ich längst vergessene Schätze aus alten Zeiten, deren Geruch mich noch mehr zurückversetzte als ihr alleiniger Anblick. Die Pfeifen meines Vaters zum Beispiel, die immer noch nach seinem Tabak rochen, obwohl sie jahrelang nicht mehr geraucht wurden, haben mich an »Monopoly«- oder »Spiel des Lebens«-Abende mit der ganzen Familie erinnert. Und die Schränke voller Dosen und Einweckgläser im Vorratskeller rochen nach Nachmittagen, die wir Geschwister mit Kaufmannsladenspielen verbrachten. In der Küche erinnerte der Geruch des Kochbuchs meiner Mutter an vorweihnachtliches Plätzchenbacken, im Wohnzimmer der des Geschirrschranks an sonntägliche Mittagessen, die meine Eltern für meine Schwestern und mich samt »Schwiegerfreunden« gekocht und dabei immer einen wunderschönen Esstisch gedeckt hatten. In meinem ehemaligen Kinderzimmer fand ich längst vergessene Schulbücher, deren Duft mich zurückversetze in den verhassten Klassenraum, eine Perücke »Model Bärbel«, die immer noch nach den Faschingspartys meiner Kindheit roch, und mein Jugendbett, das nach Mamas Waschmittel und unbeschwerten Kindernächten duftete. Am tollsten aber roch das Arbeitszimmer meines Vaters, jeder Geruch darin – ob von den Büchern, dem Schreibtisch, den Vorhängen – erinnerte an ihn und machte mich glücklich.

Friede, Freude, Apfelkuchen

So einen Geruchsspaziergang können wir daher sehr empfehlen, bei uns führt er über die Nase direkt ins Herz, genauso wie das Backen eines Apple-Crumbles. Wir haben ja schon berichtet, dass sein Duft in unserer Familie mittlerweile zu einem echten Krisenhelfer geworden ist. Hier kommt nun wie versprochen das Rezept, das wir verwenden. Natürlich können Sie es auch mit Ihrem eigenen Apfelkuchenrezept versuchen oder mit einem Bratapfel, wenn Sie gar keine Lust auf Kuchenteig haben.

Rezept für Apple-Crumble

Zutaten für eine 1,5 l fassende Auflaufform (ca. 18 x 25 cm):

- 600 g säuerliche Äpfel (Wellant, Holsteiner Cox, Topas)
- 3 EL Zitronensaft
- 2 EL braunen Zucker
- 110 g Zucker
- 1 Msp Zimt
- 180 g Mehl
- 1 Prise Salz
- 120 g kalte Butter

Zubereitung:

- Die Auflaufform mit etwas Butter einfetten. Die Äpfel entkernen, schälen und in kleine Dreiecke schneiden. Diese in die Auflaufform geben und mit dem Zitronensaft und dem braunen Zucker gut vermischen. Den Backofen auf 180 °C vorheizen.
- Zucker, Zimt, Mehl und Salz in eine Schüssel geben und gut durchmischen. Dann die in Stücke geschnittene Butter dazugeben und alles mit den Händen zu einem krümeligen Teig kneten. Die Teigstreusel gleichmäßig über die Äpfel in der Auflaufform verteilen und alles auf mittlerer Schiene für etwa 30 Minuten backen.
- Wichtig: Tür zur Küche schon während des Backvorgangs offen lassen, um die Wohnung zu beduften.

Je nach Schwere der Krisenlage den fertigen Apple-Crumble nur in der Küche stehen lassen oder (mit Topfhandschuhen oder -lappen natürlich) einmal durch die ganze Wohnung tragen und anschließend ganz entspannt genießen! Abgesehen von dem Frieden stiftenden Dufterlebnis schmeckt der Apple-Crumble nämlich auch noch grandios. Wir essen ihn gerne warm mit Sahne, Vanilleeis oder einfach pur. Viel

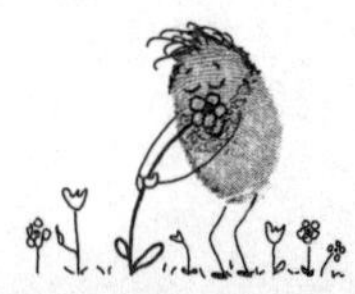

Freude, gutes Gelingen und: Möge der Friede des Apfelkuchens mit Ihnen sein!

Wir würden uns freuen, wenn Ihnen unsere Riechversuche und Tipps schon beim Lesen Spaß gemacht und Sie Lust bekommen haben, sie selbst mal auszuprobieren. Trauen Sie sich einfach, an allem zu schnuppern, bekannte Düfte wiederzuentdecken und vor allem auch neue Gerüche (ob im Urlaub oder zu Hause) kennenzulernen. Seien Sie nicht geschockt, wenn Ihnen dabei mal kurzfristig ein Gestank unterkommt. Auch der ist ein Training für Ihre Nase und lässt sich leichter ertragen, wenn man ihn durch bestimmte Assoziationen oder Erwartungen entschärft. Bei Fäkaliengeruch kann man zum Beispiel auch an Grünkohl denken, bei Erbrochenem an Parmesan oder bei Schweißfüßen an Popcorn. Und wenn Sie mit offener Nase durch die Welt gehen, werden Sie merken, dass die Schönheit der Düfte überwiegt und glücklich macht.

Und zum Schluss noch ein kleiner Tipp: Wenn Sie ein Abendessen in einem tollen Restaurant planen, dann machen Sie es doch mal wie professionelle Geruchstester und verzichten Sie einfach zwei Stunden vorher auf Rauchen, Kaugummi, Kaffee, alkoholische Getränke, stark gewürzte Speisen und kosmetische Produkte wie Deo, Parfüm, Rasierwasser oder Zahnpasta. Denn all das kann die Wahrnehmung von Gerüchen beeinträchtigen und damit auch den Geschmack und das Erlebnis eines tollen Essens mindern. Womit wir beim nächsten Kapitel wären …

Schmecken
Die Würze des Lebens

Die Basis des Schmeckens

Häufig haben wissenschaftliche Studien noch Jahre später großen Einfluss, manchmal sogar auf die Jugend. Es begab sich im Jahr 2020, im Januar, ganz zu Beginn der neuen Dekade also, da machte ein neues Phänomen auf dem Social-Media-Kanal TikTok seine Runde, das seinen Ursprung sieben Jahre zuvor hatte, 2013. Eine junge Frau mit dem Usernamen Regan verkündete, dass Männer mit ihren Hoden Sojasoße schmecken könnten. »Ich wünschte, ich würde Spaß machen, tue ich aber nicht«, sagte sie in die Kamera und forderte die vor den Bildschirmen versammelte Männlichkeit dann auch gleich zur Tat auf: »Wenn du Hoden hast, tunke sie bitte in etwas ein. Es ist für die Wissenschaft, und ich muss das wissen!«

Natürlich ließen manche Männer sich nicht lange bitten und legten los, im wahrsten Sinne des Wortes. Alex James etwa versuchte sich als Objekt in einem Auto, mit einem Töpfchen Sojasoße in der Hand, und schrie vor Begeisterung (und wohl auch vor Verwunderung), dass es tatsächlich funktionierte. Auch Matthew Rush versuchte sein Glück mit der Sojasoße. Zunächst war er sich nicht ganz sicher, schaute rätselnd in die Luft, doch dann kam der Geschmack an, und er rief ein begeistertes »What the fuck!!!« heraus: Geschmacksprobe bestanden! Der Ehrgeiz hatte ihn gepackt, einen Tag später machte Rush eine

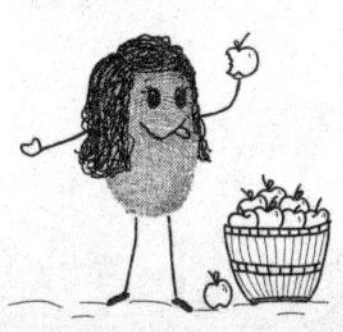

Sojasoße-Orangensaft-Challenge, merkte aber beim frisch gepressten Saft keinerlei Effekt. Andere User beließen es bei der Sojasoße, viele vermeldeten tatsächlich einen Erfolg.

Was aber war der Ursprung des Hypes? Eine Studie, sieben Jahre zuvor im Fachmagazin *Proceedings of the National Academy of Sciences (PNAS)* erschienen. In dieser Untersuchung wurde beschrieben, dass Mäuse (!) auch außerhalb des Mundes (!) Geschmacksrezeptoren haben, etwa in den Hoden. Wohlgemerkt: bei der *Maus*, nicht beim Menschen, und *in* den Hoden, nicht *außen* auf dem Hodensack. Und es wurde beschrieben, dass diese Rezeptoren eine Funktion bei der Fortpflanzung haben könnten. Nichts weiter. Von Sojasoße auch kein Wort. Und trotzdem berichteten so viele Männer davon, wie sie die Sojasoße schmeckten, wenn sie ihre Hoden hineintunkten. Wie kann das sein? Eine Erklärung ist der ansteckende Hype. Die Männer wollten die Sojasoße unbedingt schmecken, also schmeckten sie sie auch. Einen Einfluss könnte dabei auch die Nase gehabt haben. So unsinnig es war, dass TikTok-Userin Regan ihre männlichen Follower aufgerufen hatte, »für die Wissenschaft« zu testen, so gut zeigen die Beispiele der sojaempfindlichen Männer aber, wie das Schmecken funktioniert. Später mehr dazu. Die Studie im Fachmagazin *PNAS* hat übrigens tatsächlich einige interessante Aspekte zu bieten, auf die wir auch noch zu sprechen kommen.

Lebensrettende Analysen

Eines aber ist klar: Der Geschmack ist einer der faszinierendsten Sinne. Und er ist einer der Sinne, die über Leben und Tod entscheiden. Zumindest ging es früher darum. Da musste blitzschnell entschieden werden, ob denn das, was unsere Vorfahren da gerade gefunden oder gejagt hatten, auch genießbar, besser: ungefährlich war. Die Natur hat dem Menschen dafür viele kleine, ausgefeilte Chemielabore geschenkt, die in Windeseile etwas analysieren können. Diese Labore sitzen in den sogenannten Geschmackspapillen – kleinen fingerförmigen Gebilden, die

die Zunge bedecken und von denen es drei verschiedene Sorten gibt. Die sogenannten Pilzpapillen bilden die größte Gruppe, von ihnen besitzt der Mensch etwa 200 bis 400, die restlichen Papillen, sogenannte Blätter- und Wallpapillen, sind mit ungefähr zehn Exemplaren jeweils deutlich seltener vertreten. In den Wänden der Papillen finden sich die eigentlichen Labore: die Geschmacksknospen, 2000 bis 5000 gibt es davon auf der Zunge. Jede Knospe ist mit bis zu 50 Sinneszellen ausgekleidet, die sich etwa alle sieben Tage erneuern. Mit dem Alter (ab etwa 60 Jahren) werden beide weniger, sowohl Knospen als auch Zellen.

Die Zellen wiederum sind mit Rezeptoren bestückt – den chemischen Analysegeräten, um im Bild zu bleiben. Sie reagieren auf das, was ihnen im Mund präsentiert wird, auf die Nahrung also, und unterscheiden hier mindestens fünf verschiedene grundsätzliche Geschmacksrichtungen: süß, sauer, salzig, bitter und umami. »Mindestens« deswegen, weil es vielleicht noch den einen oder anderen Geschmack gibt, der von der Wissenschaft noch nicht eindeutig nachgewiesen, aber vermutet wird. Ein Sinn für Fettiges etwa oder auch für Alkalisches (quasi als Pendant zum Sauergeschmack) könnte als Grundgeschmacksrichtung noch hinzukommen. Denn auch wenn man denken könnte, dass die Wissenschaft inzwischen alles über den Geschmack wissen müsste: Vieles ist noch unklar oder wurde vor nicht allzu langer Zeit herausgefunden und als wissenschaftlicher Stand anerkannt. Der fünfte Geschmack etwa ist erst seit knapp 20 Jahren in Europa als eine grundsätzliche Geschmacksrichtung wissenschaftlich bestätigt. Die Japaner waren deutlich früher dran, sie kennen ihn schon seit Anfang des 20. Jahrhunderts und erfanden für ihn auch gleich einen Namen: umami. Man kann das mit »wohlschmeckend« übersetzen. Es ist dann auch nur konsequent, dass auch wir Europäer den Namen übernommen haben, obwohl er ja eher unspezifisch ist und der Geschmack dem nach Fleisch entspricht (andere sagen auch: nach Suppenwürfelgewürz).

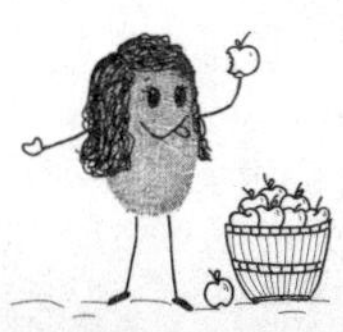

Gleichmäßige Verteilung

Auch auf molekularer Ebene ist man beim Geschmackssinn eher spät dran: Die ersten Rezeptoren etwa wurden erst Ende der 90er-Jahre vollständig beschrieben, es waren die für den süßen Geschmack, und zwar von einem Amerikaner mit dem Namen Charles Zuker (kein Scherz!). Lange Zeit dachte man, dass es auf der Zunge klar voneinander abgegrenzte Geschmacksregionen geben müsste. Süß etwa sollte an der Zungenspitze geschmeckt werden, sauer am Rand. Das aber war falsch, solch scharf abgegrenzte Regionen gibt es nicht, die Geschmäcker sind recht gleichmäßig über den Zungenrand verteilt – mit Ausnahme für bitter vielleicht: Dieser Geschmack konzentriert sich ein wenig hinten auf der Zunge. Und inzwischen weiß man auch, dass sich die Rezeptoren nicht nur im Mund, also auf der Zunge, befinden, sondern fast überall im Körper. Im Magen wurden sie schon gefunden, in der Niere, im Darm und im Gehirn. Und eben auch in den Hoden, zumindest bei Mäusen, wie die oben genannte Studie zeigte, die zu so viel Aufregung und Aktivität unter manchen (männlichen) TikTok-Usern führte. Warum es die Rezeptoren an diesen ungewöhnlichen Orten gibt, ist wissenschaftlich noch nicht genau geklärt. Es könnte sein, dass sie an Stoffwechselvorgängen beteiligt sind, dass sie etwa dabei helfen, Säuren und Basen im Körper im Gleichgewicht zu halten oder auch den Zuckerspiegel.

Es gibt also noch ein bisschen was zu erforschen, was den Geschmackssinn angeht, einiges aber weiß man auch schon. Zum Beispiel, worauf die jeweiligen Rezeptoren reagieren. Die meisten (mehr als 80 Prozent) auf genau einen Geschmack, auf süß, sauer oder bitter. Die anderen etwa 20 Prozent haben zwar einen Hauptgeschmack, sind aber auch (schwächer) empfänglich für andere Reize.

Was aber heißt sauer, süß oder bitter? Was also lässt die jeweilige Zelle reagieren?

Vorsichtig vor Saurem

Bei den Zellen, die auf Saures reagieren, lässt sich das sehr einfach beantworten: Es sind sogenannte Protonen, H^+-Ionen, wie sie jede Säure auszeichnen. Man kann sogar ziemlich genau sagen, wie hoch die Konzentration dieser Ionen sein muss, damit die Zellen darauf reagieren: Der pH-Wert, also das Maß, das angibt, wie sauer oder alkalisch eine Lösung ist, muss unter 3,5 liegen. Ein pH-Wert von 7 ist neutral (also etwa reines Wasser), alles darüber alkalisch, alles darunter sauer. Und je geringer der Wert, desto saurer ist die Lösung. Ein pH-Wert von 3,5 entspricht etwa Orangen- oder Apfelsaft, ab dann also springen die Zellen an und melden »sauer«. Je saurer etwas ist, desto saurer schmeckt es auch. Und das bedeutet für den Menschen oft: »Vorsicht! Das, was du da gerade im Mund hast, könnte noch nicht reif sein – oder sogar faul! Überleg vielleicht noch mal, ob du das wirklich herunterschluckst!« Man hat zwei verschiedene Zelltypen gefunden, die für diesen Geschmack zuständig sind, es können aber auch mehr sein.

Salzig kann süß sein

Bei salzig ist es auch recht einfach. Hier sind es positiv und negativ geladene Teilchen, Kationen und Anionen genannt, die für das Geschmackserlebnis sorgen. Im trockenen Zustand, als sogenannte Salze, hängen diese Ionen noch aneinander, »plus« (positiv) und »minus« (negativ) ziehen sich eben an. Das ändert sich, wenn sie sich in Wasser lösen, dann trennen sie sich auf. Salze sind wichtig für den Menschen, er braucht sie für die verschiedensten Körpervorgänge, etwa dafür, dass die Nerven Impulse weiterleiten. Das bekannteste Salz ist Kochsalz, chemisch heißt es Natriumchlorid (NaCl). Im Wasser lösen sich die beiden Ionen voneinander, und es entstehen Na^+ und Cl^-. Und auf diese Kat- und Anionen reagieren die Salzig-Zellen. In einem Liter Wasser genügen dafür schon ein paar Gramm Kochsalz. Eine Besonderheit aber gibt es: Salz schmeckt nicht immer salzig, in niedriger Konzentration kann es auch mal einen süßen Eindruck geben.

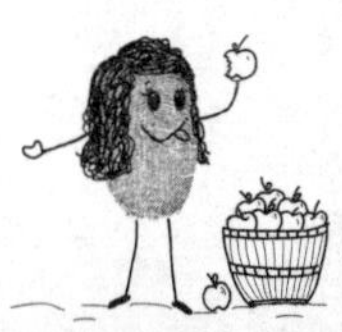

Empfindlich auf Süßes

Dass Salziges süß schmeckt, ist aber die Ausnahme, meistens schmeckt etwas süß, wenn es auch süß ist. Das können die unterschiedlichsten Dinge sein, die wir uns in den Mund stecken. Die zuständigen Zellen und ihre Rezeptoren müssen entsprechend breit aufgestellt sein. Und empfindlich, um dem Gehirn blitzschnell zu signalisieren, dass sich da etwas im Mund befindet, das wahrscheinlich viele Kalorien enthält – und damit sehr wichtig fürs Überleben ist (oder besser: wichtig war, denn heute kostet genau diese Empfindlichkeit für Süßes und die Gier danach Lebensjahre, weil sie uns dick macht). Katzen übrigens können mit Süßem wohl nicht viel anfangen, ihnen fehlt der Geschmackssinn dafür. Man erklärt sich das damit, dass sie als reine Fleischfresser nicht auf die Kalorien aus Süßem angewiesen sind und die Evolution es ihnen deshalb aus dem Speiseplan gestrichen hat. Dem Menschen aber reichen schon 0,2 Gramm Glukose (Traubenzucker), aufgelöst in einem Liter Wasser, dann schmeckt es süß. Noch schneller werden künstliche Täuschungen als süß empfunden, von Forschern ersonnen, um den kalorienbringenden Zucker zu ersetzen: Süßstoffe schmecken bis zu tausendmal süßer als normaler Zucker.

Bitter heißt giftig

Besonders sensibel muss der Mensch auch auf Bitterstoffe reagieren. Für das Überleben ist das vielleicht sogar noch wichtiger als die Reaktion auf Süßes, denn bitter hieß und heißt noch immer: Gefahr! Gift! Nicht genießbar! Auch wenn das natürlich nicht immer zutrifft, macht der Mensch nicht viel falsch, wenn er Bitteres meidet. Denn was bitter ist, ist häufig tatsächlich giftig, bestimmte Stoffe in Pflanzen etwa. Da muss es dann auch ganz schnell gehen, wenn so etwas im Mund landet, es muss nämlich sofort wieder hinausbefördert, also ausgespuckt werden. Dafür muss es ganz eindeutig und unverwechselbar identifiziert werden. Und am besten warnt man dann noch andere mit seiner Reaktion und macht den entsprechenden Gesichtsausdruck dazu. Die

Evolution hat dem Menschen mindestens 25 (manche Experten sprechen von 40) verschiedene Rezeptoren beschert, die auf Bitteres anspringen – und auch auf alles, was nur entfernt bitter ist und damit giftig sein könnte.

Natürliches Glutamat

Noch nicht so lange bekannt (zumindest nicht hier in Europa) ist der fünfte Geschmack. Die Japaner kennen und lieben ihn unter seinem Namen schon seit Anfang des 20. Jahrhunderts. Aufgespürt hat ihn 1907 Kikunae Ikeda, ein japanischer Chemieprofessor, der zuvor auch zwei Jahre in Leipzig studiert hatte. Ikeda erfand auch den Namen des Geschmacks: Umami, ein Lehnwort, das sich aus den beiden Begriffen »umai« (gut, köstlich) und »mi« (Schmecken, Geschmack) zusammensetzt. Manche erinnert der Geschmack an Fleisch, andere an Suppenwürfel, wieder andere an Fleischbrühe. Klar ist: Es geht um eiweißreiche Nahrung (nichts anderes ist Fleisch). Und klar ist auch, was die Umami-Rezeptoren genau aktiviert: Vor allem das Salz einer Aminosäure, nämlich der Glutaminsäure. Die kommt in vielen Lebensmitteln natürlicherweise vor, vor allem in proteinreichen wie Fleisch, aber auch in Gemüse oder Hefe. Und wenn sie mal nicht in so großer Menge anzutreffen ist, dann wird sie von der Lebensmittelindustrie einfach hinzugefügt, um den Geschmack aufzupäppeln: Glutamat heißt die Zutat, Sie werden schon von ihr als Geschmacksverstärker gehört haben. Inzwischen gilt es ja als eine Art Gütesiegel, wenn einem Lebensmittel kein Glutamat hinzugefügt wurde, die Hersteller oder Restaurants schreiben es auch gerne deutlich an ihr Produkt oder Gericht. Gemeint ist damit das künstlich hergestellte Glutamat, allerdings wird gerne mal natürliches Glutamat ins Essen geschmuggelt, nämlich in Hefeextrakt – darin steckt viel davon. Ob es irgendeinen Unterschied gibt zum künstlichen, wollen wir mal dahingestellt sein lassen.

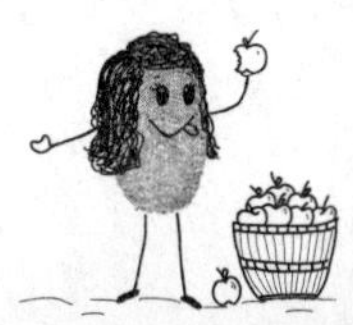

Dass umami erst seit recht kurzer Zeit zu den Grundgeschmacksarten gezählt wird, mag den einen oder anderen Forscher ermutigen, nach weiteren Arten zu suchen. Heiß diskutiert wird unter einigen Experten ein Sinn für Fettiges, auch für Metallisches und Alkalisches könnte es spezialisierte Geschmackszellen geben. Für ein Geschmacksempfinden aber gibt es die wohl nicht, obwohl er zu den eindrücklichsten gehört: scharf. Wie also kann es sein, dass wir etwas so intensiv schmecken können, wenn es noch nicht einmal ein richtiger Geschmack ist? Ganz einfach: Scharf ist Schmerz. Wir haben neben den Geschmackszellen auch noch Sensoren im Mund, die auf andere Aufgaben spezialisiert sind, spezielle Nervenfasern etwa darauf, Schmerzreize zu empfinden.

Volles Gefühl im Mund: der Kokumi-Effekt

Der Begriff kokumi stammt wie umami auch aus Japan, aber es handelt sich dabei nicht um eine Grundgeschmacksart, sondern um ein Gefühl im Mund, das unser Geschmacksempfinden beeinflusst. Es entsteht, wenn zum Beispiel Fleischgerichte lange gekocht oder Speisen fermentiert werden. Dabei zerfallen Fett und Eiweiß in ihre Bestandteile oder werden umgebaut. Einige dieser Substanzen schmecken zwar selbst nach nichts, gehen aber Wechselwirkungen ein, zum Beispiel mit Wasser und den Rezeptoren der Mundschleimhaut, und verändern dadurch die Empfindung von Speisen. So wirkt etwa eine selbst gekochte Fleischbrühe im Mund viel dickflüssiger als Wasser, obwohl sie es gar nicht ist. Der Kokumi-Effekt erzeugt also ein vollmundiges und vielschichtiges Geschmackserlebnis, indem er das Mundgefühl verstärkt und dafür sorgt, dass wir Salz, würzige Noten und Fleischaromen intensiver wahrnehmen. Beim Kochen einer vegetarischen Brühe ist es Experten zufolge daher ratsam, etwas Weizenmehl (Eiweiß) und Öl (Fett) hinzuzugeben (je 1 TL auf 1 Liter), damit sie genauso vollmundig schmeckt wie eine Fleischbrühe.

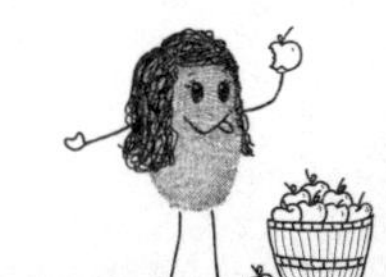

Nun kommen wir zu einem wichtigen Punkt, der Ihnen vielleicht auch schon aufgefallen ist: Wir haben die ganze Zeit über die fünf Geschmäcker sauer, salzig, süß, bitter und umami gesprochen – viele Dinge, die wir essen oder trinken, schmecken aber doch gar nicht süß oder salzig oder bitter, sie sind meist ein Gemisch, in dem vielleicht sogar keine der einzelnen Geschmacksempfindungen eindeutig zu identifizieren ist. Weißbrot etwa: Kann man da tatsächlich einen einzigen Geschmack herausheben, schmeckt das etwa salzig? Oder süß? Oder bitter? Eher nicht. Es muss also noch etwas anderes geben. Tatsächlich hilft ein Sinn dem anderen, vor allem der Riechsinn dem Geschmackssinn. »Retronasales Riechen« nennt man das, und wir werden Ihnen später noch erzählen, was das ist – und wie wichtig es für den guten Geschmack ist.

Auch das oben beschriebene Experiment mit den Soja schmeckenden Männern könnte seine Erklärung darin finden, dass die Probanden die Soße im eigentlichen Sinne gar nicht schmeckten. Sojasoße hat ja einen sehr intensiven Geruch, kann also auch noch in einem halben Meter Distanz gerochen werden. Und da Schmecken und Riechen zusammen das ausmachen, was wir allgemein als Geschmack bezeichnen, hatten die Probanden nur das Gefühl, sie hätten die Soße geschmeckt – in Wahrheit haben sie sie wohl gerochen.

Aber auch der Sehsinn spielt beim Schmecken eine wichtige Rolle, das Auge isst ja schließlich mit. Stephan Frings und Frank Müller beschreiben in ihrem Buch »Biologie der Sinne« das Schicksal von Menschen, die keine Farben mehr sehen können, die also auch keine Tomaten mehr als rot erkennen, keine Äpfel mehr als grün-rot, keine Bananen mehr als gelb: »Viele von ihnen klagen über Appetitlosigkeit und Desinteresse an ihrem grauen Essen.«

Was Schmerzen mit Geschmack zu tun haben, haben wir schon beschrieben. Erst das Gehirn macht daraus den Eindruck »scharf«. Bei Szechuanpfeffer kommt zu diesem Eindruck noch eine Art Vibrieren auf den Lippen hinzu, ein Prickeln, das auch zur Geschmackswahrnehmung beiträgt. Natürlich darf man auch das Gehör nicht vergessen, das einem etwa Chips, die beim Abbeißen nicht knacken, leidig macht. Und was wäre eine Mousse au Chocolat ohne das samtweiche Gefühl, das unser Tastsinn vermittelt? Wenn es um das perfekte Geschmackserlebnis geht, ist also Teamwork aller Sinne gefragt (mehr dazu finden Sie in den jeweiligen Kapiteln).

Emotionale Bewertung

Der wichtigste Teil des Geschmacks ist ein paar Zentimeter oberhalb des Mundes angesiedelt: das Gehirn. Dort erst wird aus vielen einzelnen Geschmackssignalen ein Gesamteindruck kreiert. Und dort wird auch aus reinem Geschmack erst das, was einem schmeckt – oder auch nicht. Das Gehirn ordnet nämlich den Eindruck emotional ein, es nimmt eine sogenannte hedonische Bewertung vor. Man könnte auch sagen: Es sorgt für eine bleibende Erinnerung. So sparen wir Zeit, die wir sonst mit dem Probieren der immer gleichen Dinge verschwenden würden.

Diese emotionale Bewertung passiert vor allem im limbischen System, genauer: in der Amygdala, dem Mandelkern. Er und der Thalamus sind eine wichtige Umschaltstation im Gehirn, dorthin laufen viele Nervenfasern von den Geschmackszellen, und von dort laufen die Nervenfasern dann weiter zu ihrem Endpunkt in der Großhirnrinde, zum sogenannten gustatorischen Cortex. Über diesen Teil des Gehirns weiß man noch recht wenig, allerdings hat man herausgefunden, dass er wohl nicht nur Signale von den Geschmackszellen bekommt, sondern auch von anderen Sinneszellen aus dem Mund, die etwa auf Temperatur reagieren oder auf spitze Gegenstände. Und das, so die Interpretation, könnte etwas mit einer weiteren notwendigen Beurteilung der Nahrung zu tun haben: Ist sie zu heiß? Sind gefährliche Dinge enthalten (eine spitze Gräte etwa)?

Viel früher aber werden im Gehirn schon wichtige Prozesse für die Nahrungsverwertung eingeleitet: Wird das Essen als bekannt und lecker eingestuft, lässt es das Wasser im Mund zusammenlaufen

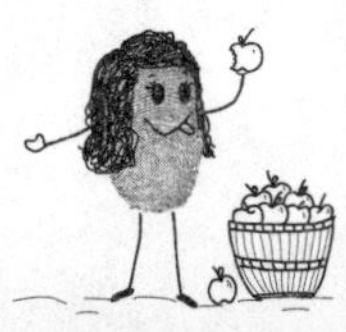

(wissenschaftlich ausgedrückt: Es regt die Sekretion der Speicheldrüsen im Mund an), das Schlucken wird eingeleitet, und das Magen-Darm-System wird vorbereitet auf das, was da gleich kommt. Das alles geschieht schon in der ersten Station im Gehirn, im sogenannten Hirnstamm, dem Bereich, in dem die ganz grundlegenden Funktionen des Menschen gesteuert werden, wie etwa die Atmung. So hat jede der drei Stationen im Gehirn, Hirnstamm, Amygdala und gustatorischer Cortex, eine andere, wichtige Aufgabe.

Erlebnis Schmecken

Wir wissen nicht, wie es bei Ihnen ist, aber wir stopfen Essen oft achtlos in uns hinein, holen uns auf dem Weg zur Arbeit oder in der Mittagspause schnell was auf die Hand, essen am Computer oder abends vor dem Fernseher. Man könnte fast meinen, Essen würde bei uns nur einen Zweck erfüllen: am Leben zu bleiben. Müssen wir es da überhaupt noch kauen und schlucken? Können wir das Essen nicht einfach flüssig über eine Sonde direkt in den Magen laufen lassen? Oder den Magen-Darm-Trakt gleich ganz umgehen und Infusionslösungen über einen Venenzugang direkt in die Blutbahn leiten? Beide Methoden würden uns mit all dem versorgen, was unser Körper an Flüssigkeit und Nährstoffen braucht – schließlich verwenden Ärzte diese künstliche Ernährung, um Menschen das Leben zu retten: Patienten, die im Koma liegen oder wegen Kopf- oder Halswirbelsäulenverletzungen nicht essen können. Oder Menschen, deren Magen-Darm-Funktion nach Operationen oder durch Erkrankungen so stark gestört ist, dass sie Nährstoffe aus der Nahrung nicht ins Blut aufnehmen können.

Warum wir in einem Buch über die Sinne von künstlicher Ernährung schreiben? Um uns selbst und Ihnen mal wieder bewusst zu machen, dass Essen eigentlich so viel mehr ist als die reine Versorgung unseres Körpers mit Nahrungsenergie. Bevor Sie weiterlesen, stellen Sie sich vielleicht einfach mal kurz die Frage: Worauf kommt es beim Essen an? Wollen Sie vor allem satt werden? Dann würde Ihnen die Flüssignahrung vielleicht reichen. Oder bedeutet Ihnen Essen doch viel mehr? Auch wir haben mit unseren beiden Kindern beim Abendbrot mal überlegt, worauf es uns beim Essen ankommt. Die spontanen Antworten: »Ich liebe es, wenn wir den Tisch schön gedeckt haben und alle zusammen essen.« – »Hauptsache, es ist genug und ich werde satt.« – »Das Wichtigste ist, dass es gut schmeckt!« – »Mir ist der Geschmack auch am wichtigsten.« Mit den beiden letzten Aussagen sind wir nicht allein: »Beim Essen wissen die Deutschen genau, was sie wollen: Gut schmecken soll es (98 Prozent) – und gesund sein (90 Prozent). Das sagen fast alle, ob Frau oder Mann, Stadt oder Land«, heißt es im Ernährungsreport 2020. Den meisten Deutschen geht es also beim Essen um weit mehr als nur die reine Nährstoffversorgung. Und wenn wir darüber nachdenken: uns auch! Den Mund mithilfe künstlicher Ernährung zu umgehen, ist also keine gute Idee.

Mit der Nase schmecken

Damit uns Essen und natürlich auch Trinken gut schmecken, müssen Apfel, Kaffee und Co nämlich nicht nur unsere Zunge passieren und die darin eingebetteten Geschmacksrezeptoren für bitter, salzig, süß, sauer und umami umspülen – sie müssen mit ihren Duftstoffen vor allem auch unsere Riechzellen erregen. Das geschieht nicht nur, wenn wir an Lebensmitteln schnuppern, bevor wir sie in den Mund nehmen, sondern vor allem durch Duftmoleküle, die beim Kauen aus dem Essen frei werden und beim Schlucken und anschließenden Ausatmen durch eine Verbindung zwischen Rachen und Nase zu den Riechrezeptoren gelangen, also quasi von hinten. Wissenschaftler nennen das »retronasales Riechen«. Die Illusion, dass wir Gerüche, die wir retronasal wahrnehmen, im Mund lokalisieren, ist aber so stark, dass wir das Riechen durchs Hintertürchen für Schmecken

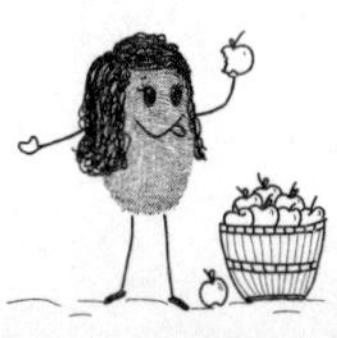

halten. Und so loben wir den Geschmack eines Weines wegen seiner fruchtigen und erdigen Aromen, obwohl Geschmack im eigentlichen Sinne nur das ist, was unsere Zunge wahrnehmen kann: süß, sauer, salzig, bitter und umami. Dass es die Nase ist, die uns quasi als »Undercover-Spezialistin« feinste Aromen im Essen und Trinken aufspüren lässt, wird uns erst dann bewusst, wenn sie nicht richtig funktioniert, zum Beispiel bei einem Schnupfen. Dann sind die Schleimhäute nämlich so geschwollen, dass Duftstoffe die Riechrezeptoren nicht mehr erreichen können. Alles schmeckt nur noch fad und fast gleich. Das können Sie übrigens ganz einfach nachstellen, indem Sie sich die Nase zuhalten und einen Schluck Kaffee, Saft oder Wein in den Mund nehmen, ohne zu atmen und zu schlucken. In dem Moment schmeckt wirklich nur die Zunge, und zwar bitter (Kaffee), süß (Saft) oder sauer (Wein). Erst wenn Sie schlucken und danach durch die Nase ausatmen, entfalten sich die typischen Aromen des Getränks. Wie wichtig die Nase beim Schmecken ist, hat uns unser Freund Fred während eines Österreichurlaubs mal sehr deutlich gemacht:

Eines Abends saßen wir in einer Gaststube zum Essen. Nachdem Schnitzel, Brathendl und Schweinsbraten köstlich und wir alle glücklich und satt waren, kam die Frage nach einem »Verteiler« auf. Freds Empfehlung: Meisterwurz. Ein Schnaps, der hier selbst gebrannt würde und sehr zu empfehlen sei – wir mussten nicht lange überredet werden. Als wir bestellt hatten und die Wirtin das Tablett mit den Gläsern brachte, klingelte Freds Handy, und er ging zum Telefonieren nach draußen. Da stand er nun, der köstliche Gebrannte, auf den wir sehr gespannt waren, und wartete darauf, dass wir mit ihm anstießen. Aber Fred kam nicht. Das Telefonat dauerte und dauerte, und irgendwann entschieden wir uns, schon mal ohne ihn zu trinken. Wir leerten die Gläser, und plötzlich hatte einer aus der Runde die Idee, sie wieder mit Wasser zu füllen und vor Fred so zu tun, als hätten wir noch nicht getrunken. Und als wäre das noch nicht genug, stellten wir auch seinen Meisterwurz zur Seite und dafür ein Schnapsglas mit Wasser an seinen Platz. Den Rand des Glases benetzten wir noch mit etwas Meisterwurz, weil Fred als Schnapskenner sicher zuerst daran schnuppern würde, bevor er trank, und nicht gleich stutzig werden sollte. Ach, was waren wir gespannt auf seine Reaktion! Als Fred sich zurück an den Tisch setzte, erhoben wir alle unsere Gläser, er schnüffelte an seinem, nahm einen Schluck, schmatzte, schluckte, stutzte und sagte dann verwundert: »Der ist aber sehr mild, oder?« Wir brachen in schallendes Gelächter aus. Hatte unser Schnapskenner wirklich nicht bemerkt, dass es nur Wasser war? Ja, denn schließlich hatte er den Meisterwurz-Brand am Rand des Glases gerochen und das Wasser im Mund daher als Schnaps wahrgenommen – ein ungewollter Beweis dafür, dass wir auch mit der Nase »schmecken«. Freds Gesicht, als wir ihm den echten Meisterwurz hinstellten und unseren Scherz aufklärten, bleibt unvergessen. Wir hatten ihm nämlich mit unserer Aktion nicht nur einen Streich gespielt, sondern einen ziemlichen Schrecken eingejagt, wie er erzählte. Denn in der Ferienwohnung seiner Eltern hätte auch mal eine teure Flasche edlen Meisterwurzes gestanden. Und der hätte, nachdem Handwerker im Apartment gewesen wären, auf einmal ganz mild und anders geschmeckt. Seine Eltern hätten damals vermutet, dass die Arbeiter einen kleinen Meisterwurz-Umtrunk gemacht und die Flasche dann mit Wasser wieder aufgefüllt hätten, um es zu vertuschen. Daher hätten sie den Schnaps weggegossen. Und als Fred nun den ersten Schluck unseres Wasserschnapses genommen hatte, dachte er sofort: »O nein, wir haben den teuren Meisterwurz aus der Ferienwohnung damals ganz umsonst weggeschüttet. Der war gar nicht verwässert, sondern schmeckt einfach so mild!« So intensiv war seine Geschmacksempfindung durch das Riechen. Die Erleichterung war daher groß, als wir den Scherz aufklärten und ihm den reinen hausgebrannten Meisterwurz hinstellten. Den durfte er dann auch in Ruhe und mit allen Sinnen genießen.

Schlürfen, schmatzen, schnauben

»Ungefähr 80 Prozent dessen, was wir allgemein mit ›Schmecken‹ bezeichnen, ist eigentlich ›Riechen‹«, sagt der Geschmacksexperte

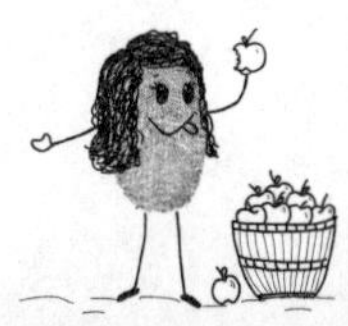

Bernhard Tauscher in *Spektrum der Wissenschaft Kompakt*. Als Geschäftsführer der Arbeitsgemeinschaft für Geschmacksforschung schult er unter anderem auch Lebensmittelprüfer. Und die brauchen ein besonders feines Näschen für ihren Job: Sie schnuppern nicht nur ausgiebig an allem, bevor sie es in den Mund nehmen, sondern nutzen auch ganz bewusst ihre Atmung, um bei der Verkostung möglichst viele Aromastoffe aus dem Mund nach hinten zur Riechschleimhaut zu leiten. Dabei schlürfen, schmatzen und schnauben sie, um dem Essen und Trinken feinste Aromen zu entlocken. Und aus den Gerüchen, die sie dabei aus dem Mund hintenrum wahrnehmen, kreiert das Gehirn dann in Kombination mit den Geschmacksqualitäten, die die Zunge vermittelt, und dem Mundgefühl aus Temperatur, Struktur und Oberfläche der Nahrung ein komplexes Empfinden, das Experten »Flavor« nennen. Im Gegensatz zum eigentlichen Geschmack, zum Beispiel süß, steckt Flavor also nicht einfach im Essen, sondern entsteht erst im Gehirn als Gesamteindruck aus verschiedenen Sinnesinformationen. Wir würden Ihnen gerne ein deutsches Wort dafür nennen, aber das gibt es nicht, und so wurde Flavor einfach aus dem Englischen übernommen. Bernhard Tauscher zufolge könnte man es vielleicht mit »Geschmackseindruck« übersetzen.

Wenn es um das retronasale Riechen geht, haben wir Menschen übrigens im Vergleich zu den Tieren die Nase vorn (dieses Wortspiel musste einfach sein). Wissenschaftler glauben, dass unser aufrechter Gang dabei eine große Rolle gespielt hat. Dadurch konnten wir uns nämlich nicht nur ferne Lebensräume mit unterschiedlichster Nahrungsvielfalt erschließen, die ganz neue Aromen hervorbrachte, sondern hatten vor allem auch die Hände frei für Aufgaben, die weit über das reine Festhalten und Fortbewegen hinausgingen: »Irgendwann hat der Mensch das erste Feuer angezündet. Von da an konnte er braten und kochen. Das war ein Riesenfortschritt«, betont Thomas Vilgis, Experte für physikalische Aspekte rund ums Essen und die Wissenschaft des Kochens, in einem Vortrag an der Johannes-Gutenberg-Universität

Mainz. So wurden Dinge genießbar, die man vorher nicht essen konnte. Vor allem aber brachte das Braten und Kochen wohlriechenderes Essen hervor und ermöglichte den Beginn menschlicher Kochkunst mit ihrer Fülle an Gerüchen und Aromen. Nach und nach haben unsere Vorfahren ihre Mahlzeiten mit immer mehr Zutaten zubereitet. Und als sie sesshaft wurden, hielten sie Tiere, betrieben Ackerbau, verwendeten Gewürze und entwickelten Verfahren, um zum Beispiel Käse und Wein herzustellen. So bescherte sich der Mensch immer neue Nahrungsmittel und Aromen, die aus der Mundhöhle aufstiegen und die Riechrezeptoren in der Nase erregten. Und dieses immer reicher werdende Repertoire an retronasal wahrgenommenen Gerüchen hat uns im Lauf der Evolution im Vergleich zu Tieren zu echten Feinschmeckern gemacht.

Der Duft gibt Geschmack

Ein Team aus fünf deutschen Jungunternehmern hat das Riechen über die Mundhöhle für etwas ganz Besonderes genutzt. Sie brachten 2019 eine Weltneuheit auf den Markt: *air up*, ein Trinkflaschensystem, das purem Wasser nur durch Duft Geschmack verleiht. Wir fanden die Idee so toll, dass wir uns aus Neugierde das Starter-Set bestellt haben. Die Basis bilden eine graue Trinkflasche mit Silikon-Kopfteil, aus dem ein Trinkhalm ins Innere ragt, und fünf Aromareservoire, sogenannte Pods, in den Geschmacksrichtungen Limette, Apfel, Orange-Maracuja, Zitrone-Hopfen und Pfirsich. Wir müssen zugeben, dass wir vom reinen Anblick ein klein wenig enttäuscht waren – hatten wir doch etwas Spektakuläreres erwartet. Aber das sollte sich schnell ändern: Wir haben die Flasche mit stillem Leitungswasser gefüllt (sprudelndes wäre laut Gebrauchsanleitung auch gegangen), sie verschlossen und zuerst den Limette-Pod auf das Kopfteil gesetzt. Dann konnte es losgehen: Wir haben am Mundstück gesaugt und einen Schluck getrunken. Jeder aus der Familie hatte mal das Vergnügen. Und wow: Das Wasser schmeckte wirklich nach Limette! Dezent, aber deutlich wahrnehmbar. Und auch die anderen Geschmacksrichtungen funktionierten.

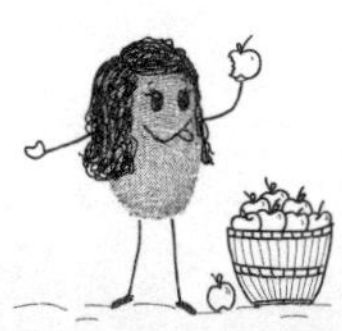

Der Trick hinter der Erfindung: »Durch Saugen am Silikonaufsatz entsteht ein Sog, der nicht nur das Wasser, sondern auch Luft von außen durch den Duft-Pod in den Mund transportiert«, erklären die Jungunternehmer. So wird die Luft aromatisiert (ähnlich wie beim Schlürfen des Weinsommeliers), steigt im Rachenraum aus dem Wasser auf und gelangt zu den Riechzellen in der Nase, die die Informationen ins Gehirn weiterleiten. Wir wünschten uns für die air-up-Flasche einen Chianti-Pod, um endlich auch mal Wasser in Wein verwandeln zu können! Wer die Geschmacksillusion mit Wasser mal ausprobieren möchte, braucht dafür aber gar nicht unbedingt eine air-up-Flasche. Sie funktioniert auch mit heißem Wasser, das man trinkt, während man intensiv an frischem Kaffeepulver riecht.

Studien haben gezeigt, dass Gerüche, die von innen aus der Mundhöhle zur Riechschleimhaut aufsteigen, im Gehirn andere Regionen aktivieren als die, die von außen kommen und den Weg über die Nase nehmen. Forscher um Dana M. Small von der Yale University konnten das zum Beispiel für Schokoladenduft nachweisen. Dafür platzierten sie Probanden dünne Röhrchen sowohl im Bereich des Naseneingangs als auch im Bereich des hinteren Nasenrachens, durch die sie mit Schokoladenduft aromatisierte Luft strömen ließen. Gleichzeitig machten sie mithilfe eines bildgebenden Verfahrens, der sogenannten funktionellen Magnetresonanztomografie, sichtbar, was im Gehirn der Probanden passierte, wenn der Schokoladenduft über die Nase oder über die Mundhöhle zur Riechschleimhaut gelangte. Tatsächlich aktivierte derselbe Schokoladenduft ganz unterschiedliche Gehirnareale des neuronalen Belohnungssystems. Kam er von außen über die Nase zur Riechschleimhaut, signalisierte das Gehirn eine zu erwartende Belohnung durch vorhandene Nahrung. Kam er über die Mundhöhle, vermeldete es hingegen eine erfolgte Belohnung durch verspeiste Kost. Während wir also mit dem äußeren Riechen eher Nahrung aufspüren und als essbar identifizieren, vermittelt uns das innere Riechen kulinarische Lustgefühle durch den Genuss von Essen.

Schokolade bitte lutschen!

Geröstete Kakaobohnen enthalten bis zu 600 verschiedene Aromen: Von rauchig, blumig, fruchtig über ranzig, fleischartig und sogar schweißig ist alles dabei, was auch Schokolade köstlich schmecken lässt. Damit die bei Zimmertemperatur fest ist und bei Körpertemperatur flüssig wird, müssen sich die Fettmoleküle der Kakaobutter durch gekonnte Verarbeitung in einer ganz bestimmten Kristallstruktur anordnen. Nimmt man ein Stück Schokolade in den Mund, schmilzt diese Kristallstruktur, es kommt zu einer chemischen Reaktion, und die vielfältigen Kakao-Aromen werden frei. Über den Rachen steigen sie auf zur Nase und erregen die Riechzellen. Wer ein Stück Schokolade gleich zerkaut und runterschluckt, anstatt es zu lutschen, lässt der chemischen Reaktion nicht genug Zeit und verliert daher viel vom Geschmack, weil sich die Aromen nicht voll entfalten können. »Sich etwas auf der Zunge zergehen lassen« sollte man bei Schokolade also ruhig wörtlich nehmen.

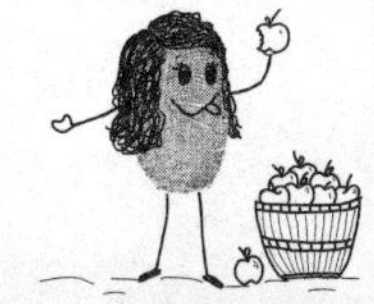

Letzte Kontrollinstanz Zunge

Ob wir Essen genießen und überhaupt zu uns nehmen, hängt nicht nur vom Schmecken und Riechen ab, auch das Sehen, Hören und Tasten ist dabei entscheidend. Wir brauchen nur »braune Banane«, »feuchtes Popcorn« und »lauwarmer Filterkaffee« zu schreiben, und Sie wissen, was wir meinen. »Es muss richtig schmatzen, der Salat muss richtig knacksen, die Radieschen müssen ordentlich knacken. Und wenn das nicht ist, dann passt es nicht. Und dann essen Sie es eher nicht«, sagt der Geschmacks- und Geruchsexperte Thomas Hummel von der Technischen Universität Dresden in einem Podcast des *MDR* und erklärt: »Das Schmecken ist Teil von diesem System. Es muss eben ganz genau stimmen, bevor Sie irgendetwas in Ihren Körper hineinlassen, weil es schwer ist, es wieder hinauszukriegen.« Sobald man nämlich etwas verschluckt habe, sei es gar nicht so leicht, das wieder herauszuwürgen. Dass wir Nahrung mit allen Sinnen prüfen und wahrnehmen, stammt noch von unseren Vorfahren, die keine sauber abgepackten und sicher aufbereiteten Lebensmittel im Supermarkt kaufen konnten. Die Entscheidung, etwas zu essen oder nicht, kann nämlich eine über Leben und Tod sein. Die Geschmacksrezeptoren auf der Zunge sind dabei die letzte Kontrollinstanz. Sie müssen sicher und schnell reagieren, weil wir das Essen und Trinken ja bereits im Mund haben. Wie chemische Spürhunde decken sie nicht nur lebenswichtige Nährstoffe wie Zucker (süß), Natriumchlorid (salzig) und Proteine (umami) auf, sondern vor allem auch Schädliches wie Gifte (bitter) oder Unreifes und Faules (sauer) und entscheiden damit in letzter Sekunde, was wir schlucken oder ausspucken.

Am empfindlichsten reagieren wir dabei auf Bitterstoffe, denn bittere Substanzen in Pflanzen können schon in kleinen Mengen hochgiftig sein, zum Beispiel Chinin oder Strychnin. Sie rechtzeitig zu erkennen, kann also überlebenswichtig sein. Zum Vergleich: Bereits 0,005 Gramm Chininsulfat in einem Liter Wasser reicht aus, um bitter zu schmecken, während wir Glukose wie oben beschrieben erst ab

0,2 Gramm pro Liter als süß erkennen. Bittere Speisen nicht zu mögen ist also evolutionär verankert und steckt schon in unseren Genen. Bereits Säuglinge verziehen angewidert das Gesicht, wenn sie etwas Bitteres auf die Zunge bekommen – eine unwillentliche Mimikreaktion, die unser ganzes Leben erhalten bleibt und von Wissenschaftlern »gustofazialer Reflex« genannt wird. Wahrscheinlich hat er auch die Funktion, andere zu warnen, denn den Gesichtsausdruck kennt jeder, und jeder weiß, wenn er ihn sieht: Das, was der da im Mund hat, ist irgendwie eklig, vielleicht sogar giftig – das sollte ich auf keinen Fall essen!

Mit etwas Radicchio, Chicorée oder Bittergurke (auch Bittermelone bzw. Bitter Melon genannt) lässt er sich ganz einfach bei Freunden und Familie testen. Das ist nicht nur lustig, sondern zeigt auch, dass alle das gleiche Gesicht machen, wie wir im Riechkapitel schon erwähnt haben.

Die Prägung beginnt schon vor der Geburt

Jetzt werden Sie sich vielleicht fragen, warum viele Menschen trotzdem Bitteres wie Kaffee, Rucola, Brokkoli oder Grapefruit mögen. Die Erklärung: Der Geschmackssinn hat sich im Laufe unserer kulturellen Evolution von seiner ursprünglichen rein biologischen Funktion gelöst – er hat dadurch eine viel größere Bedeutung bekommen, als nur beim Auffinden guter Nahrung auf der einen Seite und der Warnung vor Unbekömmlichem auf der anderen behilflich zu sein. So haben wir Menschen mit der Zeit auch gelernt, dass bitterer Geschmack nicht nur Gift bedeutet, sondern auch gut sein kann. Es entscheiden also nicht nur unsere Gene darüber, was uns schmeckt, sondern auch die Prägung und die Esskultur, in der wir aufwachsen. Die Prägung beginnt bereits vor der Geburt, weil Aromastoffe aus dem, was die Mutter während der Schwangerschaft isst und trinkt, ins Fruchtwasser übergehen. Das fließt dem Ungeborenen nicht nur dauerhaft durch Nase und Mund, sondern wird auch von ihm geschluckt und lässt es so mitschmecken, was die Mama gegessen hat. Bevor ein Kind auf die

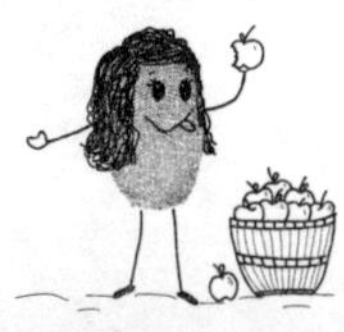

Welt kommt, hat es also schon vielfältige Geschmackseindrücke kennengelernt. Und das setzt sich nach der Geburt fort, vor allem beim Stillen. Denn auch in die Muttermilch gehen viele Geschmacksstoffe aus dem mütterlichen Essen über, die der Säugling schmeckt, wenn er gestillt wird. So lernt er im Vergleich zu Kindern, die Flaschennahrung bekommen, Tag für Tag verschiedene Geschmacksstoffe in unterschiedlichen Konzentrationen kennen. Wer sein Baby stillt, ermöglicht ihm also eine riesige und individuelle Quelle unterschiedlichster Geschmäcker, die starken Einfluss auf seine späteren Essensvorlieben haben. Hat die Mutter zum Beispiel in der Schwangerschaft und Stillzeit gerne Obst und Gemüse gegessen, wird das Kind sie später sehr wahrscheinlich auch mögen. Generell gilt: Je abwechslungsreicher sich eine Mutter während der Schwangerschaft und Stillzeit ernährt, desto offener ist ihr Kind später für Lebensmittel und neue Geschmackseindrücke – und natürlich auch umgekehrt. Evolutionär betrachtet ist das sehr sinnvoll: Ein Baby, das anfängt feste Nahrung zu essen, geht kaum ein Risiko ein, wenn es genau das als essbar erkennt und bevorzugt, was schon die Mutter gegessen hat.

Und das gilt auch für den Bittergeschmack, um zu unserer Frage von oben zurückzukommen, warum viele von uns Bitteres mögen, obwohl wir es, rein evolutionsbiologisch betrachtet, doch eigentlich nicht schlucken, sondern ausspucken sollten. Studien zeigen, dass Kinder, die Bitterstoffe schon über das Fruchtwasser und die Muttermilch als ungefährlich kennengelernt haben, weil die Mutter zum Beispiel gerne Artischocken, Brokkoli oder Oliven gegessen hat, auch später aufgeschlossener gegenüber bitterem Geschmack sind und lieber bitteres Gemüse wie Brokkoli essen. Und auch das Fläschchen kann Vorlieben für Bitteres formen. So schmeckt zum Beispiel spezielle Flaschennahrung, die Allergien vorbeugen soll, bitterer, würziger und saurer als Muttermilch oder normale Flaschennahrung auf Kuhmilchbasis. Denn darin sind die Milcheiweiße teilweise aufgespalten (hydrolysiert), oder sie basiert auf Soja. Amerikanische Forscher um Julie Mennella haben 2009 in einer Studie gezeigt, dass Säuglinge, die mit dieser hydrolysierten Babymilch gefüttert wurden, später mehr von würzigem, saurem und bitterem Brei aßen als die Kinder, die gestillt wurden oder normale Flaschennahrung bekamen. Und mithilfe von Flaschennahrung auf Sojabasis konnten Wissenschaftler zeigen, dass frühe Geschmackserfahrungen aus der Säuglingszeit auch noch im Kindesalter anhalten. So mochten zum Beispiel Vier- bis Fünfjährige, die nach der Geburt mit dieser bitter schmeckenden Babymilch gefüttert worden waren, lieber bitteren Apfelsaft trinken und Brokkoli essen als die, die normale Flaschennahrung auf Kuhmilchbasis bekommen hatten.

Was wir über Fruchtwasser, Muttermilch und auch übers Fläschchen an Geschmackseindrücken kennenlernen, beeinflusst also sehr stark, was uns später schmeckt und was wir gerne essen. Allerdings ist die Spannweite dessen, was durch Lernprozesse möglich ist, dann doch wieder unseren Genen unterworfen. Denn die geben vor, wie gut unsere Zunge mit Geschmackszellen ausgestattet ist und wie sie die verschiedenen Geschmacksqualitäten wahrnehmen kann. Besonders gut untersucht sind dabei zwei chemische Bittersubstanzen: Phenylthiocarbamid, kurz PTC, und 6-n-Propylthiouracil, kurz PROP. Manche Menschen, sogenannte Supertaster, können sie sehr intensiv wahrnehmen, während andere, sogenannte Nontaster, sie gar nicht schmecken. Verantwortlich dafür werden neben der genetisch festgelegten Anzahl von Geschmackszellen auf der Zunge auch Genvarianten gemacht, die beeinflussen, wie gut der Rezeptor auf den Geschmackszellen funktioniert, an den die Bittersubstanzen andocken müssen, um erkannt zu werden. Aufgrund ihrer genetischen Ausstattung nehmen Menschen also Geschmacksintensitäten ganz unterschiedlich wahr, leben quasi in unterschiedlichen Geschmackswelten: Von Neon bis Pastell ist alles dabei, um es einmal bildlich zu machen. Und das beeinflusst auch unsere Essensvorlieben. So haben Studien gezeigt, dass Kinder, die als Nontaster PROP nicht wahrnehmen können, mehr Gemüse essen und sogar bitteren Brokkoli lieber mögen als

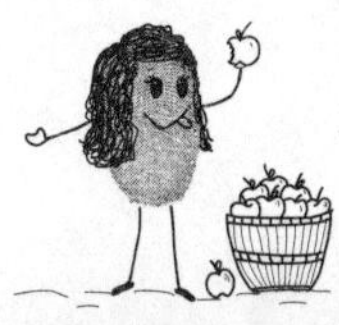

Kinder, die PROP als bitter wahrnehmen können. Letztere sind auch generell wählerischer beim Essen und mögen weniger Lebensmittel.

Auch eine Frage der Familie

Was uns schmeckt, ist also eine Mischung aus dem, was in unseren Genen steckt, was wir über Fruchtwasser, Muttermilch oder Flaschennahrung kennengelernt haben, was in unserer Kultur und unserem sozialen Umfeld an Speisen verfügbar ist und welche Essgewohnheiten uns Eltern und später auch Vorbilder aus dem Freundeskreis oder den Medien vermitteln. So leckt sich zum Beispiel mancher Vietnamese nach einem Hundefleischmenü begeistert die Lippen, während Menschen hierzulande schon allein bei dem bloßen Gedanken daran übel wird. Das Beispiel mag etwas extrem sein, aber es verdeutlicht, dass das, was wir vor der Geburt, als Säuglinge und als Kleinkinder an unterschiedlichen Geschmackseindrücken und -intensitäten kennenlernen, ganz individuell und charakteristisch ist für die kulturellen Traditionen und sozialen Lebensumstände der Familie, in die wir hineinwachsen. Und indem wir als Kinder unsere Eltern und älteren Geschwister genau beobachten und imitieren, lernen wir, was wir essen, welche Speisen wir zu bestimmten Mahlzeiten oder Anlässen wählen und wie wir sie kombinieren. Eltern, die Cola und Pommes vor sich auf dem Tisch haben, können von ihrem Kind also nicht erwarten, dass es zeitgleich mit Wasser und Vollkornnudeln mit Gemüse zufrieden ist. Wenn die Kleinen aber erleben, wie lecker ihre Eltern Wasser und Vollkornnudeln mit Gemüse finden, stehen die Chancen gut, dass sie es selbst auch mögen. Und wer als Kleinkind schon verschiedene Obst- und Gemüsearten in Form von Brei kennenlernt, isst auch als Grundschulkind deutlich mehr Obst und Gemüse.

Dranbleiben lohnt sich

Generell bevorzugen Kinder (vor allem im Alter von zwei bis sechs Jahren) beim Essen das, was sie bereits kennen, und lehnen Neues und

Unbekanntes erst mal ab. Wissenschaftler nennen das Neophobie. Dahinter steckt ein evolutionäres Sicherheitsprogramm: Nahrung, die wir schon mal verspeist haben und die uns gut bekommen ist, erkennen wir am Geschmack wieder, identifizieren sie als ungiftig und können sie beruhigt ein zweites Mal verspeisen. Würden wir beim Essen jedoch nur diesem Programm folgen, wäre unser Speiseplan so einseitig, dass uns bald wichtige Nährstoffe fehlen würden. Also gebe es ein Gegenprogramm, das genau das verhindern solle, die sogenannte spezifisch-sensorische Sättigung, erklärt Thomas Ellrott, Leiter des Instituts für Ernährungspsychologie an der Georg-August-Universität Göttingen, im *ZEITmagazin*: »Wenn ich immer nur Äpfel esse, bin ich zwar mit Ballaststoffen und Kohlenhydraten versorgt, aber mir fehlen Kalzium, Vitamin B_{12} und Eiweiß. Die Äpfel hängen mir bald zum Hals raus.« Wer also Tag für Tag nur seine Lieblingsspeise essen würde, hätte bald eine Abneigung dagegen und würde automatisch etwas anderes wählen.

Beide evolutionsbiologischen Programme nutzen den Geschmackssinn und arbeiten perfekt zusammen. Für unsere Vorfahren waren sie überlebenswichtig, weil sie ihnen halfen, sichere Lebensmittel auszuwählen, ohne in eine Mangelversorgung zu geraten. Wenn Kinder bei neuen Speisen also erst mal das Gesicht verziehen und sie wieder ausspucken, ist das ganz normal. Bekommen sie diese aber ohne Druck immer wieder angeboten, ist es sehr wahrscheinlich, dass sie sie irgendwann essen – und sogar mögen. Das trifft auch auf bitteres Gemüse wie Artischocken zu, wie Forscher um Samantha Caton 2013 in einer Studie mit Kindern zwischen neun und 38 Monaten zeigen konnten. Die bekamen das Gemüse in pürierter Form zehnmal angeboten und aßen schon nach dem fünften Mal mehr davon als beim ersten Mal. Je nach Lebensmittel und Alter des Kindes können auch zehn bis 15 Wiederholungen nötig sein. Wer möchte, dass sein Nachwuchs mehr Gemüse isst, sollte also dranbleiben und nicht schon nach dem zweiten Versuch aufgeben. Es lohnt sich! Und Studien haben auch gezeigt, dass ein Dip, Dressing oder eine süße Frucht helfen kann, Kindern bitteres Gemüse

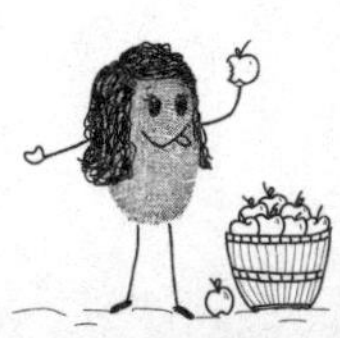

wie Brokkoli oder grüne Bohnen schmackhaft zu machen. Laut Ellrott spricht dabei auch nichts gegen Ketchup: »Angenommen, ein Kind isst kein Gemüse. Wenn man da einen Klecks Ketchup draufmacht, und das Kind mag auf einmal doch Gemüse – dann ist das doch wunderbar«, sagt der Ernährungsexperte im *ZEITmagazin* und erklärt: »Man nennt diese Methode ›Flavour-Flavour-Learning‹, das heißt, man bringt den akzeptierten Geschmack des Ketchups zusammen mit dem bisher abgelehnten Geschmack des Gemüses.« Darin liege auch eine Chance für Eltern, sie müssten sich nur von einigen ideologischen Barrieren lösen.

Nicht nur bei Kindern, sondern auch bei Erwachsenen können neue Erfahrungen das Essverhalten ändern. Das Gehirn verfügt auch bei ihnen noch über eine erstaunliche Plastizität. So wird aus einem Rosenkohl-Hasser dank leckerer Dips sowie Soßen und/oder einfacher Wiederholung vielleicht ja sogar ein Rosenkohl-Fan. Auch die Zubereitung kann dabei helfen. Viele kennen Rosenkohl nämlich nur in weich gekochter Form. Man kann ihn aber auch halbieren, in Öl knackig anbraten und mit Salz, Pfeffer, Muskat und etwas Kümmel würzen. Sie werden sich wundern, wie die Röstaromen den Geschmack verändern und sogar ein ungeliebtes Gemüse zum Leckerbissen machen können. Lassen Sie sich überraschen und geben Sie Rosenkohl, Brokkoli und Co eine zweite Chance! Seien Sie aber nicht enttäuscht, falls es nicht klappt. Dann gehören Sie vielleicht einfach zu den Supertastern, die Bitterstoffe und auch alle anderen Geschmacksqualitäten sehr viel intensiver und empfindlicher wahrnehmen und daher mehr Lebensmittel ablehnen als die Durchschnittsschmecker. »Rein von der Statistik her ist jeder Fünfte in der Bevölkerung ein Supertaster, also mit besonders empfindlichen Geschmacksknospen ausgestattet«, sagt Geschmacksexperte Tauscher in *Spektrum der Wissenschaft Kompakt.*

Sollte man Kindern Süßes verbieten?

Die Vorliebe für Süßes ist uns angeboren, und natürlich kommen Kinder auch außerhalb des Elternhauses in Kontakt mit Naschereien. Eltern, die ihren Kindern keinen oder nur wenig Zucker bzw. süße Lebensmittel erlauben, können bei ihrem Nachwuchs ein besonders starkes Verlangen danach auslösen. So zeigen Studien, dass Kinder, die zu Hause nur sehr wenig süße Lebensmittel essen, die süßeste Limonade bevorzugen, während Kinder, die ohne dieses Verbot aufwachsen, auch Limonade wählen, die wenig Zucker enthält. Verknappung steigert also die Lust. Das gilt auch für andere Lebensmittel. Ernährungsexperten warnen deswegen vor starren und strengen Essensvorgaben. Die können sogar Essstörungen auslösen. Besser ist es, wenn die Eltern ihren Kindern ganz entspannt ein abwechslungsreiches, gesundes und genussvolles Essen vorleben. Denn Kinder lernen essen, indem sie ihre Vorbilder genau beobachten und imitieren.

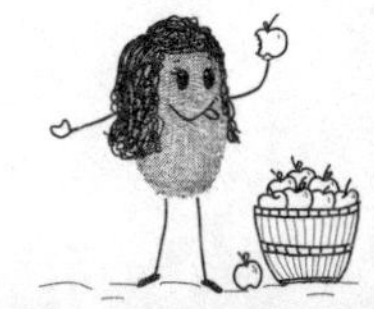

Biologisch begründete Abneigung

Aversionen gegen Lebensmittel können aber auch dann schwer zu ändern sein, wenn sie das Resultat eines unglücklichen Zusammentreffens sind. »Wenn wir ein Lebensmittel zu uns nehmen, und einige Stunden später wird uns schlecht, und wir fühlen uns schlecht, dann assoziieren wir dieses körperliche Unwohlsein mit diesem Lebensmittel. Und diese Assoziation ist enorm stabil und kann jahrelang anhalten«, erklärt der Molekularbiologe Maik Behrens vom Leibniz-Institut für Lebensmittel-Systembiologie an der TU München im Podcast des *MDR*. Dabei gibt es zwei Szenarien – ursächliche und zufällige zeitliche Verknüpfung. Man kann das gut anhand eines Beispiels beschreiben: Wer ein verdorbenes Mettbrötchen isst und kurz darauf starke Übelkeit und Erbrechen bekommt, wird wahrscheinlich nicht mehr so schnell eines anrühren, vielleicht auch nie mehr, denn mit dem Essen des Brötchens sind einfach unschöne Erfahrungen verknüpft. Gleiches kann aber auch passieren, wenn das Mettbrötchen einwandfrei ist, sein Verzehr nur sehr zeitnah mit dem Beginn einer Magen-Darm-Erkrankung zusammentrifft, die Übelkeit, Erbrechen und Durchfall verursacht. Der Geschmack der Speise wird an die negativen körperlichen Folgen der Erkrankung geknüpft, und man bildet eine Aversion gegen das Mettbrötchen aus, obwohl es eigentlich gar nicht Verursacher der Beschwerden ist. Biologisch gesehen hat das durchaus Sinn: Die Abneigung gegen den Geschmack dieser Speise soll uns davor bewahren, sie noch einmal zu essen und dadurch erneut unangenehme Konsequenzen zu erleben, die vielleicht sogar lebensgefährlich sind. Diese Kopplung von Essen und negativer Erfahrung kann übrigens jedes Lebensmittel betreffen und einem sogar das Lieblingsessen verleiden. Um das wieder rückgängig zu machen, sollte die ins schlechte Licht gerückte Speise immer mal wieder probiert werden, am besten kombiniert mit anderen leckeren Sachen und im Rahmen schöner, positiver Situationen. Das kann in einem entspannten Urlaub sein, mit Freunden zu Hause an einem schön gedeckten Tisch oder beim Besuch eines guten Restaurants. Auf diese

Weise kann die negative Erfahrung im Gehirn wieder mit einer positiven überschrieben werden.

Salziges und Süßes fürs Überleben

So, jetzt aber genug von ungeliebten Speisen und hin zu einer Geschmacksvorliebe, die uns Menschen alle eint: dem Faible für Süßes. Es ist uns angeboren, schon Neugeborene reagieren freudig darauf, sie kennen den süßen Geschmack schließlich bereits aus dem Fruchtwasser, und auch die Muttermilch schmeckt süß. Generell verspricht Süßes sichere und energiereiche Nahrung, weil es so gut wie nie giftig ist und schnell verfügbare Kohlenhydrate anzeigt. Dazu sei noch kurz erklärt: Wir Menschen brauchen Energie, um zu überleben, für jede Bewegung und jede Körperfunktion wie Herzschlag, Atmung, Verdauung – selbst fürs Denken. Diese Energie liefern uns die Nährstoffe aus dem Essen: also vor allem Kohlenhydrate, Fett und Proteine. Die Einheit, in der der Energiegehalt angegeben wird, ist Kilojoule (kj) oder Kilokalorien (kcal) (wir verwenden Letztere und nennen sie im Weiteren nur noch Kalorien, wie wir es im Alltag umgangssprachlich auch tun). 1 g Kohlenhydrate hat 4 kcal, 1 g Protein hat ebenfalls 4 kcal und 1 g Fett hat 9 kcal. Zum Vergleich: 1 g Ballaststoffe bringt es im Durchschnitt nur auf 2 kcal. Laut Deutscher Gesellschaft für Ernährung (DGE) hat ein 25 bis 50 Jahre alter Mensch, der sich in Beruf und Alltag wenig bewegt, heutzutage einen durchschnittlichen Tagesbedarf von 2300 kcal (Männer) bzw. 1800 kcal (Frauen). Die erreichen wir bei unserem Überfluss an Essen heute spielend, liegen sogar meist noch deutlich darüber, wenn man bedenkt, dass eine Tafel Vollmilchschokolade schon etwa 550 kcal hat. Unsere Vorfahren konnten aber nicht einfach in den Supermarkt gehen und schon gar keine Schokolade kaufen, sie mussten sehr lange nach Nahrung suchen, um ihren Energiebedarf zu decken und nicht zu verhungern. Der Geschmackssinn war für sie daher überlebenswichtig, um zielsicher Nahrung aufzuspüren, die energiereich war, und diese auch schnell als solche zu erkennen. Süß ließ sie

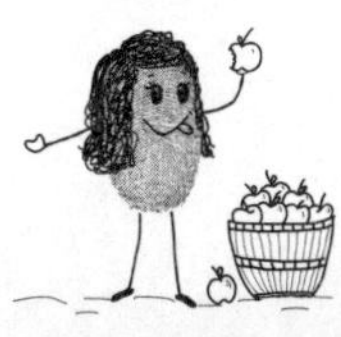

zum Beispiel Honig finden, der viele Kohlenhydrate enthält. Mit umami deckten sie Proteine auf. Und salzig wies auf Natriumchlorid hin (umgangssprachlich Kochsalz genannt), das der Körper für alle lebenswichtigen Abläufe und Zellfunktionen braucht, aber nicht selbst herstellen kann. Speisen mit diesen drei Geschmackseigenschaften zu bevorzugen war also über Jahrtausende in Zeiten knapper Nahrung ein Vorteil, wenn es ums Überleben ging, und wurde in unseren Genen verankert. So schmeckt uns bis heute das besonders gut, was salzig ist und viele Kalorien hat. Denn Essen in Hülle und Fülle gibt es (zumindest in den Industrieländern) ja erst seit ein paar Jahrzehnten – viel zu wenig Zeit für eine Anpassung unseres Erbguts. Jede Geschmacksqualität hat also ihren evolutionär verankerten Sinn. Und so wie Sauer- und Bitterzellen Verdorbenes, Unreifes oder Giftiges aufdecken und uns zum Würgen bringen, lassen uns die Zellen für Süß-, Salz- und Umami-Geschmack eben die guten Nahrungsmittel erkennen und lösen Verdauungsreflexe aus, sodass uns im wahrsten Sinne des Wortes nicht nur das Wasser im Mund zusammenläuft, sondern auch mehr Magensaft fließt. Darüber hinaus verursachen sie ein Lustgefühl, mehr von dem Leckeren zu suchen und zu verspeisen.

Wenn Essig zu Zuckerwasser wird

Wie intensiv wir die einzelnen Grundqualitäten schmecken, ändert sich im Laufe des Lebens. Kinder mögen es im Vergleich zu Jugendlichen und Erwachsenen zum Beispiel sehr viel süßer, wahrscheinlich weil sie in Phasen des Wachstums besonders auf kalorienreiche Kost angewiesen sind. Und Bitteres, das für sie besonders gefährlich sein könnte, lehnen die Kleinen deutlich stärker ab als die Großen. Die Fähigkeit, einzelne Geschmacksqualitäten zu identifizieren und zu unterscheiden, verbessert sich bis zum Erwachsenenalter immer mehr. Lernprozesse spielen dabei eine große Rolle. Ab dem 60. Lebensjahr verschlechtert sich die Geschmackswahrnehmung jedoch wieder, das Erkennen fällt schwerer: »Mit zunehmendem Alter nimmt die Anzahl der Geschmacksknospen ab, und damit steigt die Erkennungsschwelle für die Geschmacksqualitäten. Während ein Säugling noch bis 11.000 Geschmacksknospen überall im Mundraum hat, sind es bei mir als 71-Jährigem wahrscheinlich nur noch 3000. Im Alter gehen aber nicht alle Geschmackssinneszellen gleichermaßen in die Knie, die Empfindlichkeit für ›süß‹ bleibt am ehesten erhalten«, erklärt Geschmacksexperte Tauscher in *Spektrum der Wissenschaft Kompakt.*

Neben dem Alter als häufigstem Grund für ein vermindertes Schmecken können auch Medikamente wie Antibiotika die Ursache sein oder Erkrankungen im Hals-Nasen-Ohren-Bereich, die durch Unfälle, Infektionen oder Tumoren hervorgerufen werden. Und eine Operation der Mandeln kann das Geschmacksempfinden sogar verdrehen: »Da ist so ein Nerv, der läuft am Hintergrund der Mandeln, also der Tonsille, und der wird manchmal offenbar bei der Operation gedehnt oder auch so ein bisschen hin und her geschubst. Und dann wird das Schmecken verändert. Es ist nicht erloschen, aber es ist leicht verändert, und das kann unter Umständen dann auch störender sein als ein kompletter Schmeckverlust, wenn alles auf einmal salzig schmeckt, oder alles schmeckt bitter«, erklärt Geschmacksexperte Hummel im MDR-Podcast.

Auch bestimmte Pflanzenstoffe können eine Geschmacksqualität völlig verändern. So kann Miraculin, ein Protein, das in den roten Beeren eines afrikanischen Strauches namens Synsepalum dulcificum steckt, den Sauergeschmack in süß verändern. Kaut man diese Wunderbeere, dann schmecken anschließend Zitronen fruchtig süß und Essig wie Zuckerwasser. Wie das funktioniert, ist noch nicht ganz klar, aber Forscher vermuten, dass es einen Komplex mit sauren Substanzen bilden kann, der dann in der Lage ist, an den Süßrezeptor anzudocken und ihn zu erregen. Oder dass das Miraculin direkt an die Süßrezeptoren bindet und sie so verändert, dass sie auf Säure reagieren. In Afrika wurden die Beeren, die Hagebutten ähneln, traditionell verwendet, um Palmwein zu süßen, oder roh vor den Mahlzeiten

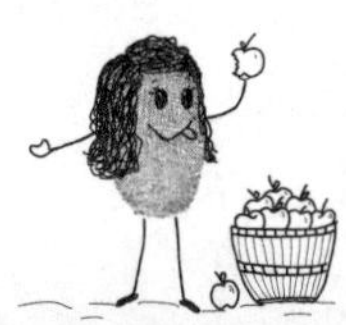

gekaut, um Essen schmackhafter zu machen. Zwei bis drei Stunden hält ihre Wirkung an, dann ist das Wunder vorbei.

Und Glutamat, das Salz der Glutaminsäure, das den Geschmack umami auslöst, kann die Salzzellen beeinflussen. Es wirkt dabei als Verstärker und lässt Speisen viel salziger erscheinen. In der asiatischen Küche wird Glutamat, genauer gesagt Natriumglutamat, oft verwendet. Und auch die Lebensmittelindustrie mischt es in vieles hinein, weil es bei den meisten Menschen positive Gefühle auslöst und den Appetit anregt, sodass sie mehr essen. Übrigens: Fertignahrung, die als »frei von Geschmacksverstärkern« gekennzeichnet ist, enthält oft Hefeextrakt. Und darin steckt viel Glutamat: Ein Hintertürchen der Hersteller, auf das Sie beim nächsten Einkauf mal achten sollten.

Sucht nach Salz

Ob durch Glutamat verstärkt oder nicht, was den Salzgeschmack angeht, übertreiben es viele leider sehr: 70 Prozent der Frauen und etwa 80 Prozent der Männer hierzulande verzehren mehr als 6 Gramm Speisesalz pro Tag (das ist etwa ein Teelöffel voll), die die Deutsche Gesellschaft für Ernährung Erwachsenen als Richtwert empfiehlt. 15 Prozent der Frauen und 23 Prozent der Männer liegen mit 15 Gramm Speisesalz pro Tag sogar deutlich darüber. Nur zur Info: Laut Bundesinstitut für Risikobewertung wird als untere Grenze für die tägliche Salzaufnahme (Minimalbedarf) eine Kochsalzzufuhr von 1,4 Gramm geschätzt und als Referenzwert für eine adäquate Zufuhr für Heranwachsende und Erwachsene 3,8 Gramm Kochsalz pro Tag angegeben.

Das Salz, das wir unserem Essen beim Kochen selbst hinzufügen, macht beim Überkonsum allerdings nur wenig aus. Das meiste steckt in verarbeiteten Lebensmitteln wie Brot, Wurst, Fleisch und Käse, was uns aber gar nicht bewusst ist, weil wir uns so an den salzigen Geschmack gewöhnt haben. Wer allerdings im Toskana-Urlaub mal ungesalzenes Weißbrot gegessen hat, wird sofort einen Unterschied bemerkt haben. In manchen Gegenden dort ist es üblich, das Brot nicht so zu salzen wie hierzulande, wo zum Beispiel in einem handelsüblichen Brötchen durchschnittlich 0,8 Gramm Salz stecken (zum Vergleich: in 100 Gramm Kartoffelchips sind es 1,2 Gramm). Das Problem ist: Viele lernen schon als Kind stark gesalzenes Essen kennen und lieben, gewöhnen sich daran und bevorzugen es daher auch noch als Jugendliche und Erwachsene. Manche Wissenschaftler wie der amerikanische Psychiater James Cocores sprechen sogar von einer Sucht nach salzigem Essen, die vergleichbar ist mit der nach Heroin. Rein geschmacklich gesehen ist es nicht nur das Salzige, das Natriumchlorid so begehrenswert macht. Kochsalz kann nämlich zusätzlich den Bittergeschmack vieler Lebensmittel vermindern, sodass süße Nuancen stärker hervortreten und sich der komplette Geschmackseindruck ändert. Studien zeigen, dass Kinder mehr von verschiedenen Lebensmitteln essen, wenn ihnen Salz zugefügt wird, und die Vorliebe für gesalzenes Essen umso größer ist, je häufiger sie es bekommen. Daher ist es wichtig, Kinder gar nicht erst an einen zu hohen Salzkonsum zu gewöhnen. Und auch Erwachsene sollten auf zu viel Salz verzichten, nicht nur weil es mitverantwortlich für Bluthochdruck und Erkrankungen von Herz, Nieren und Magen sein kann, sondern vor allem, weil es die vielen tollen Geschmacksnuancen in unserem Essen überdeckt.

Die gute Nachricht: Den Salzgehalt kann man ganz ohne Druck und in kleinen Schritten einfach reduzieren. Wichtig ist, den Geschmackszellen genug Zeit zu lassen, sich langsam daran zu gewöhnen. Das kann schon damit anfangen, dass wir bei Fertiggerichten einfach mal auf den Salzgehalt hinten auf der Verpackung achten, Produkte daraufhin vergleichen und ein Bewusstsein dafür entwickeln. Und die Deutsche Gesellschaft für Ernährung empfiehlt, häufiger mal mit unverarbeiteten Lebensmitteln selbst zu kochen und das Essen nicht nur mit Salz, sondern mit Kräutern und Gewürzen zu verfeinern. Frischer Rosmarin zum Beispiel passt perfekt zu Kartoffeln. Und wenn man die dann auch noch in Scheiben schneidet und im Ofen mit etwas Olivenöl knusprig werden lässt, anstatt sie als

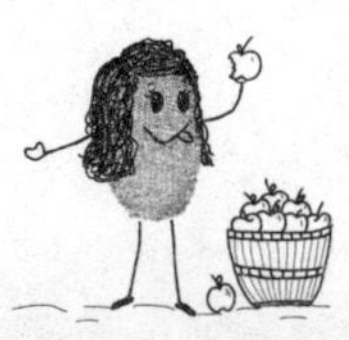

Bratkartoffeln in der Pfanne zu brutzeln, reicht (wenn überhaupt) ganz wenig Hagelsalz, damit sie gut schmecken. Auch Petersilie, Majoran, Koriander, Oregano und Liebstöckel verleihen vielen Speisen einen tollen Geschmack. Und wer Gemüse mit Zwiebeln und Knoblauch in leckerem Öl anbrät, anstatt es in Salzwasser zu kochen, wird allein von den Röstaromen begeistert sein. Auch Gewürze wie Muskat, Pfeffer, Chili, Paprikapulver, Nelken und Kümmel verfeinern so manches Gericht, und Weißweinessig oder Tomatenmark geben Suppen und Soßen einen guten Geschmack. Probieren Sie einfach aus, was Ihnen schmeckt. Nach und nach wird sich ihr Körper an weniger Salzgeschmack gewöhnen und vielleicht sogar »normale« Kost als versalzen empfinden. Vor allem aber werden Sie sehr viel anderes Leckeres in Ihrem Essen schmecken und entdecken, vom dem Sie bislang nicht wussten, dass es enthalten ist. Langfristig müssten natürlich auch die Hersteller den Salzgehalt in Lebensmitteln reduzieren. Dass das nicht unbedingt zu großen Geschmackseinbußen führen muss, haben Studien bereits ergeben: So konnte Salz in Brot verringert werden, ohne dass Kinder und Erwachsene den Unterschied bemerkten. Niederländische Forscher um Dieuwerke Bolhuis konnten zeigen, dass sogar eine schrittweise Reduzierung des Salzgehalts um 52 Prozent in dunklem Frühstücksbrot weder den Brotkonsum der Teilnehmer verminderte, noch die Wahl des Brotbelags veränderte, um den geringeren Salzgehalt zu kompensieren. Da Brot in vielen Ländern starken Anteil am erhöhten Salzkonsum hat (laut Bundesministerium für Ernährung und Landwirtschaft nehmen wir Deutschen fast ein Drittel der täglichen Salzdosis über Brot auf), wäre das also eine einfache und gut akzeptierbare Einsparmöglichkeit. In der niederländischen Studie nahmen die Probanden, die das salzreduzierte Brot aßen, 0,6 bis 0,7 Gramm weniger Kochsalz pro Frühstück auf als die Vergleichsgruppe, die normales Brot bekam. Das ist doch schon mal was! Und wer sich entscheidet, Brot mal selbst zu backen, kann bestimmen, wie viel Salz er hineintut. Haben Sie dabei keine Angst vor zu viel

Arbeit! Wir sind auch keine großen Backmeister und waren zuerst sehr skeptisch, aber es gibt Brotrezepte, die mit nur drei Zutaten auskommen. Und das Resultat duftet nicht nur wunderbar im ganzen Zuhause, sondern schmeckt auch großartig. Wer Lust hat, es auszuprobieren, findet bei den Schmeckversuchen das Rezept, das wir verwenden. Wissenschaftler arbeiten auch an neuen Technologien und Rezepturen, um Erzeugnisse aus Fleisch, Fisch und Käse salzärmer zu machen. Das gestaltet sich aber schwieriger, weil Salz hier nicht nur Geschmacksgeber ist, sondern auch Haltbarkeit, Lebensmittelsicherheit und Reifung beeinflusst. Die Ergebnisse werden daher noch einige Zeit auf sich warten lassen – Zeit, in der wir in unserer eigenen Küche aber schon vieles einfach mal ausprobieren und erreichen können.

Alternativen zu Zucker

Das Gleiche gilt natürlich auch für Zucker und für Fett, die die Lebensmittelindustrie ebenfalls fleißig überall hineinrührt, wohl wissend, dass uns seit Urzeiten das am besten schmeckt, was viele Kalorien hat. Man könnte annehmen, dass sie ernährungsbedingte Krankheiten wie starkes Übergewicht, Diabetes und Herz-Kreislauf-Erkrankungen dabei billigend in Kauf nimmt, nur damit wir ihre Produkte kaufen. Und so verzehren 15- bis 80-Jährige hierzulande durchschnittlich 78 Gramm (Männer) und 61 Gramm (Frauen) freien Zucker pro Tag und damit deutlich mehr als die von der Deutschen Gesellschaft für Ernährung empfohlene »maximale Zufuhr freier Zucker von weniger als 10 Prozent der Gesamtenergiezufuhr«. Das sind bei rund 2000 kcal also 50 Gramm Zucker pro Tag. Dazu zählt der Lebensmitteln zugesetzte ebenso wie der natürliche Zucker aus Honig, Sirup oder Fruchtsäften. Vor allem Fertigprodukte und Getränke enthalten viel Zucker, obwohl wir oft mit weniger zufrieden wären. Es ist eben wie beim Salz einfach nur Gewöhnungssache. Und es gilt auch hier: Wir können uns Schritt für Schritt und ohne viel Aufwand von

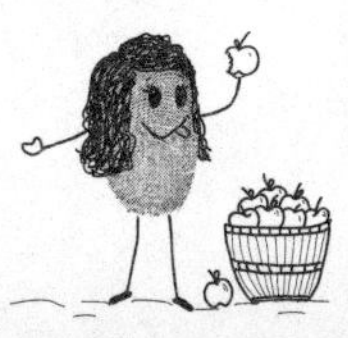

zu viel Süßem entwöhnen und dadurch ungeahnte Nuancen in unserem Essen schmecken. Achten Sie also wie beim Salz bei Fertiggerichten auch einfach mal auf den Zuckergehalt und vergleichen Sie verschiedene Produkte, um ein Bewusstsein dafür zu bekommen. Und wer häufiger selbst kocht und naturbelassene Lebensmittel verwendet, zum Beispiel Naturjoghurt mit frischem Obst anstatt Fruchtjoghurt isst, Getreideflocken mit Nüssen anstatt Fertigmüsli zum Frühstück verspeist oder Tiefkühlobst anstatt Dosenfrüchte verwendet, kann sehr viel mehr als nur Zucker schmecken. Und gerade Süßspeisen lassen sich mit Gewürzen wie Zimt und Vanille so verfeinern, dass sie auch mit weniger Zucker köstlich sind. So konnten John Peters und seine Kollegen in einer Studie nicht nur zeigen, dass Probanden zuckerreduzierten Apple Crisp (im Ofen gebackene Apfelstücke mit Streuseln aus Zucker, Butter und Haferflocken), dem etwas Zimt beigemischt war, genauso gerne aßen wie den normal gezuckerten, sondern auch, dass sie auf die Frage nach ihrem Favoriten sogar die Zimtvariante mit weniger Zucker auf Platz 1 wählten. Als Grund dafür vermuteten die Wissenschaftler, dass Gewürze generell den Flavor von Speisen erhöhen. Das kennen wir ja auch von Getränken: Reines Wasser lässt sich mit etwas Minze oder Zitrone zuckerfrei aufpeppen. Probieren Sie einfach mal aus, was Ihnen schmeckt, und seien Sie kreativ. Sie werden merken, dass Sie es gar nicht so süß brauchen und mit weniger Zucker vieles wieder intensiver und vielfältiger schmecken oder sogar geschmacklich ganz neu entdecken.

Was Vanille-, Sardellen- und Zitronenaroma gemeinsam haben

Obwohl die flüchtigen Aromastoffe selbst geschmacklos sind, lassen sie uns Grundgeschmacksarten intensiver wahrnehmen: Vanillearoma verstärkt zum Beispiel die Intensität von süß, Sardellenaroma von salzig und Zitronenaroma von sauer. Wissenschaftler sprechen dabei von einer gelernten Synästhesie, also einer Verknüpfung zwischen Geruchs- und Geschmackssinn, die wir vor allem durch kulturelle und persönliche Erfahrungen gelernt haben. Denn in Lebensmitteln treten bestimmte Gerüche regelmäßig gepaart mit süßem, saurem, salzigem oder bitterem Geschmack auf, und die werden von unserem Gehirn miteinander verknüpft und gemeinsam abgespeichert. Wissenschaftler sehen in dieser Interaktion von Geruchs- und Geschmackswahrnehmung eine große Chance, um bei der Herstellung von Lebensmitteln mit gezielten Aromakombinationen eine große Menge Zucker und Salz einsparen zu können, ohne dass es zu Geschmackseinbußen kommt – ein wichtiger Schritt im Kampf gegen Übergewicht und Bluthochdruck.

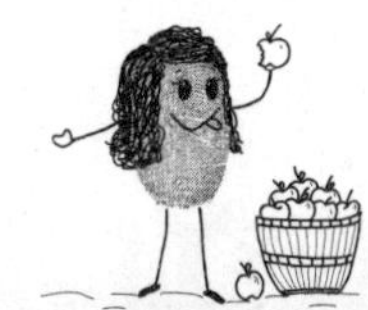

Der Aromaspeicher

Während sich Zucker im Essen leicht reduzieren und ersetzen lässt, ist es beim Fett etwas schwieriger. Fett trägt nämlich auch zum Mundgefühl einer Speise bei und fungiert als Aromaspeicher: Die allermeisten Aromastoffe seien kaum in Wasser löslich, wohl aber in Fett, erklärt Geschmacksexperte Vilgis im Interview mit *GEO Wissen*. »Öl, Butter und Schmalz nehmen also die Aromen von Kräutern und Gewürzen, Gemüse und Fleisch auf und halten sie gleichsam fest. Dadurch verflüchtigen die sich beim Kochen oder auf dem Teller nicht so schnell. Erst im Mund werden sie dann langsam freigegeben.« Und das halte oft auch noch an, wenn wir die Speise längst hinuntergeschluckt haben: »Denn wenn sich im Mund ein Fettfilm bildet, bleibt der eine Zeit lang erhalten und gibt mitunter viele Minuten, nachdem wir etwa einen Käse gegessen haben, noch dessen Aromen frei.«

Wie Fett selbst schmeckt, weiß man bisher aber noch nicht genau. Die Wissenschaft streitet noch darüber, ob wir fettig überhaupt als eigene Geschmacksqualität schmecken können wie süß, salzig, bitter, sauer und umami. »Es gibt immer wieder Kandidaten für eine zusätzliche oder mehrere zusätzliche Geschmacksqualitäten. Ein relativ heißer Kandidat ist dabei der Fettgeschmack«, sagt Molekularbiologe Behrens im Podcast des *MDR*. Einige Forschungsergebnisse weisen schon darauf hin, dass fettig der sechste Grundgeschmack des Menschen sein könnte, doch die Fachwelt ist noch nicht so weit, ihn in der Reihe der Geschmacksqualitäten anzuerkennen. »Man konnte zwar nachweisen, dass wir Sinneszellen haben, die auf Fettsäuren reagieren. Allerdings ist damit kein bewusster Eindruck im Gehirn verknüpft, wie man das von Salz oder Zucker kennt. Vielleicht nehmen wir es unterbewusst wahr«, erklärt Vilgis in *GEO Wissen*. Bevor man also eindeutig sagen kann, dass es eine sechste Grundgeschmacksqualität fettig gibt, ist es noch ein langer Weg, weil genau nachgewiesen werden muss, was auf der Zunge und im Gehirn passiert. Und das kann Jahrzehnte dauern.

Scharf können wir nicht schmecken

Auch scharf, das wir beim Verspeisen von Chili, Meerrettich oder Wasabi zu schmecken meinen, kommt eine Sonderrolle zu. Wie wir schon kurz erwähnt haben, ist die Empfindung »scharf« keine Geschmacksqualität, unsere Zunge kann sie nicht wahrnehmen, genauso wenig wie die Riechschleimhaut in der Nase. Sie wird uns von freien Endigungen eines speziellen Nervens vermittelt, des Trigeminusnerven. Diese durchziehen fein verästelt nicht nur unsere Gesichtshaut, sondern auch die Schleimhäute von Mund, Nase und Augen und können neben Berührungs-, Temperatur- und Schmerzreizen auch chemische Reize wahrnehmen. Wissenschaftler bezeichnen den Trigeminusnerven auch als Warnnerven unseres Gesichts, weil er einen Teil seiner Informationen direkt ins Schmerzzentrum des Gehirns weiterleitet, um uns vor Gefahren zu schützen. Darüber hinaus löst die Reizung des Trigeminusnerven viele Schutzreflexe aus, wie Speichel- und Tränenfluss, Nies- oder Würgereflex, die uns von schädlichen Reizstoffen befreien sollen. Wer schon mal auf eine scharfe Chilischote gebissen hat, durfte die volle Bandbreite der Trigeminusabwehr mit tränenden Augen, laufender Nase, Niesen und Würgen schmerzhaft kennenlernen. Schuld daran ist das Capsaicin, das neben Chilischoten auch in Scharfem wie Meerrettich oder Wasabi steckt und im Mund freie hitzeempfindliche Schmerzfasern des Trigeminusnerven reizt. Essen wir zum Beispiel Chili con Carne, fangen Zunge, Gaumen und Rachen an zu brennen (je nach Chilimenge angenehm oder unangenehm), was wir als Scharfgeschmack bezeichnen, obwohl es eigentlich eine Schmerzempfindung ist. Auch in die Nase steigt der Reizstoff hintenrum aus der Mundhöhle auf und erregt dort die freien trigeminalen Schmerzfasern, sodass es zu prickeln beginnt. Und wer sich beim Schneiden einer frischen Chilischote schon mal aus Versehen mit dem Finger ins Auge gefasst hat, weiß, was konzentriertes Capsaicin dort anrichten kann.

Um den Schärfegrad abzuschätzen, wird oft die Scoville-Skala verwendet: 0 Scoville steht dabei für kein Capsaicin und damit keine

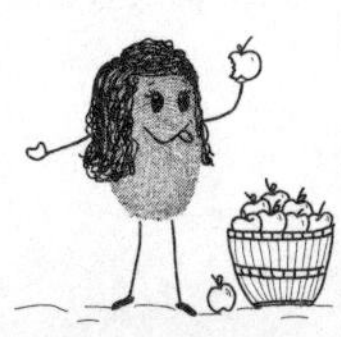

Schärfe, 16.000.000 Scoville für reine Capsaicinkristalle. Falls Sie beim nächsten Kochabend mit Freunden glänzen möchten: Eine Gemüsepaprika hat bis zu 10 Scoville, eine Peperoni bis zu 500 Scoville, Tabascosoße bis zu 5000 Scoville und reiner Cayennepfeffer bringt es auf bis zu 50.000 Scoville. Auch übliches Pfefferspray enthält übrigens Capsaicin (zur Menschenabwehr bis zu 1,33 Prozent davon) und kommt auf bis zu 200.000 Scoville. Wer damit schon mal seine Erfahrungen gemacht hat, wird sicher nie vergessen, dass Schärfe kein Geschmacks-, sondern ein Schmerzreiz ist.

Aber auch in der Küche können Scharfmacher ein Spiel mit dem Feuer sein. Wer es zu gut mit ihnen meint, bereichert das Geschmackserlebnis von Spaghetti arrabiata oder Thai-Curry nicht durch eine angenehm wärmende Schärfe, sondern bereitet ein flammendes Inferno. Heiß wird uns deswegen, weil das Capsaicin bestimmte Andockstellen, sogenannte Transient-Receptor-Potential(TRP)-Rezeptoren, auf den Fasern des Trigeminusnerven erregt. Davon gibt es unterschiedliche Typen, die unterschiedliche Empfindungen vermitteln. TRPA1 zum Beispiel ist wesentlich für das Schmerzempfinden zuständig. TRPV1 hingegen wird sowohl durch Wärme (Temperaturen zwischen 40 und 50 Grad) als auch durch chemische Stoffe wie Capsaicin aktiviert und leitet seine Erregung weiter an das Gehirn. Das kann jedoch nicht unterscheiden, ob ein Temperaturreiz (ein 50 Grad heißer Jasmintee) oder ein chemischer Reiz (Capsaicin) den Rezeptor aktiviert hat, und reagiert immer gleich. Und so beginnen wir auch bei Sushi mit scharfem Wasabi zu schwitzen, und uns wird heiß, obwohl die Temperatur im Mund gar nicht angestiegen ist. Andersherum funktioniert das übrigens auch, und zwar mit TRPM8, einem Rezeptor, der zugleich auf Kälte (Temperaturen zwischen 10 und 20 Grad) und chemische Substanzen wie Menthol anspringt. Kauen wir also ein Pfefferminzkaugummi, strömt das Menthol durch Mund und Nase, bindet an den Rezeptor und vermittelt ein Kältegefühl, obwohl sich die Temperatur dort gar nicht ändert. Heiß, kalt, scharf oder prickelnd, der

Trigeminusnerv beschert uns durch seine Empfindungen ein besonderes Mundgefühl, das unser Geschmackserlebnis beeinflusst.

Der Scharfmacher Capsaicin kann übrigens auch süßen, salzigen und bitteren Geschmack abschwächen. Ein Grund könnte sein, dass wir der brennenden Schärfe Aufmerksamkeit schenken und die Geschmacksqualitäten dadurch weniger intensiv wahrnehmen. Auch Kohlensäure kann einem Getränk die Aromaintensität nehmen und den süßen, sauren und salzigen Geschmack abschwächen. Und die Temperatur hat großen Einfluss darauf, ob uns Essen und Trinken schmeckt oder nicht. Bitteres nehmen wir zum Beispiel immer intensiver wahr, je mehr die Temperatur sinkt. Daher schmeckt kalter Kaffee viel bitterer als warmer. Andererseits kann auch zu viel Hitze Bitterkeit hervorrufen, etwa bei grünem Tee. Überbrüht man den mit kochendem Wasser, werden vermehrt Bitterstoffe wie Catechine freigesetzt, und die feinen Aromen gehen verloren. »Salzig, süß und umami nehmen wir am deutlichsten im Bereich von 20 bis 40 Grad Celsius wahr. Eiscreme kommt uns aus diesem Grund bei gleichem Zuckergehalt weniger süß vor als zum Beispiel ein lauwarmer Pudding«, sagt Vilgis in *GEO Wissen*. Daher entwickelt Speiseeis seinen vollen Geschmack auch erst, wenn es ein paar Minuten bei Zimmertemperatur gestanden hat. Direkt aus dem Tiefkühler geholt und verzehrt, schmeckt es fast nach nichts. Letzteres gilt übrigens auch für Bier, wie einer aus unserer Familie schmerzlich zugeben musste:

Jeder Mensch hat so seine Marotte. Mein Mann hat zwei: Zum einen favorisiert er als abendliches Getränk eine bestimmte Sorte alkoholfreien Biers und geht dabei sogar so weit, dass er fünf Kisten auf einmal kauft und unseren ganzen Balkon damit vollstellt, sobald diese Marke im Angebot ist. Er ist halt nicht nur Jäger (vor allem Schnäppchenjäger), sondern auch Sammler. Der Jagderfolg bei alkoholfreiem Angebotsbier führt dazu, dass wir zeitweilig unseren Balkon vor lauter Kisten kaum mehr betreten können. Zum Zweiten schmecken ihm Getränke nur, wenn sie eiskalt sind. Das gilt für alle Flüssigkeiten (außer Kaffee natürlich), vor

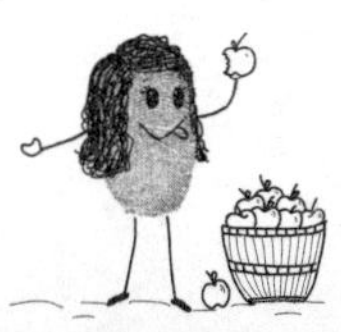

allem aber für dieses alkoholfreie Bier. Und eiskalt heißt bei meinem Mann: Erst mindestens einen Tag ganz unten im Kühlschrank gekühlt und kurz vor dem Genuss noch für gute 30 Minuten im Gefrierfach auf Schocktemperatur gebracht. Ich, Ragnhild, weiß nicht, wie viel alkoholfreies Bier samt Scherben ich schon in Form gefrorener Pfützen aus unserem Gefrierschrank gekratzt und meinen Mann dabei verflucht habe, weil aus der halben Stunde Schockfrosten leider doch eine ganze Nacht geworden ist. Und jedes Mal fragte ich ihn, ob er bei Temperaturen um den Gefrierpunkt überhaupt noch irgendetwas schmecken könne. Wenn nicht, müsse er ja nicht mehr unseren Balkon mit Angebotsbier vollpflastern, sondern könne doch einfach das billigste Bier kaufen, das der Markt zu bieten hat. Seine Entrüstung über meine Frage war groß (natürlich könne er noch einen Unterschied schmecken!) und meine Experimentierlust geweckt. Und so startete ich einen Feldversuch. Das Lieblingsbier meines Mannes gibt es in einer Bügelflasche. Das ist sehr praktisch, weil man dann etwas anderes hineingießen kann, als draußen draufsteht, und die Flasche wieder so verschließen kann, als sei sie unangebrochen. Also habe ich ein alkoholfreies Bier einer anderen Marke gekauft, in eine der leeren Lieblingsflaschen meines Mannes umgefüllt, sie verschlossen und unauffällig gekennzeichnet. Dann habe ich diese »Kuckucksflasche« neben die echten im Kühlschranknest platziert und abgewartet. Natürlich hat mein Mann auch die präparierte Falsche wie immer 30 Minuten im Gefrierschrank auf seine Genusstemperatur gebracht, bevor er sie getrunken hat. Und was glauben Sie? Hat er den Schummel gemerkt? Natürlich nicht! Erst als ich es ihm sagte und er zum Vergleich ein Original probierte, konnte er einen Hauch von Unterschied feststellen. Natürlich hätte ich den Versuch auch offensichtlich mit ihm machen und beide Biere einfach in gleiche Gläser gießen und ihn probieren lassen können, um sie zu unterscheiden. Aber ganz ehrlich, so war das Ganze nicht nur ein gelungener Blindversuch unter Normalbedingungen, sondern vor allem eines: ein riesengroßer Spaß – zumindest für mich! Der erhoffte Erfolg blieb allerdings aus: Unser Balkon strotzt weiterhin vor Angebotskisten mit alkoholfreiem Lieblingsbier. Manche Marotten lassen sich eben nie ändern – aber zumindest besser ertragen: Ich jedenfalls lache immer noch!

Flüssige Qual

Wie sehr die falsche Temperatur den Genuss eines Getränks verderben kann, wissen vor allem Weintrinker. Kenner benutzen sogar ein Thermometer, um den guten Tropfen so zu temperieren, dass sich seine feinen Aromen voll entfalten können. Aber auch Biertrinker sollten auf die richtige Temperatur achten. Eine leichte Erhöhung der Temperatur könne zum Beispiel bitteren Geschmack reduzieren, sagt die Sensorikwissenschaftlerin Christine Brugger im *Standard*: »Bei bittersensiblen Personen kann sich ein nicht ganz kühles Bier höherer Beliebtheit erfreuen.« Die meisten (wie auch einer von uns) bevorzugen es hingegen eiskalt und nehmen die vermehrte Bitterkeit zugunsten der Erfrischung in Kauf. Wobei: Das Bier ist dann so weit heruntergekühlt, dass es nach nicht mehr viel schmeckt – auch nicht nach Bitterstoffen.

Lebensmittel haben ebenfalls einen ganz unterschiedlichen Geschmack, wenn sie Kühlschrank- oder Raumtemperatur haben. Käse, der kühler serviert würde, erhöhe laut Brugger den Eindruck der Salzigkeit, allerdings auf Kosten seiner Aromen: »Es ist also jeweils ein Abwägen, welche sensorischen Eigenschaften ich unterstützen, welche ich reduzieren möchte.« Generell könne man mit Kälte Fehler kaschieren und Aromen bei Raumtemperatur und höheren Temperaturen intensiver wahrnehmen. »Je wärmer es ist, desto schneller bewegen sich die flüchtigen Moleküle, desto mehr von ihnen werden also freigegeben und erreichen die Riechzellen«, sagt auch Vilgis in *GEO Wissen.*

Auch die Textur und Konsistenz von Speisen sind für das Geschmackserlebnis entscheidend. So können Verdickungsmittel zum Beispiel den Geschmack mindern, weil sie Aromastoffe binden und weniger im Mund frei werden lassen. Und sie beeinflussen das Mundgefühl, also das, was der Trigeminusnerv zum Geschmackserlebnis

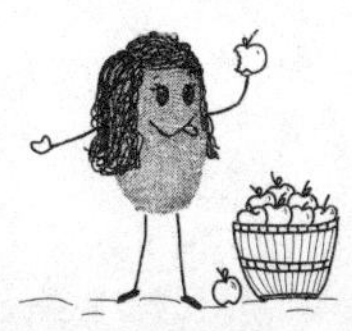

beiträgt: Während Tiere mit seiner Hilfe vor allem gefährliche Knochensplitter und Gräten beim Kauen aufspüren, genießen wir Menschen das Samtweiche einer Mousse au Chocolat, das Knusprige eines Brötchens, das Knackige eines Salates und das Prickeln eines Proseccos. Wie eintönig Essen ohne diese vielfältigen Eindrücke aus Geschmack, Aroma und Mundgefühl sein kann, schildert die Reporterin Daniela Schmidt sehr eindrücklich in dem Podcast »Meine Challenge – Eine Woche Flüssignahrung« im *MDR*. In einem Selbstversuch tauschte sie ihr gewohntes Essen gegen vier Sorten Pulver in den Geschmackssorten »neutral«, »tropische Früchte«, »Schoko« und »Erdbeer-Himbeer« ein, die sie mehrmals täglich in Wasser zu Drinks auflöste. Laut Hersteller sollten sie den Körper mit allen Kalorien und Nährstoffen versorgen, die er braucht, und sie versprachen eine Ernährung mit vielen Vorteilen: weniger Müll, geringere Kosten und mehr Zeit, weil Einkaufen, Kochen und Abwaschen wegfallen.

Doch für die Reporterin wurde ihre Challenge schnell zu einer echten Qual: Schon an Tag 2 drückte sie sich lange vor der Flüssignahrung, bis ihr Hunger dann doch zu groß war: »Hunger ist das eine, den stillt diese Flüssignahrung bis jetzt zumindest erstaunlich gut.« Die Flüssignahrung fülle zwar ihren Magen, sagte sie, »aber sie füllt nicht mein Herz«.

Auch das Zusammensitzen mit Kollegen mittags in der Kantine ließ Schmidt an Tag 5 ordentlich leiden: »Ich werde fast ohnmächtig von diesem Essensgeruch in der Luft, weil ich so Bock kriege. Also es geht noch nicht mal darum, dass ich unbedingt was zum Kauen will, was Festes, sondern ich will was Herzhaftes. Wenn ich jetzt wenigstens an einem Schinken lecken könnte. Das wär der Himmel auf Erden.«

Am Ende ihrer Challenge war die Reporterin dann einerseits leidenschaftslos geworden und hatte sich mit ihren Nährstoffdrinks arrangiert. Andererseits fand sie es spaßbefreit, Essen auf ein notwendiges Übel zu reduzieren und durch Flüssignahrung zu ersetzen.

Natürlich kann flüssige Kost auch sehr sinnvoll sein, für schwerst an Magersucht erkrankte Menschen etwa, die Schwierigkeiten haben, überhaupt zu essen. »Dann kann das ein Einstieg sein, um sich einer normalen Nahrung wieder zu nähern«, sagt Stefan Ehrlich, Leiter des Zentrums für Essstörungen am Uniklinikum Dresden in dem *MDR*-Podcast.

Generell ist Essen aber so viel mehr als nur reine Nahrungsaufnahme. Und so lautet dann auch das Fazit der Reporterin am Ende ihrer Woche mit den Nährstoffdrinks, dass sie zwar Geld und Zeit gespart und sich sogar an den Geschmack gewöhnt habe. Sie könne sich sogar vorstellen, auf Musikfestivals oder in stressigen Arbeitsschichten mal zu solchen Drinks zu greifen anstatt zu Fastfood oder Süßigkeiten. Aber auf feste Nahrung wolle sie niemals komplett verzichten: »Dafür esse ich dann doch viel zu gerne. Und Essen ist eben auch viel mehr als das bloße Zuführen von Nährstoffen. Es ist Genuss, es ist soziales Miteinander, es ist Belohnung.«

Würz dich schlank!

Auch Wissenschaftler sagen, dass genussvolles Essen etwas Wesentliches für uns Menschen ist, weil es unsere Lebensfreude und Lebensqualität steigert. Das schließt den gesamten Essprozess mit ein, vom Kochen über das Ambiente, die Atmosphäre bis hin zur Kommunikation und dem Miteinander am Tisch. Und der Geschmack spielt dabei eine sehr große Rolle: Typisch gewürzte und kombinierte Gerichte aus der Kindheit und Familie können Trost spenden und vermitteln Geborgenheit, Sicherheit und Liebe.

Darüber hinaus kann es heute in Zeiten von Essen im Überfluss, Übergewicht und Überernährung eine große Hilfe sein, richtig zu schmecken. Wussten Sie zum Beispiel, dass Menschen weniger essen, wenn Speisen aromareich und geschmackvoll sind? Studien zeigen: Je mehr und je länger Aromen im Mund frei werden und über den Rachen zur Riechschleimhaut gelangen, desto schneller fühlen wir

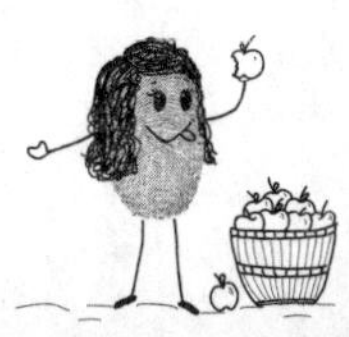

uns satt und hören auf zu essen. Forscher vermuten auch, dass Zufriedenheit zu Sattheit führt. So stopfen wir von labbrigen und geschmacklosen Speisen mehr in uns hinein, weil sie uns nicht befriedigen, essen sie quasi immer weiter, weil wir darin nicht finden, wonach wir suchen. Wer aber sein Essen vielfältiger würzt, langsamer isst, gründlicher kaut und Speisen länger im Mund lässt und auf diese Weise so viele Aromastoffe wie möglich retronasal wahrnimmt, der tut damit nicht nur etwas für ein schöneres, intensiveres Esserlebnis, sondern auch für seine Figur. Darüber hinaus sättigen feste Speisen, die wir kauen müssen, viel mehr als Flüssigkeiten, die einfach durch den Mund Richtung Magen rauschen. Dass Apfelsaft den Hunger viel weniger reduziert als die entsprechende Menge roher Äpfel, wissen viele sicher aus eigener Erfahrung. Was aber viele nicht wissen: Wird der Apfelsaft erwärmt und als Suppe mit einem Löffel gegessen, sodass er länger im Mund verbleibt, nimmt der Hunger genauso ab, als würde man rohe Äpfel verzehren. Essen wir Speisen nämlich langsamer, dann hat unser Geschmackssystem eine größere Chance, Sättigungssignale an Gehirn und Magen-Darm-Trakt zu senden – und nicht zu vergessen: Es schmeckt uns auch einfach besser! Daher lohnt es sich, beim Essen nicht nur unserer Zunge die Möglichkeit zu geben, jeden Bissen zu drehen, zu wenden, zu befühlen und zu schmecken, sondern auch ganz bewusst unser retronasales Riechen und unseren Trigeminusnerven einzusetzen und ihr ganzes Können auszureizen. Das kann uns so manches Geschmackserlebnis bescheren, weil wir, ohne viel Aufwand, auch bekannte Lebensmittel und Speisen ganz neu erleben. »Mit dem aktiven Einsatz unserer Sinne holen wir die unbewusst ablaufenden Eindrücke und Reize ins Bewusstsein. Das kann ich durch Fokussierung auf einen bestimmten Geschmack oder einen bestimmten Geruch tun«, sagt auch Brugger im Interview mit dem *Standard* – also wenn wir öfter mal beim Essen die Augen schließen und uns auf das Aroma, den Geschmack, die Textur oder das Mundgefühl fokussieren. Ein zweiter Schritt wäre,

Lebensmittel miteinander zu vergleichen, zum Beispiel verschiedene Sorten Brot, Kaffee, Äpfel, Wein – es ist eigentlich alles geeignet. Und wer Lust hat, probiert einmal ganz bewusst neue Speisen aus, zum Beispiel eine tropische Frucht oder exotische Gewürze. Von etwas Unbekanntem nehmen wir nämlich ganz automatisch nur ein bisschen in den Mund, untersuchen es mit der Zunge und schlucken es erst nach einiger Zeit hinunter, wenn wir den Geschmack einordnen können.

Es ist also wirklich leicht, ein bisschen Geschmackstraining in den Alltag zu integrieren. Das macht nicht nur Spaß, sondern den einen oder anderen vielleicht noch zum Gourmet. Zumindest bewahrt es uns bis ins hohe Alter einen guten Geruchs- und Geschmackssinn: Der älteste ausgebildete Lebensmittelprüfer, mit dem Brugger gearbeitet hat, war über 80 Jahre alt. »Sinneszellen erneuern sich im Alter langsamer, das heißt, die Fähigkeit, zu riechen und zu schmecken, nimmt ab, sofern sie nicht gefordert wird. Regelmäßiges Training von Geruch und Geschmack leistet einen wichtigen Teil zum Erhalt des sensorischen Könnens«, sagt die Österreicherin im *Standard*. Das reine Schmecken, das durch die Zellen im Mund vermittelt wird, könne man zwar nicht verbessern, denn »das würde bedeuten, dass wir unsere Eiweißmoleküle auf der Zunge, die ja so von unserer DNA praktisch vorgegeben werden, nachträglich verändern müssten«, erklärt Molekularbiologe Behrens im Podcast des *MDR*. Wir könnten aber unsere Aufmerksamkeit schärfen. »Wenn wir zum Beispiel irgendein Lebensmittel zu uns nehmen, dann wird vielleicht eine Geschmacksqualität vorherrschend sein, aber es gibt noch weitere. Und die Frage ist, achten wir auf diese oder nicht? Und das kann man mit Sicherheit trainieren.« Ein gutes Beispiel sind die Weinsommeliers: Die können mit der Zunge zwar auch nicht mehr schmecken als süß, sauer, salzig, bitter und umami – wie uns allen sind ihnen diese Grenzen gesetzt. Was sie aber trainieren können, ist ihr Geruchssinn, ihre Aufmerksamkeit und ihre Begrifflichkeit, um anderen mitzuteilen,

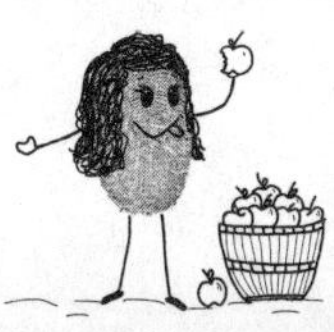

was sie wahrgenommen haben. »Training meint in diesem Zusammenhang hauptsächlich zu lernen, die verschiedenen Geschmackseindrücke differenziert wahrzunehmen und zu beschreiben. Es ist wie Vokabeln lernen, damit die Leute das Gleiche sagen, wenn sie das Gleiche meinen«, sagt Geschmacksexperte Tauscher im Interview mit *Spektrum der Wissenschaft Kompakt*.

Das Aromarad

Lebensmittelprüfer und Sommeliers müssen Geschmack und Aromen genau wahrnehmen, erkennen und beschreiben können. Dabei helfen ihnen Aromaräder. Das sind standardisierte Systeme, die zum Beispiel für Wein, Brot, Bier, Käse, Schokolade oder Kaffee entwickelt wurden, um sich in einer gemeinsamen Sprache über Geruchs- und Geschmackseigenschaften von Lebensmitteln und Getränken austauschen zu können. Sie funktionieren meist auf drei Ebenen, die kreisförmig angeordnet sind und von innen nach außen immer spezifischer werden. Beim Brot ist die erste Ebene zum Beispiel in sieben übergeordnete Gruppen eingeteilt: fruchtig, gärig, röstig, pflanzlich, würzig, Geschmack und Sonstige. Und die fächern sich dann in der zweiten Ebene weiter auf, zum Beispiel in der Gruppe pflanzlich in grün, erdig und holzig, um in Ebene drei dann unverwechselbar zu werden. So wird zum Beispiel holzig weiter differenziert in Rindenmulch, Holzfass, Laub und Birke.

Wir alle haben also die Anlagen zum Feinschmecker – wir müssen sie nur hervorholen und richtig nutzen. Falls Sie Lust bekommen haben, Ihren Geschmackssinn zu trainieren, finden Sie auf den folgenden Seiten ein paar Tipps und Tricks. Uns haben all diese Versuche so manchen Glücksmoment beschert und nur wenig Aufwand gekostet. Und sie hatten Erfolg: Wir stopfen Essen viel seltener als vorher achtlos in uns hinein, sondern genießen es jetzt öfter ganz bewusst und lassen uns von so manchem Geschmackserlebnis begeistern. Vielleicht entdecken und befreien Sie ja auch Ihren inneren Gourmet – nur Mut und guten Appetit!

Schmecken: Mehr als einen Versuch wert

Wir Menschen sind Allesfresser und müssen bei der Auswahl unserer Speisen auch keinen ausgeprägten Instinkten folgen. Was für ein Glück! Denn so können die meisten von uns im Gegensatz zu vielen Tieren weitgehend frei entscheiden, was sie essen möchten. Um zu erleben, mit welchen Genüssen uns Zunge, Nase und Trigeminusnerv dabei überraschen können, brauchen wir nicht in ein Vier-Sterne-Restaurant zu gehen. Unser Essensalltag hält genug Faszinierendes bereit. So ist es schon beeindruckend, einfach mal zwischen reinem Geschmack und dem Aroma von Lebensmitteln zu unterscheiden, also dem, was unsere Zunge an Grundgeschmacksarten wahrnimmt, und dem, was an flüchtigen Stoffen hintenrum aus der Mundhöhle die Riechschleimhaut in der Nase erregt. Haben Sie Lust, das mal zu testen? Es ist ganz einfach!

Zucker und Zimt

Mischen Sie Haushaltszucker mit etwas Zimtpulver. Dann halten Sie sich die Nase zu (wer mag, kann sich auch eine Klammer auf die Nase setzen), nehmen einen halben Teelöffel des Zucker-Zimt-Gemisches in den Mund und zerkauen es ein paar Sekunden. Sie werden allein

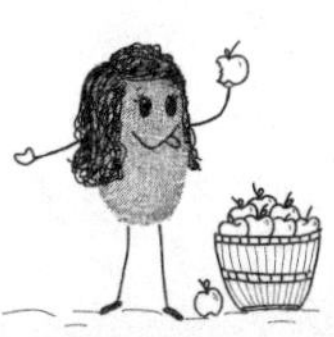

mit der Zunge nur den süßen Geschmack wahrnehmen. Öffnen Sie dann die Nase und atmen Sie durch sie aus: So steigt der Zimtgeruch aus dem Mund zur Riechschleimhaut auf, und erst jetzt nehmen Sie sein Aroma wahr. Besonders deutlich wird es, wenn Sie schlucken und gleich danach durch die Nase ausatmen.

Wer keinen Zimt zu Hause hat, kann den Versuch auch mit Vanillezucker machen. Davon findet sich ja meistens noch ein Päckchen bei den Backutensilien.

Kartoffel oder Kohlrabi?

Sehr eindrucksvoll ist dieser Test auch, wenn man dabei zwei Lebensmittel miteinander vergleicht, zum Beispiel Kartoffel mit Kohlrabi: Schälen und schneiden Sie beides in gleich große Würfel. Halten Sie sich die Nase zu (oder verschließen Sie sie mit einer Klammer), schließen Sie die Augen und nehmen Sie ein Stückchen in den Mund, egal welches. Untersuchen Sie es mit der Zunge und kauen Sie es, ohne zu schlucken und zu atmen. Können Sie ohne die Hilfe Ihres Geruchssinns sagen, ob es Kartoffel oder Kohlrabi ist? Öffnen Sie dann die Nase, schlucken Sie den Bissen hinunter und atmen Sie direkt danach durch die Nase aus. Jetzt ist es besser, oder? Die typischen Aromen lassen sich nun wahrnehmen und dem Gemüse genau zuordnen. Für diesen Versuch eignen sich auch Vergleiche zwischen Gurke und Honigmelone oder zwischen Apfel und Birne – Hauptsache, beide haben in etwa die gleiche Konsistenz. Oder Sie nehmen frische Kräuter mit ähnlicher Blattstruktur, etwa glatte Petersilie und Koriander. Es ist jedes Mal überraschend, wie ähnlich die Paarungen auf der Zunge schmecken, bis die Nase den Aha-Moment auslöst. Wer mag, kann den Versuch auch mit mehreren Lebensmitteln als Challenge mit Freunden oder Familie machen.

Generell lohnt es sich (zum Beispiel beim Kochen) vieles bewusst zu probieren – ohne und mit Nase. So bekommen Sie nach und nach ein besseres Gefühl für reinen Geschmack und für Aromen und trainieren

Ihre Sinne. Frische Kräuter eignen sich dafür besonders gut, weil sie bei zugehaltener Nase ähnlich bitter schmecken, um dann beim Ausatmen mit ihren unverwechselbaren Aromen zu überraschen.

Einen Klassiker neu entdecken

Überrascht hat uns auch ein Lebensmittel, das hierzulande morgens, mittags oder abends zu Hause auf den Teller kommt, uns in der Frischhaltebox zur Schule begleitet und mit uns als Proviant auf Reisen geht: Brot. Rund 3200 verschiedene Sorten davon gibt es in Deutschland. Und viele essen es auch: Die Gesellschaft für Konsumforschung ermittelte 2019, dass von 1000 Haushalten in Deutschland 979 mindestens einmal Brot gekauft haben – allen voran Mischbrot aus Roggen- und Weizenmehl, gefolgt von Toast-, Körner- und Vollkornbrot.

Auch unsere Familie isst gerne Brot, wir müssen aber gestehen, dass wir ihm lange nicht die Aufmerksamkeit geschenkt haben, die es verdient. Wir haben es eher unterschätzt und als reine Unterlage für Butter, Wurst und Käse missbraucht, bis wir bei der Recherche für dieses Buch auf einen Fernsehauftritt des Kochs und Philosophen Malte Härtig in der ARD-Sendung *Planet Wissen* gestoßen sind. Der hat uns Zunge und Nase geöffnet. Mit drei ganz einfachen Varianten einer Brotverkostung erzeugte Härtig drei völlig unterschiedliche Geschmackseindrücke, die nicht nur die beiden Moderatoren der Sendung verblüfften, sondern auch uns, als wir die Verkostung bei uns zu Hause in der Küche nachstellten. Gehören Sie auch zu den Brotessern und haben Lust auf diesen Versuch? Dann brauchen Sie nur einen Laib frisches Brot, etwas Butter und Salz. Wer Veganer ist, kann statt Butter auch Olivenöl nehmen.

Vorbereitung:

Wir haben ein handgemachtes Sauerteig-Mischbrot gekauft, jedes andere geht natürlich auch.

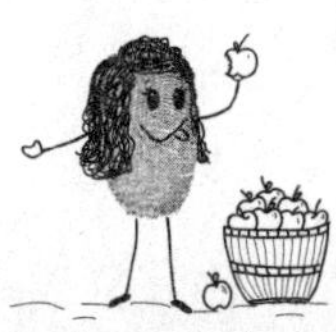

Das Brot in der Mitte teilen und eine Scheibe pro Versuchsteilnehmer abschneiden und halbieren. Je eine der beiden Hälften dann noch einmal quer und zweimal längs durchschneiden, sodass sechs kleine Stücke, bestehend aus Kruste und Krume (Brotinneres), vor Ihnen liegen. Zwei dieser Stücke bleiben naturbelassen, zwei nur mit Butter bestreichen, und zwei mit Butter versehen, auf die Sie noch etwas Salz streuen.

Verkostung:

Laut Härtig ist es bei einer Brotverkostung wichtig, vor jedem Schritt für einen Moment mal alles andere auszublenden und sich genau darauf zu konzentrieren, was man gerade wahrnimmt. Sein Tipp: Sich einfach einen leeren Raum vorstellen, in den man das Brot dann quasi hineinlässt.

Nehmen Sie als Erstes die ungeschnittene Hälfte der Brotscheibe in die Hand und riechen Sie ganz bewusst an der Kruste. Welche Aromen können Sie wahrnehmen, und woran erinnern sie Sie? Dann schnuppern Sie an der Krume und lassen den Geruch auf sich wirken. Gibt es Unterschiede zum Geruch der Kruste? Versuchen Sie sie zu beschreiben.

Stecken Sie sich nun eines der beiden naturbelassenen Brotstückchen in den Mund, untersuchen Sie es ganz bewusst mit der Zunge und schmecken Sie genau. Dann kauen Sie und atmen dabei so wie direkt nach dem Schlucken bewusst durch die Nase aus, um die aufsteigenden Aromen wahrzunehmen.

Wie hat sich das Brot im Mund angefühlt, und welchen Geschmack und welche Aromen haben Sie wahrgenommen?

Nehmen Sie dann ein Stückchen mit Butter in den Mund und probieren Sie es auf dieselbe Art und Weise. Welche Unterschiede bemerken Sie zum reinen Brot? Zum Schluss kommt das Brot mit Butter und Salz an die Reihe. Probieren Sie es wie die anderen ganz bewusst und vergleichen Sie es mit den beiden anderen Geschmackseindrücken. Wenn Sie beim reinen Lesen jetzt denken, das klingt doch total banal, dann können wir Ihnen nur raten, sich überraschen zu lassen – auch wir konnten es kaum glauben, wie unterschiedlich die drei Geschmackseindrücke der jeweiligen Brotstückchen waren – trotz der minimalen Veränderungen durch Butter und Salz. Uns wurde zum ersten Mal bewusst, wie aromareich Brot ist und wie wir seinen Geschmack zunichtegemacht hatten, weil wir es mit Aufstrichen zugekleistert hatten.

Und das ist nur einer von vielen Versuchen, um sich das Geschmackserlebnis von Brot bewusst zu machen. Man kann ihn natürlich auch noch ausweiten und zum Beispiel verschiedene Brotsorten und ihre Sinnesqualitäten miteinander vergleichen, Mischbrot mit Vollkornbrot, Weißbrot mit Dreikornbrot. Oder man bleibt bei einer Brotsorte und vergleicht mal echtes Bäckerhandwerk mit industriell gefertigter Massenware aus dem Supermarkt. Je mehr man all das tut, desto geübter wird man und erkennt schließlich nicht nur Qualitäts-, sondern auch feine Geschmacksunterschiede innerhalb der einzelnen Brotsorten. So kann zum Beispiel ein reines Weizenbrot allein durch die verwendete Weizensorte ganz unterschiedlich schmecken, wie Forscher der Universität Hohenheim 2017 in einem Backmarathon herausfanden: Sie buken mit Mehl von 40 Sorten Brotweizen, darunter Öko-Weizen, alte Weizensorten und Hochleistungsweizen. »Die Brote einiger Sorten schmecken und riechen würzig, zimtig oder nussig. Auch Röstaromen wie von Malz oder Kaffeebohnen lassen sich ausmachen«, sagt Bäckermeister Heiner Beck, der seine Backstube in Römerstein für den Versuch zur Verfügung stellte. »Einige Sorten schmecken sogar intensiv nach Früchten wie Banane, obwohl alle Brote nach dem gleichen Rezept gebacken wurden.«

Ganz ehrlich, hätten Sie gedacht, dass Weizenbrot Bananen- und Kaffeebohnenaroma hat? Wir nicht! Uns kam es früher beim Brotkauf vor allem darauf an, dass es knusprig und ohne Körner ist. Auf die vielfältigen Aromastoffe – je nach Brot können es bis zu 500 verschiedene sein – haben wir gar nicht geachtet. Dabei spielt gerade die Aromenvielfalt neben Form, Knusprigkeit, Farbe, Textur und Konsistenz des Brotes eine große Rolle, wenn es um das Genusserlebnis geht.

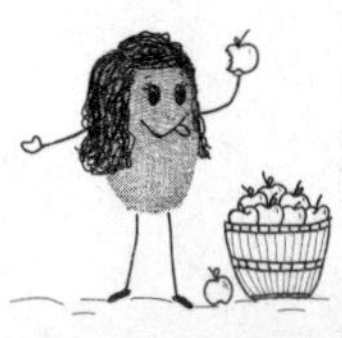

Und weil sich so viel darin entdecken lässt, gibt es mittlerweile nicht nur Sommeliers für Wein oder Schokolade, sondern auch für Brot. Vielleicht achten Sie beim nächsten Einkauf ja auch mal auf echtes Bäckerhandwerk und Qualität, die man riechen und schmecken kann! Es lohnt sich! Und wenn es doch das Abgepackte aus dem Supermarkt sein soll, rät Theresia Weimar-Ehl, Ernährungsexpertin der Verbraucherzentrale des Saarlandes, in *SR3*: »Ich würde auf die Zutatenliste schauen, je kürzer desto besser. Dann würde ich darauf achten, ob irgendwelche Stoffe drinnen sind wie Farbstoffe, Zuckercouleur, die ein Vollkornbrot eher vortäuschen.« Das sei zwar nicht gesundheitlich bedenklich, aber eventuell eine Täuschung. »Ein Mehrkornbrot ist zum Beispiel kein Vollkornbrot, das heißt nur, dass ich mehrere Mehlsorten drinnen habe oder vielleicht noch ein bisschen Leinsamen.«

Backe, backe, Brot

Unsere Familie hat dank dieser einfachen Versuche mittlerweile ein Herz für Brot. Wir genießen es jetzt viel bewusster, auch mal nur mit etwas Butter oder Olivenöl, probieren verschiedene Sorten aus und backen es sogar selbst. Wir haben Ihnen ja ein Rezept versprochen, für das man neben Wasser nur drei Zutaten braucht. Wir haben es in einem Video von Jamie Oliver (jamieoliver.com) gesehen und zu Hause nachgemacht:

Brotrezept

Zutaten:

- 650 ml lauwarmes Wasser
- 1 Päckchen Trockenhefe (7 g)
- 1 kg Mehl (Type 550)
- 150 g Mehl zusätzlich zum Bestäuben
- ½ TL Salz

Zubereitung:

- Das lauwarme Wasser in eine große Schüssel geben, das Päckchen Trockenhefe hineinstreuen und beides mit einer Gabel gut verrühren, bis Blasen zu sehen sind.
- Mehl und Salz hinzugeben und alles mit der Gabel verrühren, bis der Teig so fest geworden ist, dass er sich mit den Händen in der Schüssel kneten lässt. Etwas Mehl darüberstreuen, bis der Teig nicht mehr an den Händen klebt, und ihn an den Wänden der Schüssel zu einer Kugel formen.
- Die Teigkugel auf einer bemehlten Unterlage mit beiden Händen ein paar Minuten kräftig durchwalken (auseinanderziehen, zusammendrücken, zu einer Wurst und einem Ball rollen, auf die Unterlage klatschen lassen), bis der Teig elastisch und geschmeidig ist. Wieder etwas Mehl darüberstreuen, ihn zu einer Kugel formen und zurück in die Schüssel geben.
- Die Schüssel mit einem sauberen, feuchten Küchenhandtuch abdecken, und den Teig 90 Minuten bei Zimmertemperatur ohne Zugluft ruhen lassen, bis er die doppelte Größe erreicht hat.
- Die Faust in den Teig drücken, bis er in sich zusammenfällt, und ihn dann aus der Schüssel nehmen, um ihn erneut auf einer bemehlten Unterlage durchzukneten und zu einer Kugel zu formen.
- Die Kugel in der Mitte mit einem großen Messer durchschneiden, beide Hälften noch einmal kurz durchkneten und nach Belieben formen. Wir bevorzugen eine Kugel, die wir zur Form eines Schiffchens etwas auseinanderziehen. Dann etwas Mehl oder Backpapier auf ein Backblech geben, die beiden Hälften darauflegen, mit etwas Mehl bestäuben und noch einmal 60 Minuten zugedeckt ohne Zugluft ruhen lassen, bis sich ihre Größe wieder verdoppelt hat.
- Den Backofen auf 180 Grad vorheizen, und die Brotlaibe etwa 35 Minuten auf mittlerer Schiene backen, bis sie goldbraun sind.

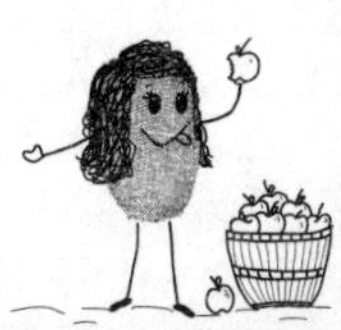

- Anschließend beide noch auf einem Rost abkühlen lassen und dann genießen. Guten Appetit (es wird wirklich gut, versprochen)!

Warum Brot trotz weniger Zutaten so gut schmeckt? Das Deutsche Brotinstitut hat dafür eine gute Erklärung: »Die weichen Teige werden von Hand geformt, hierdurch bekommt jedes Brot eine individuelle Note. Fermentationsprozesse während der Teigreife bauen unverträgliche Stoffe im Mehl ab und bilden auf natürliche Weise eine Aromenvielfalt aus getreidigen, fruchtigen, erdigen, malzigen und vielen anderen Noten im Brot.«

Wie wichtig die Teigruhe ist, haben Untersuchungen der Uni Hohenheim gezeigt: Ein und dasselbe Teigrezept bringt je nach Ruhezeit (2 Stunden versus 18 Stunden) Brote hervor, die deutlich in Form, Farbe, Porung, Aroma, Saftigkeit und Geschmack variieren. Geschmack braucht eben seine Zeit.

Früher hätten wir nicht im Traum daran gedacht, Brot selbst zu backen (außer vor etwa 20 Jahren, als Brotbackautomaten total angesagt waren – aber das zählt ja nicht richtig), jetzt macht es uns große Freude. Es bedeutet nicht viel Aufwand, das Brot duftet in der ganzen Wohnung und schmeckt einfach großartig! Zudem bietet es auch eine gute Gelegenheit, die eigene Salzvorliebe zu testen und zu reduzieren: Einfach Teige mit unterschiedlichem Salzgehalt erstellen, zu Brot backen und probieren. Ganz Mutige lassen es in einer Teigvariante vielleicht auch mal ganz weg (wie die Bäcker in der Toskana) und schauen, ob das ungesalzene Brot schmeckt. Und wer Abwechslung mag, kann das Brotrezept auch mal mit Körnern oder Nüssen verfeinern und mit Gewürzen eine ganz persönliche Note reinbringen: Ob Ingwer, Anis, Kümmel, Koriander, Basilikum oder Oregano – probieren Sie einfach mal aus, was Ihnen schmeckt.

Beilagen sind nicht nur Beiwerk

Auch Beilagen wie Reis, Kartoffeln oder Nudeln bekommen oft nicht die geschmackliche Aufmerksamkeit, die sie verdienen. Viele – auch wir – verkennen sie als sättigende Grundlage und lassen sie in einem Meer aus Soßen, Ketchup und Öl untergehen – im wahrsten Sinne des Wortes. Eigentlich schade, denn auch sie haben ihren ganz eigenen Geschmack. Basmatireis, Jasminreis, Risottoreis, Milchreis, Sushireis oder Paellareis – es gibt ihn nicht nur in vielen verschiedenen Sorten, sondern auch in unterschiedlichen Kornlängen und Verarbeitungsstufen, vom Wildreis bis zum weißen Reis. Das bietet viele Möglichkeiten, um den eigenen Geschmacksfavoriten herauszufinden. Und mit Gewürzen wie Kardamom, Safran, Nelken oder Lorbeer kann man Reis beim Kochen noch seine ganz eigene Note geben, sodass oft gar keine Soße mehr nötig ist.

Und was die Kartoffel angeht, reicht schon ein Besuch auf dem Wochenmarkt, um sich von ihrer Geschmacksvielfalt zu überzeugen. Ob »Linda« oder »Sieglinde«, lassen Sie sich von einem Gemüsehändler einfach ein paar unterschiedliche Sorten empfehlen, einpacken und probieren Sie zu Hause, wie unterschiedlich sie schmecken. Kartoffelsommeliers verkosten die Knolle meist einfach in Salzwasser gekocht, um ihren Favoriten zu küren. Auch wir haben die Kartoffel aus der Beilagennische befreit, in die wir sie jahrelang gedrängt hatten, und essen sie jetzt viel öfter ganz bewusst und als Hauptgericht, zum Beispiel im Ganzen als Pellkartoffel mit Kräuterquark; als Scheiben im Ofen gebacken mit Olivenöl, frischem Rosmarin und Hagelsalz; gestampft zusammen mit Möhren (und einem Spiegelei obendrauf) oder gerieben als Kartoffelpuffer mit Apfelmus.

Und weil im Einfachen oft der größte Genuss steckt, sind wir bei den Nudeln sogar zum Selbsterzeuger geworden: Mehl und Wasser – mehr ist für eine leckere Pasta nicht nötig, wie wir in einem Video von Jamie Oliver (jamieoliver.com) gesehen haben. Wir konnten es kaum glauben, haben es daher in der eigenen Küche ausprobiert und waren

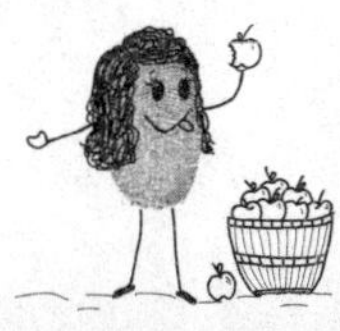

alle vier von dem Geschmack so begeistert, dass wir Ihnen nur empfehlen können, es auch mal zu versuchen.

Nudelrezept

Zutaten:

- Weizenmehl Type 405 (pro Portion zwei große Handvoll)
- Wasser (pro Portion etwa 6 Esslöffel)

Zubereitung:

- Mehl und Wasser in eine Schüssel geben und mit einem Löffel verrühren, bis eine feste Masse entsteht.
- Den Teig mit der Hand zu einer Kugel formen und noch etwas Mehl hinzufügen, bis er nicht mehr an den Fingern klebt.
- Die Teigkugel auf einer bemehlten Unterlage kräftig durchkneten und mit einem Nudelholz etwa 2 mm dünn ausrollen.
- Die Teigfläche gleichmäßig mit Mehl bestreuen und locker zu einer Wurst rollen.
- Die Teigrolle mit einem scharfen Messer in etwa 0,5 cm dicke Scheiben schneiden.
- Die Scheiben in beide Hände nehmen und mehrfach durchschütteln, um die Nudelstränge zu trennen.
- Die Nudeln in sprudelnd kochendes Salzwasser geben und nach 2 Minuten durch ein Sieb abgießen.

Wir waren sehr gespannt, als wir unsere erste selbst gemachte Pasta probierten. Um ihren Geschmack nicht zu verfälschen, haben wir sie zuerst einmal pur gekostet: Keiner aus unserer Familie konnte glauben, dass diese Nudeln selbst gemacht waren und aus nur zwei Zutaten bestanden. Dann haben wir sie mit etwas Olivenöl probiert und zum Schluss noch Parmesan darübergerieben, der die feinen Getreidearomen von Nudeln hervorhebt. Und es war jedes Mal ein Genuss!

Mittlerweile machen wir die Nudeln ganz oft selbst und schwenken sie nach dem Kochen einfach in einer Pfanne mit Olivenöl, Knoblauch und roten Zwiebeln. Auf dem Teller tun wir dann noch Tomaten- und Avocadowürfel dazu und streuen etwas Parmesan drüber – fertig ist ein sehr geschmackvolles Gericht, das in etwa 15 Minuten zubereitet ist.

Parmesan und Tomaten, vor allem die getrockneten, verleihen Gerichten übrigens viel Umami-Geschmack, ebenso wie schwarze Oliven, Sojasoße und Sardellen. Man muss dafür also gar nicht immer zu Fleisch greifen.

Mehr als ein gutes Mundgefühl

Olivenöl schmeckt nicht nur zu Nudeln, es eignet sich auch, um mal auf Geschmacksunterschiede zu achten und zu vergleichen. Experten empfehlen »nativ gepresstes Olivenöl extra«, das häufig die italienische Bezeichnung »extra vergine« trägt und direkt aus den Oliven gepresst wird. So bleiben alle wertvollen Geschmacksstoffe erhalten. Liegt das Mindesthaltbarkeitsdatum noch ein Jahr oder länger entfernt, handelt es sich mit großer Wahrscheinlichkeit um frisches Öl aus der letzten Ernte. Ansonsten gilt: Einfach probieren! Denn je nach Sorte und Herkunftsregion schmecken die Öle ganz unterschiedlich – manche pfeffrig, andere mild, sodass jeder selbst herausfinden kann, was er am liebsten mag. Und wer experimentierfreudig ist, kauft sich mal ein neutral schmeckendes Öl wie Distel- oder Rapsöl und gibt ihm mit frischen Kräutern wie Basilikum oder etwas abgeriebener Fruchtschale unbehandelter Bio-Zitrone oder Bio-Orange einen ganz besonderen Geschmack. Eigene Ölkreationen schmecken nicht nur super zu Weißbrot, sondern auch auf reinen Blattsalaten.

Experten zufolge ist Öl generell sehr wichtig für das Geschmackserlebnis. Denn im Vergleich zu den reinen Geschmacksstoffen sind die meisten Aromastoffe kaum wasserlöslich, dafür aber fettlöslich. Das

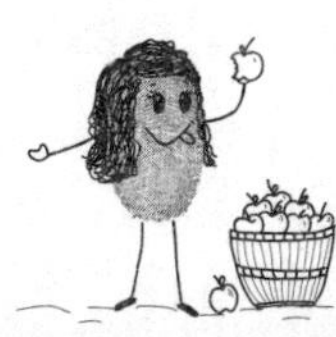

bedeutet, dass Öl (und natürlich auch anderes Fett wie Butter oder Schmalz) Aromen aus Kräutern, Salaten, Gewürzen, Gemüse und Co aufnimmt und bindet, sodass sie erst beim Kauen im Mund langsam frei werden.

Wie wichtig das für den Geschmack ist, können Sie mit einem einfachen Salatexperiment selbst wahrnehmen. Lassen Sie in Ihrem Dressing zunächst einmal das Öl weg und probieren Sie es zusammen mit dem Salat. Geben Sie dann etwas Öl dazu, vermischen Sie alles und probieren Sie erneut. Merken Sie den Unterschied? Das Geschmackserlebnis ist jetzt ein anderes, weil sich die Aromastoffe aus den Salatzutaten intensiver wahrnehmen lassen und das Mundgefühl angenehmer ist. Denn Fett erleichtert auch das Kauen und Vermischen der Speisen im Mund, weil es die Reibung vermindert.

Genau wie das mechanische Bearbeiten im Mund den Geschmack und das Aroma von Speisen beeinflusst, kann sich auch die Verarbeitung von Lebensmitteln darauf auswirken. Um das zu demonstrieren, braucht man nicht mehr als ein Messer, eine Vierkantreibe und einen Apfel:

Nehmen Sie einen Apfel Ihrer Wahl, vierteln und entkernen Sie ihn. Ein Viertel schneiden Sie in zwei Hälften, das zweite in dünne Scheiben, das dritte raspeln Sie grob in Streifen, und das vierte reiben Sie ganz fein zu Mus. Probieren Sie nun nach und nach jede Art des Apfels ganz bewusst, schließen Sie dabei die Augen, schnuppern Sie und schmecken Sie genau hin. Sie werden überrascht sein, wie die einzelnen Zerteilungsschritte den Geschmackseindruck beeinflussen, nicht nur, weil sich die Konsistenz und Textur des Apfels ändert, sondern vor allem, weil durch das Zerkleinern Zellen im Apfel zerstört werden und chemische Reaktionen unter Sauerstoffeinwirkung stattfinden können. Das lässt nicht nur mehr Aromastoffe frei werden, sondern auch neue entstehen.

Auch bei Kräutern lassen sich diese Unterschiede gut wahrnehmen: Glatte Petersilie zum Beispiel schmeckt ganz anders, je nachdem, ob man sie frisch als gezupftes Blatt probiert, in gehackter Form, gemörsert oder als Trockenkraut. Experten sprechen dabei von konstitutiv gebildeten Aromastoffen, die in Obst, Gemüse, Kräutern und Gewürzen nicht nur durch das Zerkleinern gebildet werden, sondern auch durch den pflanzlichen Stoffwechsel, Ernte, Lagerung oder Trocknung entstehen. Bei fertig gemahlenen Gewürzen und getrockneten Kräutern ist das Aroma daher oft geringer als bei frisch verarbeiteten, weil sich die wertvollen ätherischen Öle daraus ziemlich schnell verflüchtigen. Frisch gehackte Kräuter oder frisch gemörserte Gewürze können Speisen also einen viel intensiveren Geschmack verleihen.

Warten mit dem Würzen

Experten raten außerdem, nicht alles schon in der Pfanne und im Kochtopf zu würzen, sondern variabel auf dem Teller abzuschmecken, etwa mit grobem Salz oder Pfeffer und mit verschiedenen Kräutern. Dadurch schmeckt dann nicht alles gleich, sondern jeder Bissen ein bisschen unterschiedlich. Und Abwechslung ist beim Essen sehr wichtig. »Denn wir gewöhnen uns sehr schnell an einen bestimmten Geschmack oder ein Aroma und nehmen beide, wenn sie sich nicht verändern, ab der dritten oder vierten Gabel gar nicht mehr richtig wahr«, erklärt Aromaexperte Vilgis im Interview mit *GEO Wissen*. So seien zum Beispiel auch Bananen-Chips in einem Naturjoghurt viel abwechslungsreicher für den Geschmackssinn als ein reiner Bananenjoghurt, weil nicht jeder Löffel nach Banane schmecke, sondern das Aroma nur dann frei werde, wenn man auf einen Chip beiße. Darüber hinaus macht natürlich auch der Texturkontrast zwischen knusprigen Chips und cremigem Joghurt den Bissen im Mund interessanter. Es sind also ganz kleine und einfache Veränderungen, die unsere Aufmerksamkeit beim Essen steigern und Speisen aufregender machen. »Wenn es etwas gibt, das unser Gehirn im Geschmack sucht, dann sind es Neuigkeiten«, sagt auch der dänische Geschmacksforscher Per Møller von der Universität Kopenhagen in der *ZEIT*.

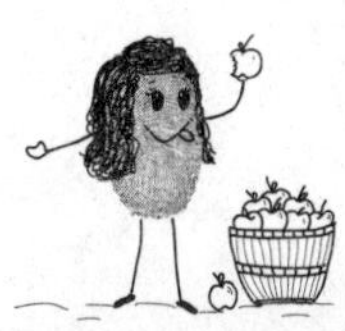

Gute Köche spielen mit all diesen Effekten, damit ihre Gerichte nicht langweilig werden. So richten sie auf einem Teller zum Beispiel auch heiße und kalte Speisen nebeneinander als Kontrast an, erzeugen mit Gewürzen wie Chili oder Minze mal eine Wärme- und mal eine Kälteempfindung oder überraschen mit einem Paprika-Chili-Eis, das auf der Zunge brennt. Darüber hinaus müssen sie quasi nebenbei Chemiker und Physiker sein und schon bei der Zubereitung ihrer Kreationen genau wissen, wie sie Aromen mit der richtigen Temperatur bestmöglich zur Geltung bringen. Denn die reagieren auf Hitze ganz unterschiedlich: Manche verflüchtigen sich sehr schnell, manche eher träge, und andere entstehen erst bei hohen Temperaturen, etwa Röstaromen. Um bei einem Schmorgericht das ganze Spektrum an abwechslungsreichen Aromen zu erhalten, empfehlen Experten daher, einen Teil aller Kräuter und Gewürze schon anfangs hinzuzugeben und mitzuschmoren, den Rest aber erst am Ende kurz vor dem Essen beizufügen.

Aber auch bei unverarbeiteten Lebensmitteln spielt die Temperatur für den Geschmackseindruck eine Rolle. Das können Sie leicht testen, indem Sie zum Beispiel eine Tomate derselben Rispe über Nacht in den Kühlschrank tun, eine andere bei Zimmertemperatur liegen lassen und dann beide probieren. Die kalte Tomate hat deutlich weniger Aroma. Denn je wärmer es ist, desto mehr der flüchtigen Moleküle werden im Mund frei und können die Riechzellen besser erreichen. Neben den Aromen verändert sich aber auch die Intensität der Grundgeschmacksarten je nach Temperatur der Speisen. Am Beispiel von Kaffee und Speiseeis haben wir das ja bereits beschrieben. Aber auch an einer Tomatensuppe lässt sich deutlich machen, wie temperaturabhängig Geschmack und Aromen sind. Wenn Sie mal wieder eine gekocht und heiß kräftig abgeschmeckt haben, dann lassen Sie einfach mal einen Teil davon übrig und abkühlen. Sobald die Suppe eiskalt ist, probieren Sie noch mal: Sie werden überrascht sein, wie fad sie schmeckt. Gerichte, die heiß zubereitet, aber kalt gegessen werden, sollte man daher erst nach dem Abkühlen abschmecken.

Generell eignet sich das Kochen einer Tomatensuppe sehr gut für ein Geschmackstraining. Zum einen lässt sich beim Zubereiten Schritt für Schritt eine neue Zutat hinzufügen und nach jeder Zugabe probieren und schmecken, was sich verändert hat. Zum anderen kann die Salzmenge in kleinen Schritten variiert und probiert werden, ob nicht auch weniger für einen guten Geschmack ausreicht. Alternativen für das Salz in der Suppe sind nämlich nicht nur Gewürze wie Pfeffer, Oregano, Lorbeer oder Rosmarin, sondern auch frische Kräuter wie Basilikum, Minze, Koriander oder mit etwas Öl in der Pfanne geröstete Zwiebeln und Knoblauch.

Mehr Mut für mehr Geschmack

Der Alltag bietet uns viele Möglichkeiten, um den Geschmackssinn zu trainieren und den einen oder anderen Überraschungsmoment zu erleben. Ob Brot, Käse, Obst, Gemüse, Bier, Wein, Saft, Kaffee, Tee, ja sogar Mineralwasser – Lebensmittel und Getränke gibt es meist in vielen verschiedenen Sorten, die man auf Geschmack und Aromen hin vergleichen kann, um Unterschiede festzustellen und seinen Favoriten zu küren. Und mit etwas Übung werden Sie dann vielleicht Ihr eigener Apfel- oder Biersommelier.

Natürlich helfen uns frische und wenig verarbeitete Zutaten eher als Fertiggerichte, unseren Geschmack neu zu entdecken. Das heißt aber nicht, dass wir uns gleich alle alten Essgewohnheiten mit Tiefkühlpizza und Co verbieten müssen. Viel besser ist es, ganz ungezwungen, mit Freude und ohne Verbote, etwas Neues auszuprobieren. Dafür ist immer ein Besuch auf dem Wochenmarkt gut, um mal Obst, Gemüse und Kräuter der Saison bei einem regionalen Anbieter zu kaufen. Die sind nämlich besonders aromareich und geschmackvoll, weil er sie reif geerntet hat und frisch anbietet. Daraus selbst etwas zu kochen kostet nicht viel Zeit. Und man muss auch kein erfahrener Koch sein: Jeder kann leckere Gerichte zubereiten, man muss sich nur trauen und etwas experimentierfreudig sein. Nehmen wir wieder die

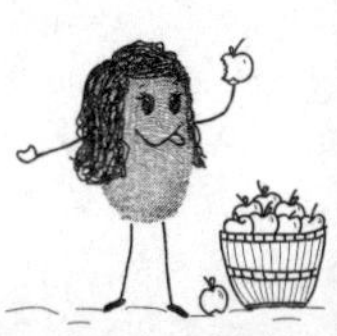

Kartoffel als Beispiel: Die kann man kochen, dünsten, backen, grillen, frittieren, stampfen, pürieren, raspeln und dadurch jedes Mal anders schmecken lassen. Probieren Sie es einfach aus und verwenden Sie dabei mutig Kräuter und Gewürze. Denn die bieten viel Raum fürs Experimentieren: Petersilienkartoffeln oder Kartoffelpüree mit Muskat kennen sicher viele. Aber haben Sie schon mal Rosmarin, Dill, Minze, Kerbel, Tonkabohne, Kurkuma oder Kreuzkümmel dazu probiert? Der Vorteil beim Selbstkochen ist, dass schon die Zubereitung des Essens alle Sinne erregt und dank intensiver Aromen und Düfte bereits eine gewisse Befriedigung und Sättigung einsetzt – beste Voraussetzungen also, um anschließend mit Genuss und viel Zeit das gekochte Mahl zu verspeisen.

Kau dich glücklich!

Natürlich kann man nicht nur zu Hause, sondern auch im Restaurant oder in der Kantine seine Geschmackswahrnehmung trainieren, wichtig ist nur, aufmerksam zu essen. Das heißt, die Gabel zwischen zwei Bissen immer mal wieder abzulegen und ganz bewusst auf den Geschmack, die Aromen und die Textur zu achten und einen Bissen nicht gleich hinunterzuschlingen, sondern lange im Mund zu lassen und häufiger zu kauen. Haben Sie schon mal darauf geachtet, wie oft Sie Zähne und Kiefer bemühen, bevor Sie einen Bissen Richtung Magen schicken? Experten zufolge kauen wir ihn im Durchschnitt nur noch sechsmal. Wer weiß denn auch schon, dass mit dem Zerkleinern der Speisen im Mund die Verdauung beginnt, weil Enzyme aus dem Speichel bereits Bestandteile aus dem Essen aufspalten und so für die Aufnahme im Darm vorbereiten? Außerdem können umso mehr Geschmacks- und Aromastoffe aus den Speisen frei werden und unsere Sinne erregen, je öfter und länger wir kauen. Das intensiviert das Geschmackserlebnis beim Essen und sorgt dafür, dass wir weniger essen und uns trotzdem satt fühlen. Denn wenn wir häufiger kauen und Speisen länger im Mund haben, lassen wir Sättigungssignalen genug

Zeit, im Gehirn anzukommen. Auf das Kauen zu achten ist also nicht nur ein guter Tipp für alle, die abnehmen wollen, sondern auch für die, die ihren Geschmackssinn trainieren wollen. Ein Bissen verändert sich im Geschmack und in den Aromen, wenn Sie ihn 15 Mal oder 40 Mal kauen – probieren Sie es aus. Und trauen Sie sich dabei auch zu schmatzen und zu schlürfen – für das volle Geschmackserlebnis darf man seine gute Kinderstube ruhig einmal kurz vergessen. Lebensmittelprüfer und Sommeliers tun das schließlich auch.

Von denen können wir übrigens noch viel mehr lernen, wenn es darum geht, maximalen Geschmack und volles Aroma aus unserem Essen herauszuholen: Zwei Stunden vor und während einer Prüfung dürfen sie zum Beispiel nicht rauchen und auch keinen Kaffee trinken, weil dadurch die Bitterrezeptoren auf der Zunge über einige Stunden aktiviert werden und den Geschmack verfälschen. Auch auf Rasierwasser und Parfüm müssen sie verzichten, um den Geruchssinn nicht zu irritieren. Und zwischen zwei Proben essen die Prüfer Weißbrot und trinken stilles Wasser, um Geschmacksstoffe schneller von den Sinneszellen auf der Zunge zu lösen.

Manche Experten empfehlen auch, die Zunge mit einem Bürstchen zu reinigen, wenn sie weißlich belegt ist, um die Geschmackswahrnehmung zu verbessern. Ganz so streng wie die Profis müssen Sie natürlich nicht mit sich sein. Suchen Sie sich einfach aus, was Ihnen Spaß machen würde. Vielleicht war ja der eine oder andere Versuch für Sie dabei, das würde uns freuen. Ansonsten trauen Sie sich, Neues auszuprobieren, und versuchen Sie, Bekanntes bewusster wahrzunehmen. So werden Sie mit ein bisschen Übung zum Genießer – vielleicht ja sogar zum Gourmet.

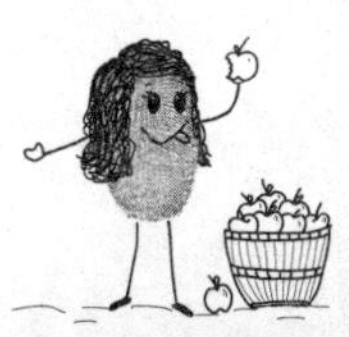

Hören
Ich bin ganz Ohr

Die Basis des Hörens

Er ist die ganze Zeit auf Empfang, es gibt keine Chance, den Hörsinn mal auszuschalten, ihm zu entkommen. Schmerzlich merken wir das, wenn der Partner auch nachts nicht still sein kann. Dann wird das, was den Hörsinn auszeichnet, zu einer Qual: seine große Sensibilität. Leiseste Geräusche nimmt er wahr, laute erst recht. Natürlich, vor ein paar Hunderttausend Jahren war das immens wichtig, um Feinde auch dann zu entdecken, wenn man sie nicht sehen konnte und sie sich anschlichen. Der leise Atemhauch in der Nähe bedeutete höchste Gefahr. Der (oft nicht ganz so leise) Atemhauch nebenan im Bett aber ist nur eine Gefahr für die Nachtruhe. Wir können die Empfindlichkeit unserer Ohren aber nicht einfach runterdimmen wie die eines Mikrofons, sie reagieren einfach jederzeit auf Töne, Klänge und Geräusche, auch wenn die nicht immer bis in unser Bewusstsein dringen, etwa wenn wir tief schlafen.

Wellen aus Schall

Das, was da auf die Ohren trifft, bewegt sich wellenförmig und mit 340 Metern in der Sekunde – mit Schallgeschwindigkeit eben. Es handelt sich, sehr vereinfacht gesagt, um Luft, die durch die Energie aus der Schallquelle (etwa ein platzender Luftballon) zusammengepresst wird und sich als Druckschwankung ausbreitet. Im Laufe der zurückgelegten

Strecke verlieren diese Schallwellen Energie, am Ende muss dann gar nicht allzu viel übrig sein, gerade so viel, dass die Luft in unseren Gehörgängen bewegt und das Trommelfell am inneren Ende ausgelenkt wird. Auf der anderen Seite, im Mittelohr, sitzt die Gehörknöchelchenkette: Direkt auf dem Trommelfell ist der sogenannte Hammer, der die Energie aufnimmt und durch Bewegung direkt an das nächste Knöchelchen weitergibt, den Amboss, und der wiederum an den Steigbügel, den dritten im Bunde. Nun findet ein Wechsel statt, vom Mittelohr ins Innenohr, und das bedeutet gleichzeitig, dass die Energie von Luft auf Flüssigkeit übertragen werden muss. Das macht der Steigbügel, der sie über ein kleines Häutchen an das Innenohr abgibt.

Zugegeben, das klingt alles sehr kompliziert. Aber der Sinn dahinter ist ein ganz einfacher: Ohne das, was im Mittelohr passiert, würden wir vieles nicht hören können. Denn normalerweise geht sehr viel Energie verloren, wenn Schall in der Luft auf Wasser trifft, er wird davon stark reflektiert. Die bewegliche Gehörknöchelchenkette verstärkt den Schall aber um mindestens das 18-Fache. Anders formuliert: Ohne das Mittelohr gingen 98 Prozent der Schallenergie verloren.

Die Evolution hat sich aber noch etwas einfallen lassen und dem Menschen eine Art Notbremse geschenkt.

Klein, aber oho!

Nur sieben Millimeter lang ist er, der Musculus stapedius, und ziemlich wichtig. Denn der kleinste (quergestreifte) Muskel des Menschen sorgt im richtigen Moment für Ruhe, dann nämlich, wenn es zu laut wird. Damit schont er nicht nur unsere Nerven, sondern auch das Innenohr. Eine Station vorher, im Mittelohr, verrichtet er sein Werk: Er setzt am Steigbügel an. Wird es draußen zu laut, ab etwa 75 Dezibel (das entspricht lautem Straßenlärm), spannt sich der Musculus stapedius an und zieht am Steigbügel. Der wird dadurch unbeweglicher, die Weiterleitung des Schalls wird schlechter, das Innenohr mit seinen fragilen Strukturen geschützt vor zu viel Energie – und der Mensch hört den

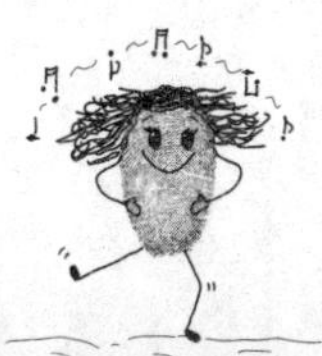

Lärm gedämpfter. Stapediusreflex nennt sich dieser Automatismus, Hals-Nasen-Ohren-Ärzte nutzen ihn für die Funktionsmessung des Mittelohres. Bei manchen Menschen ist der Stapediusmuskel allerdings gelähmt, sie hören laute Klänge häufig als unangenehmes Klirren. Ursache für die Lähmung ist meist ein geschädigter Nervus facialis, der Gesichtsnerv, über den der Muskel kontrolliert wird. Der Nerv kann zum Beispiel durch einen Schädelbruch reißen oder von einem Herpesvirus infiziert sein.

Ganz schön viel Druck

Was wir umgangssprachlich als Lautstärke bezeichnen, ist physikalisch die Stärke der Druckschwankungen, die Schallwellen bei ihrer Ausbreitung in der Luft erzeugen. Diesen Schalldruck kann man messen. Der Messwert wird als Schalldruckpegel bezeichnet und in der Einheit Dezibel (dB) angegeben. Je höher er ist, desto lauter nehmen wir ein Geräusch wahr. Ein paar Beispiele: Die Hörschwelle liegt bei 0 dB, ein ruhiges Zimmer in der Nacht bei 20 dB, ein leises Radio bei 40 dB, eine Unterhaltung bei 60 dB, eine Stadtautobahn bei 85 dB, ein Presslufthammer bei 100 dB, eine laute Disko bei 110 dB, eine Trillerpfeife direkt am Ohr bei 130 dB, eine Spielzeugpistole in 25 cm Entfernung bei 150 dB und direkt am Ohr bei 170 dB. Die Schmerzgrenze liegt übrigens bei 120 dB – sie wird von einer Spielzeugpistole also deutlich überschritten.

Das besondere Schneckenhaus

Die wichtigste Struktur im Innenohr ist die Cochlea. Sie sieht aus wie ein Schneckenhaus mit zweieinhalb Windungen und besteht innen aus drei zarten, schlauchartigen Gebilden, in denen sich eine Flüssigkeit befindet, die sogenannte Lymphe. Stößt nun an der Grenze vom Mittelohr zum Innenohr der Steigbügel gegen das dünne Häutchen, bewegt es sich und löst eine Druckwelle aus, die durch die Lymphe läuft. Auch das sogenannte Corti-Organ wird davon erfasst, das sich zwischen zwei der Schläuche befindet. Es beherbergt die Sinneszellen fürs Hören, die Haarzellen. Zwei verschiedene Arten gibt es davon, die äußeren und die inneren. Beide haben bis zu 100 kleine, haarähnliche Fortsätze an ihrem oberen Ende (daher ihr Name), die sogenannten Zilien, und beide haben ganz besondere Fähigkeiten.

Die äußeren Haarzellen sind oben über ihre Zilien mit einem dünnen Häutchen verbunden, einer sogenannten Membran, unten sind sie in einer weiteren Membran verankert. Rollt nun eine Welle an, muss sie die äußeren Haarzellen nur minimal anstupsen, dass es zu einer Scherbewegung kommt und die Zilien ein wenig geknickt werden. Genau das ist ihr Signal, darauf reagieren sie und fangen nun selbst an, sich zu bewegen. Sie haben eine Art Motor (in Wahrheit ist es ein spezielles Protein namens Prestin) in sich, der sie bis zu 20.000 Mal in der Sekunde ausdehnen und wieder zusammenziehen kann, und das auch noch um das Tausendfache ihrer Länge! Auf diese Weise schütteln sie die Membranen ordentlich durch. Und zwar je nach Tonhöhe: Hat ein (tieferer) Ton etwa eine Frequenz von 3000 Hertz (das ist die entsprechende Einheit), dann schüttelt sich auch die Membran an dieser Stelle 3000 Mal in der Sekunde – und die Haarzellen ziehen sich 3000 Mal in der Sekunde zusammen und dehnen sich wieder aus. Wenn ein (hoher) Ton mit 12.000 Hertz eintrifft, dann passiert das alles 12.000 Mal in der Sekunde. Sie können sich die schwingende Membran (natürlich viel, viel langsamer) so vorstellen, als würden Sie und jemand anderes eine Decke an den entgegengesetzten Seiten greifen

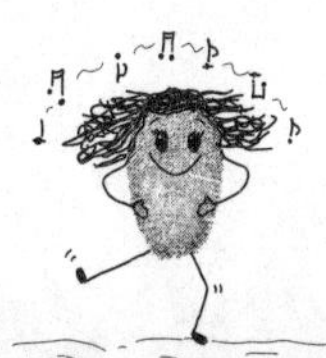

und ausschütteln, um alle Krümel darauf loszuwerden. Oder wenn es ein bisschen schneller sein soll: Denken Sie an die Klinge eines Elektrorasierers, die sich auch mehrere Hundert Male in der Sekunde hin und her bewegt. Krümel und Barthaare gibt es im Ohr nicht, aber die anrollende Welle wird so angetrieben und bis zu tausendfach verstärkt. Erst dadurch können wir einen Ton wahrnehmen, denn die anfängliche Welle allein wäre zu schwach.

Eine Winzigkeit reicht aus

Dabei sind die Zellen, die fürs eigentliche Hören zuständig sind, sehr empfindlich, sie reagieren auf kleinste Bewegungen. Diese inneren Haarzellen haben genauso wie ihre äußeren Schwesterzellen Härchen auf der Oberseite, die Zilien. Und auch diese müssen abgeknickt werden, damit sie reagieren. Bei ihnen reicht allerdings eine Ablenkung um nur 0,3 Nanometer. Das ist schon sehr, sehr empfindlich: 0,3 Nanometer entsprechen etwa der Größe eines Wassermoleküls!

Apropos Empfindlichkeit: Das Innenohr mit der Cochlea liegt zwar gut geschützt im härtesten Knochen des Menschen, dem Felsenbein. Da jedes Ohr aber nur etwa 3500 innere Haarzellen besitzt (in den Augen sind es hingegen Millionen Sinneszellen!), sollte man sehr pfleglich mit diesen zarten Geschöpfen umgehen, sie also nicht mit allzu lautem Schall unter Druck setzen. Denn fast alles an ihnen ist fragil, die Härchen oben können etwa abreißen, wenn dauerhaft extrem Lautes auf das Ohr einwirkt.

Lässt allerdings mit etwa 50 Jahren die Hörfähigkeit nach, sind meist die äußeren Haarzellen dafür verantwortlich, die ja nicht für das eigentliche Hören zuständig sind, sondern »nur« für die Verstärkung. Aber Sie müssen sich einfach vorstellen, welch harte Arbeit diese Zellen leisten, gerade die, die für die hohen Töne zuständig sind, denn sie müssen sich ja tausendfach in der Sekunde ausdehnen und wieder zusammenziehen. Kein Wunder, dass es da irgendwann zu Ermüdungserscheinungen kommt. Und dann fehlt im Ohr die Motor- und damit die Verstärkerfunktion für die hohen Hörfrequenzen, was sich als teilweiser Hörverlust bemerkbar macht.

Zwei für die Ortung

Das kann auch das Gehirn nicht richtig ausgleichen, das ja sonst immer mal einspringt, wenn es irgendwo hapert. Generell ist es beim Hören ein bisschen anders als bei anderen Sinnen – auch wenn zunächst mal die Signale wie immer von der Quelle zum Ort der Auswertung gelangen müssen, also vom Ohr – genauer: vom Innenohr – zum Gehirn – genauer: zunächst zum Hirnstamm, einem weniger komplexen Teil des Gehirns, der allerdings für wichtige Funktionen wie Atmen oder die Regelung des Blutdrucks zuständig ist. Der Hörsinn hat dort mehrere Areale, in denen erste Verarbeitungen beginnen: zunächst die sogenannten Nuclei cochlearis und dann die Nuclei olivares.

Bei Letzteren passiert nun schon etwas, das es so nur beim Hörsinn gibt: Es wird berechnet, woher das Sinnessignal kommt, ob von links oder von rechts, von weit entfernt oder aus der Nähe. Beim Sehen oder Tasten spielt die Ortung keine Rolle, da passiert es quasi von ganz allein, hier bekommt das Gehirn nämlich Signale, die strikt nach der Seite getrennt sind. Beim Hören aber muss der Ort, an dem das Signal entstanden ist, noch bestimmt werden. Ob früher das Knacken eines Zweiges oder heute das Hupen eines Autos: Gerade bei plötzlichen Geräuschen ist ungemein wichtig zu wissen, woher sie kommen, denn sie könnten eine Gefahr bedeuten. Für die Ortsbestimmung hat uns die Evolution unter anderem zwei Ohren geschenkt. Kommt der Schall nur etwas von der Seite und nicht von genau frontal, dann trifft er nicht nur zu unterschiedlichen Zeitpunkten auf das rechte und linke Ohr, sondern auch (minimal) unterschiedlich laut. Das Gehirn bemerkt schon eine Differenz von 0,00001 Sekunden. Auch die Stärke des Schalls (ein weiter entferntes Geräusch ist nicht so intensiv wie eines aus der Nähe) weist auf seine Quelle hin. Die Ortung des Schalls

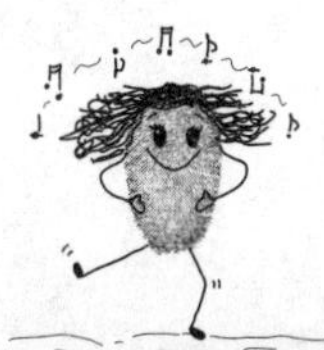

ist auch der Grund dafür, dass das Hören im Gehirn etwas anders verarbeitet wird als die anderen Sinne: Die eintreffenden Informationen werden nicht strikt nach Seiten getrennt, sondern jedes Innenohr ist mit beiden Gehirnhälften verbunden.

Eine wichtige Rolle bei der Ortung spielt auch die Ohrmuschel. Sie mag vielleicht nicht danach aussehen, aber sie lenkt den Schall mit ihren individuellen Formen auf ganz spezielle Art und Weise ins Innere des Ohres hinein, Änderungen der Quelle (wenn die sich etwa bewegt) oder der Lage der Ohrmuschel (etwa durch Drehen des Kopfes) lassen den Schall jeweils unterschiedlich ins Ohr und führen dadurch auch zu Änderungen im Innenohr, die registriert und als Erstes im Hirnstamm ausgewertet werden.

Von dort geht es (mit allen Höreindrücken, nicht nur mit den Zeitunterschieden) zunächst weiter im Hirnstamm zu den nächsten Umschaltstationen, in denen die Schallquelle auch noch mal geortet wird. Dann geht es ins Gehirn hinein, zunächst ins Mittelhirn, und von dort in den sogenannten auditorischen Cortex. Hier passiert der Hauptteil der Verarbeitung, die neu hereinkommenden Höreindrücke werden etwa abgeglichen mit schon bekannten, abgespeicherten Informationen. Deswegen kann man zum Beispiel Sprachen verstehen, die man einmal gelernt hat. Es findet aber auch eine emotionale Wertung statt, ein Song wird etwa als schön oder grausig empfunden, auch weil vielleicht Erinnerungen damit verbunden sind. Das zeigt: Hören ist so viel mehr als die Wahrnehmung von Schallwellen.

Erlebnis Hören

Der Schwede Kåre Walkert brachte es als lautester offiziell erfasster Schnarcher mit 93 Dezibel ins Guinnessbuch der Rekorde. Nur zum Vergleich: Ein LKW ist leiser. Wenn ich, Ragnhild, nachts neben meinem Mann liege, dann denke ich oft, er trainiert eifrig dafür, den

Schweden zu schlagen – ehrgeizig war er schon immer! Aber zum Glück gibt es ja Ohrstöpsel. Die retten mich seit Jahren durch so manche Nacht: Von Ohropax Classic bis Hansaplast Lärmstop – mein Gehörgang hat sie alle schon beherbergt. Nacht für Nacht, Woche für Woche, Jahr für Jahr lassen sie mich trotz des nächtlichen Lärms schlafen. Eines Morgens aber wachte ich auf und konnte auf dem linken Ohr kaum mehr etwas hören. Alles klang dumpf, so als würde der Stöpsel noch im Gehörgang stecken, obwohl ich ihn herausgenommen hatte. Die Ursache war mir schnell klar: Durch das allabendliche Zustöpseln musste sich in meinem Gehörgang viel Ohrenschmalz angesammelt haben. Das ist ja im Grunde sehr nützlich, weil es den Gehörgang vor Austrocknung und Infektionen schützt. Und eigentlich transportieren feinste Härchen es zusammen mit darin gefangenen Schmutz- und Staubpartikeln ständig nach draußen Richtung Ohrmuschel. Diesen Weg hatte ich aber mit den Stöpseln jeden Abend blockiert, sodass sich das Ohrenschmalz aufgestaut haben musste und jetzt wohl den Gehörgang verschloss. So muss sich ein Kind fühlen, das sich eine Erbse ins Ohr gesteckt hat, dachte ich. Der HNO-Arzt, bei dem ich kurze Zeit später saß, bestätigte meinen Verdacht und warf seinen Ohrsauger an – jedoch ohne Erfolg. »Das kann jetzt etwas wehtun!«, warnte er und nahm sich eine Pinzette zu Hilfe. Mit der zog er etwas aus meinem Ohr, das mich stark an einen zerkauten Werther's Original Schoko Toffee erinnerte – eine Erbse ist nichts dagegen! Ich konnte mein Entsetzen nicht verbergen, aber der HNO-Arzt lachte nur und meinte, so was kriege er öfter zu sehen. Er reinigte auch noch mein anderes Ohr und verabschiedete mich mit den Worten: »Viel Spaß beim Hören!«

Als ich draußen vor der Praxis stand, wusste ich, was er meinte. Meine Ohren nahmen Geräusche wahr, die jahrelang nicht mehr den Weg bis zu meinem Trommelfell gefunden hatten. Das Knistern meiner Haare im Wind konnte ich hören, das Knirschen des Bodens unter meinen Schuhen, und ich hörte mich selbst gestochen scharf sprechen. Meine Kinder hatten mich immer damit aufgezogen, dass ich lispeln würde,

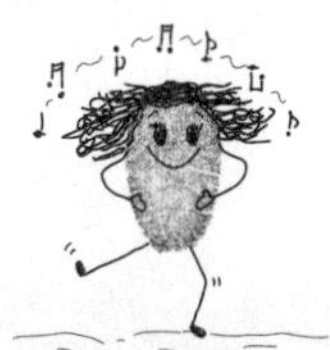

wenn ich rummeckerte. Jetzt wusste ich genau, was sie meinten. Denn ich konnte mich das S in all seinen Varianten aussprechen hören. Auch zu Hause tat sich eine neue Welt auf: Die Klospülung klang wie die Niagarafälle, die Kaffeemühle wie eine Kreissäge. Kaum zu glauben, was ich alles nicht mehr richtig gehört hatte! Es muss über die Jahre hinweg mit dem zunehmenden Schmalz in meinem Ohr peu à peu immer leiser und dumpfer um mich herum geworden sein, sodass ich es gar nicht bemerkt hatte. Deshalb war ich zuerst auch wie elektrisiert von all den Geräuschen, die mich umgaben. Den Unterschied müssen Sie sich in etwa so vorstellen, als würde Ihr Lieblingssong erst von einem 80er-Jahre-Plattenspieler abgespielt und dann von dem neuesten Surroundsystem.

Mit der Zeit habe ich mich zwar schnell wieder an mein neues Hörvermögen gewöhnt, aber die Begeisterung für das Können meines Hörsinns ist geblieben. Bis auf nachts: Da dringen nun leider die Trainingsgeräusche meines Mannes sogar noch durch die Ohrstöpsel, sodass ich mir in manchen Momenten fast den Ohrenschmalzpfropf zurückwünsche. Aber es ist eben wie so oft im Leben: Nichts ist perfekt!

Ordnung im Durcheinander

Schon vor der Geburt erreichen Schallwellen unsere Ohren, und danach vermitteln sie uns eine faszinierende Hörwelt. Rein physikalisch betrachtet besteht die zwar nur aus einem Gewirr von Luftschwingungen, aber dank unseres Hörsinns, der sich im Laufe der Evolution zu einem unschlagbaren Analysesystem entwickelt hat, können wir daraus eine unglaubliche Vielzahl detaillierter akustischer Informationen wahrnehmen, unterscheiden und identifizieren. Wir erkennen zum Beispiel die Stimme unserer Mutter, verstehen Sprache, lassen uns von Musik verzaubern, erschrecken bei lauten Motorengeräuschen oder bemerken leises Blätterrauschen. Und damit nicht genug: Die Stimme eines anderen sagt uns auch noch, ob er fröhlich oder traurig ist, mit vollem Mund spricht, Schnupfen hat oder wo im Raum er sich befindet. All das und noch viel mehr vermittelt uns unser Hörsinn, indem er aus dem riesigen Durcheinander aus Schallwellen die Informationen herausfiltert, die für uns wichtig sind, identifiziert, was sie bedeuten, und ortet, woher sie kommen. Was für eine Höchstleistung! Die uns nur selten bewusst ist.

Dabei brauchen wir nur mal für einen Moment die Augen zu schließen, um ein Gefühl für die unglaubliche Vielfalt an Geräuschen zu bekommen, die uns jederzeit umgibt, ob am Schreibtisch, auf dem Balkon, in der Fußgängerzone oder im Wald: das Klicken der Computertastatur, Vogelgezwitscher, Stimmengewirr, Blätterrascheln, nahe und ferne Geräusche, gleichmäßige und wechselnde, laute und leise, angenehme und störende – es ist alles dabei. Wer das einmal versucht, wird überrascht sein, wie viele Geräusche er unterscheiden und identifizieren kann, die ihm zuvor mit offenen Augen gar nicht bewusst waren.

Sprache und Musik machen den Unterschied

Obwohl wir unserem Gehör nur selten Aufmerksamkeit schenken, lauschen wir doch unaufhörlich auf den äußeren und inneren Klang unseres Lebens. Denn verschließen können wir es nicht, zumindest nicht willentlich. Selbst wenn wir uns die Ohren zuhalten, hören wir noch unser Herz schlagen, unseren Darm blubbern oder unseren Atem rauschen. Unser Hörsinn ist immer wachsam, auch wenn wir schlafen. Das sicherte unseren Vorfahren das Überleben, weil sie zum Beispiel ein Raubtier kommen hörten, bevor sie es sahen, den Schrei des Nachwuchses vernahmen, wenn er in Not war, oder aufhorchten, wenn Beute vorbeilief. Und so lauschten sie, wie alle Säugetiere, auf Geräusche aus der Umwelt, versuchten deren Ursache und Herkunft zu erkunden, lernten, was sie bedeuteten (vor allem, ob Gefahr oder Gutes) und welchen Nutzen sie aus ihnen ziehen konnten. Mit zwei akustischen Entwicklungen hoben sich unsere Urahnen allerdings von den Tieren ab: der Fähigkeit zu sprechen und der zu musizieren. Sie haben uns zu den Menschen gemacht, die wir heute sind.

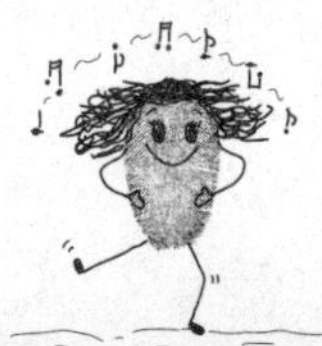

Das phonetische Alphabet

Sprache bedeutet dabei nicht, Laute zu bilden wie aggressives Fauchen oder wohliges Schnurren, mit denen Gefühle wie Wut oder Wohlgefallen kommuniziert werden. Das können viele Tiere auch. Dafür müssen sie beim Ausatmen nur Luft durch die Stimmritze des Kehlkopfes pressen und die Stimmbänder zum Schwingen bringen. Abhängig von ihrer Spannung und Stellung sowie dem Druck des Luftstroms tun sie das mit unterschiedlichen Frequenzen. So entstehen Töne mit verschiedenen Höhen und Lautstärken – Phonation nennen Wissenschaftler diesen Vorgang.

Wir Menschen aber beherrschen etwas, das darüber hinausgeht, weit hinaus: die Kehlkopflaute in hörbare Sprache zu verwandeln. Die Artikulation. Dabei setzen wir verschiedenste Strukturen ein: Lippen, Zähne, Zunge, Gaumen und die Höhlen von Nase, Mund und Rachen. So erzeugen wir Resonanzeffekte, schwächen manche Frequenzen ab und heben andere hervor, um zum Beispiel die Vokale »a«, »e«, »i«, »o«, »u« zu bilden. Die wiederum verbinden wir mit unterschiedlichsten klickenden und zischenden Lauten, den Konsonanten. So entsteht unsere Stimme, die bei jedem von uns einzigartig klingt. Sie ist eine gekonnte, mühsam über Jahre erlernte Kombination aus Phonation und Artikulation. Und die Fähigkeit zu sprechen macht uns als Menschen aus. Sie lässt uns das Leben einordnen in Raum und Zeit, in Vergangenheit, Gegenwart und Zukunft. Dank Sprache können wir nicht nur reflektieren, was wir erlebt haben, und planen, was wir in Zukunft tun wollen, indem wir verschiedene Möglichkeiten abwägen, sondern uns vor allem mit anderen über all das austauschen und unseren Mitmenschen mitteilen, was wir denken, meinen, fühlen, wünschen und wollen. Dabei bringen wir Laute mit bestimmten Melodien hervor, sodass der Zuhörer eine Frage und Antwort unterscheiden kann, und mit unterschiedlicher Klangfarbe, sodass er unsere Stimmung erkennt. Aus der unglaublichen Vielfalt an Klängen, die wir mit unserem Stimmapparat erzeugen können, nutzen wir beim Sprechen aber nur eine begrenzte

Anzahl und formen daraus Wörter, je nachdem in welchem Kulturkreis wir leben. Als Phoneme einer Sprache bezeichnen Wissenschaftler die kleinste Einheit eines gesprochenen Wortes, die uns dessen Bedeutung unterscheiden lässt. Ersetzt man ein Phonem durch ein anderes, ändert sich also die Wortbedeutung wie bei »**B**aum – **R**aum«, »k**ü**ssen – K**i**ssen«, »Wei**n** – wei**ß**«.

Etwa 40 Phoneme gibt es im Deutschen, andere Sprachen verwenden deutlich weniger oder mehr und natürlich auch andere als wir. So steht zum Beispiel das Lautschrift-Symbol /θ/ aus dem Internationalen Phonetischen Alphabet im Englischen als Phonem für das »th« in »think« und im Spanischen für das »c« in »cisne«. Im Deutschen kommt es jedoch nicht vor und klingt für uns daher wie ein gelispelter s-Laut. Wer eine Fremdsprache gelernt hat, weiß, wie genau man oft auf die richtige Aussprache achten muss, um nicht missverstanden zu werden. Hat man einen Muttersprachler als Lehrer, dann spricht man die fremde Sprache später selbst mit weniger Akzent. Und noch etwas ist wichtig: »Um gut zu sprechen, braucht es mehr als nur den formalen Unterricht. Mehr Angebote an Filmen und Fernsehen in der Fremdsprache könnten auch schon helfen«, sagt Sprachwissenschaftlerin Eva Reinisch in *Einsichten*, dem Forschungsmagazin der Ludwig-Maximilians-Universität München. Eine Möglichkeit wäre, dass die Fernsehsender in Deutschland häufiger im Zweikanalton senden, dann könnte man sich aussuchen, ob man die deutsche Version nimmt oder den englischen Originalton. Bei vielen Streaming-Angeboten geht das inzwischen, da kann man die Sprache wählen.

Cocktailparty-Phänomen

Schon beim Lernen der Muttersprache leistet unser Hörsystem Unglaubliches: Es kann nicht nur die einzelnen Phoneme unterscheiden, ihre Kombination zu Wörtern und Sätzen identifizieren und damit verstehen, was jemand sagt, sondern auch erkennen, wer der Sprecher ist, wie er gelaunt ist, wie weit er entfernt ist und aus welcher Richtung

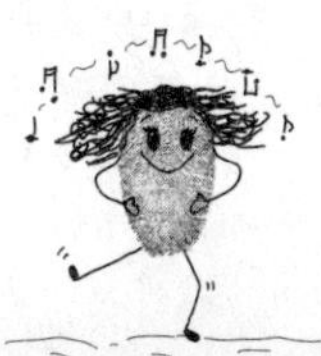

das Gesprochene kommt. Viele Hirnregionen arbeiten dabei eng zusammen, filtern und interpretieren die ankommenden Signale und vollbringen dabei wahre Meisterleistungen. Zum Beispiel wenn wir auf einer Party in ein Gespräch vertieft sind, obwohl der Raum erfüllt ist vom Soundgemisch dröhnender Musikboxen, klirrender Gläser, murmelnder Stimmen und stampfender Tänzer. Selbst in solchen akustischen Extremsituationen können wir uns im lauten Durcheinander quasselnder Menschen auf die einzelne Stimme unseres Gegenübers konzentrieren und sogar noch aufhorchen, wenn jemand im Getümmel unseren Namen ruft. Wissenschaftler sprechen dabei vom Cocktailparty-Phänomen. Dabei analysiert unser Gehirn gleichzeitig eine Vielzahl unterschiedlichster Schallparameter wie Lautstärke, Frequenz und Richtung, filtert die jeweils wichtigen Informationen heraus und blendet unwichtige Umgebungsgeräusche aus dem Bewusstsein aus. Inhaltlich können wir daher auch nur das verstehen, worauf wir unsere Aufmerksamkeit richten. Alles andere rauscht quasi im Hintergrund an uns vorbei. Dass es uns nicht bewusst ist, heißt aber nicht, dass es nicht auch registriert und hinsichtlich der Bedeutung ausgewertet wird. Denn unser Hörsystem ist ständig offen für Informationen aus der Umwelt, es hilft Gutes oder Böses zu erkennen, auch wenn unsere Aufmerksamkeit gerade auf etwas anderes gerichtet ist. Das hat unseren Vorfahren das Überleben gesichert und erklärt, warum wir sofort reagieren können, wenn jemand im lauten Durcheinander unseren Namen ruft. Unser Hörsystem nutzt dabei sehr effektive Tricks der Schallverarbeitung, um verschiedene Sprecher voneinander zu trennen. Es analysiert zum Beispiel die Richtung, aus der eine Stimme kommt (direkt von gegenüber oder seitlich), und erkennt charakteristische Schalleigenschaften einer Stimme wieder wie Frequenz, Lautstärke und Rhythmus. Dabei schenkt unser Gehirn Bekanntem leichter Aufmerksamkeit, zum Beispiel jemandem, den wir besonders mögen oder der unsere Muttersprache spricht, während alle anderen in einer fremden Sprache reden.

hören

Was ist das absolute Gehör?

Menschen mit einem absoluten Gehör können die Höhe eines Tones exakt bestimmen, ohne einen Vergleichston (etwa von einer Stimmgabel) hören zu müssen. Wissenschaftler vermuten, dass wir alle mit dieser Fähigkeit geboren werden, sie aber bei den meisten von uns verkümmert, weil wir sie nicht nutzen. Wer sein absolutes Gehör aber bis zum Alter von sieben bis acht Jahren trainiert, kann auch als Erwachsener ein Absoluthörer bleiben. Chinesen, die mit Mandarin als Muttersprache aufgewachsen sind, haben wohl deutlich häufiger ein absolutes Gehör als Europäer und Nordamerikaner. Der Grund könnte sein, dass sie von klein auf Klänge ganz genau unterscheiden müssen, da in ihrer Sprache dasselbe Wort je nach Tonlage völlig unterschiedliche Bedeutungen haben kann. Ein absolutes Gehör bedeutet also nicht automatisch eine Musikbegabung und ist auch nicht immer ein Segen: Alltägliche Geräusche wie ein Martinshorn oder das Summen eines Insektes können Absoluthörer überfordern, weil sie darin eine Vielzahl schnell schwankender Tonhöhen wahrnehmen oder Töne, die nicht zusammenpassen – was normal Hörende gar nicht bemerken. Das klare, reine hohe C einer Textnachricht auf dem Smartphone ist für Menschen mit absolutem Gehör hingegen ein wahrer Wohlklang.

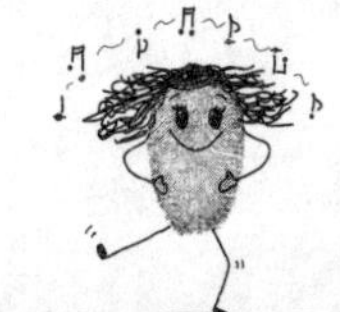

Akustische Extremsituationen

Dass das alles andere als selbstverständlich ist und ein exaktes Zusammenspiel von Ohren und Gehirn bei der Schallverarbeitung erfordert, wird vielen erst bewusst, wenn im Alter die Empfindlichkeit des Hörens abnimmt. In akustischen Extremsituationen wie der oben genannten Party kann es schon bei geringen Störungen des empfindlichen Hörsystems schwer sein, Gesprächen bei höherem Geräuschpegel zu folgen. Altersschwerhörige können vor allem hohe Frequenzen schlechter wahrnehmen, wodurch ihnen viele Sprachinformationen verloren gehen. Sie können zum Beispiel bestimmte Phoneme nicht mehr richtig erkennen. »Dies betrifft besonders die Zischphoneme. Der Satz ›Schade, dass die Katze nicht sieben Liter Milch trinkt‹ wird für den Altersschwerhörigen zu ›–a–e, da– die Ka–e ni– –ieben Li–er Mil– trin–‹ und ist somit nicht nur sinnlos, sondern auch unverständlich«, schreiben die Sinnesexperten Stephan Frings und Frank Müller in ihrem lesenswerten Buch »Biologie der Sinne«. Anfangs können die Betroffenen durch Assoziations- und Ratemechanismen noch den Sinn des Gesagten erfassen. Reichen die aber nicht mehr aus, um das fehlende Sprachverständnis zu ersetzen, müssen sie in Gesprächen oft nachfragen, was gesagt wurde, oder Radio und Fernseher lauter drehen. Auch eine sprechende Person zu lokalisieren, also zu hören, aus welcher Richtung das Gesagte kommt, oder verschiedene Sprecher anhand ihrer Stimme zu unterscheiden, fällt ihnen zunehmend schwer. Irgendwann können Menschen mit Altersschwerhörigkeit auch Gespräche mit Einzelpersonen in einer ruhigen Umgebung oder am Telefon oder Sprecher im Fernsehen und Radio nicht mehr richtig verstehen. Das schränkt die Lebensqualität deutlich ein.

Die Ohren lügen nicht!

Über Sprache mit anderen zu kommunizieren bedeutet längst nicht nur, sich über Inhalte auszutauschen, sondern auch, ihre Emotionen wahrzunehmen. Dieser große Einfluss des Hörens zeigt sich auch in

Studien. So schätzten Probanden Emotionen schlechter ein, wenn sie ihr Gegenüber nur sahen. Aber auch wenn sie Augen und Ohren gemeinsam zu Hilfe nahmen, schnitten sie schlechter ab als die reinen Zuhörer. Ein Grund dafür könnte sein, dass wir unsere ganze Aufmerksamkeit darauf richten, was gesagt wird und wie die Stimme dabei klingt, wenn wir nur unsere Ohren zur Verfügung haben. Das kann uns wichtigere Hinweise zu Emotionen vermitteln, als mimische Veränderungen oder die Körpersprache zu beobachten. Denn viele Menschen können vor allem Letztere ganz gezielt einsetzen, um ihre wahren Gefühle zu vertuschen und falsche vorzutäuschen. Die Forscher vermuten als Grund aber auch, dass wir Seh- und Hörsinn nicht gleichzeitig die volle Aufmerksamkeit schenken können und daher wichtige Informationen verloren gehen, wenn wir mehrere Sinne gleichzeitig einsetzen, um Stimmungen wahrzunehmen. Ob und wie gut wir Emotionen anderer verstehen, hängt also weniger von der Menge der Informationen ab, die wir in Gesprächen vermittelt bekommen, sondern davon, wie sehr wir auf sie achten. Der Psychologe Michael Kraus von der Yale University, der zu diesem Thema forscht, sagt in *Spektrum der Wissenschaft Kompakt*: »Unsere Untersuchung zeigt, dass wir dem Gesicht womöglich eine viel zu große Bedeutung beimessen, wenn es darum geht, die Emotionen anderer zu entschlüsseln.«

Auch wenn hier noch mehr Forschung nötig ist, wird deutlich, welche große Rolle Sprechen und Zuhören im menschlichen Miteinander spielen. Über Kulturen und Sprachen hinweg können wir nämlich akustische Merkmale in einer Stimme erkennen, die bestimmte Emotionen kennzeichnen. »Eine fröhliche Stimme hat ein schnelleres Sprechtempo als eine traurige, eine höhere Lautstärke und höhere Variabilität in den Tonhöhen (die Sprachmelodie geht häufig rauf und runter und klingt aktiv). Bei einer traurigen Stimme geht die Melodie oft nach unten, und die Stimme klingt dunkler als eine fröhliche Stimme. An diesen Merkmalen kann auch ein Mensch aus Papua-Neuguinea erkennen, ob ein Deutscher sich fröhlich oder traurig

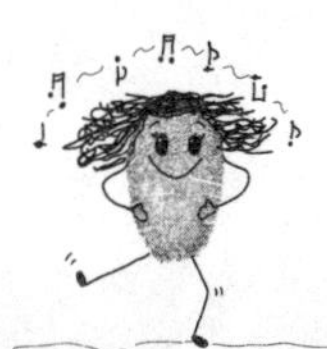

fühlt«, schreibt der Neurowissenschaftler Stefan Kölsch in seinem empfehlenswerten Buch »Good Vibrations: Die heilende Kraft der Musik«. Wir können also viel über das Gefühlsleben unseres Gegenübers erfahren, wenn wir ihm genau zuhören und uns nicht nur darauf konzentrieren, was derjenige sagt, sondern auch, wie sich seine Stimme beim Sprechen verändert. Ein gut funktionierender Hörsinn lässt uns somit Emotionen anderer besser erkennen und dadurch nicht nur ihr Verhalten verstehen, sondern durch unsere Reaktion auch beeinflussen. Das ist für das soziale Miteinander und unsere Verbindung zu anderen besonders wichtig, schließlich führen wir Tag für Tag unzählige Gespräche in der Familie, im Job, beim Einkaufen, in der Arztpraxis, mit Freunden oder Fremden auf der Straße.

Gemeinsam im Rhythmus

Neben der Sprache hebt uns Menschen noch eine weitere evolutionäre Entwicklung von den Tieren ab, die ebenfalls Emotionen und das soziale Miteinander stark beeinflusst: die Musik. »Außer dem Menschen gibt es keine Spezies, deren Individuen ihre Stimmen zu einem gemeinsamen Rhythmus synchronisieren: weder Papageien noch Singvögel noch Wale oder Menschenaffen. Ausschließlich Menschen kommen zusammen, singen gemeinsam ›Heijo!‹, klatschen im Takt in die Hände und stampfen und tanzen im Rhythmus. Gemeinsames Musizieren ist das, was den Menschen vom Tier unterscheidet«, sagt Kölsch im Interview mit der *Frankfurter Allgemeinen Sonntagszeitung*. Er weiß genau, worüber er spricht – er hat auch Violine, Klavier und Komposition studiert. Einen regelmäßigen Rhythmus zu hören, als solchen wahrzunehmen und sich daran synchron zu beteiligen, ist also eine Besonderheit des menschlichen Gehirns und in unseren Genen verankert.

Schon Neugeborene zeigen Interesse, wenn sie Melodien und Rhythmen hören, und wenden sich ihnen zu. Und Mütter nutzen das ganz instinktiv, um ihren Nachwuchs zu beruhigen oder zu bespaßen, indem sie singen, summen, klatschen oder auf andere Weise einen

Rhythmus erzeugen. Darüber hinaus sprechen wir mit kleinen Kindern auch anders als mit Erwachsenen. Wir verwenden automatisch eine musikalischere »Babysprache« mit langen Vokalen und wechselnden Tonhöhen. Die Kleinen wiederum fühlen sich von den musikalischen Elementen der Sprache angezogen. So zeigen Experimente, dass kleine Kinder es schöner finden, wenn die Mutter für sie singt, als wenn sie zu ihnen spricht. Wissenschaftler vermuten, dass die Babysprache ein evolutionäres Relikt aus der Zeit unserer Urahnen ist, die noch keine Sprache hatten, sondern über Laute und musikartige Geräusche miteinander kommunizierten, die sie aus dem imitierten, was sie in ihrer Umwelt hörten. Dabei mussten sie sehr auf Unterschiede in Rhythmus und Tonhöhe achten, um die Emotionen ihres Gegenübers zu erkennen. Sprache und Musik könnten aus einer ursprünglichen gemeinsamen Kommunikationsform hervorgegangen sein, die über einzelne Urlaute schon komplexe Inhalte ausdrücken konnte und musikalisch war, lautet eine wissenschaftliche Theorie.

Schon unsere Vorfahren lebten in großen sozialen Gruppen zusammen, in denen sie nicht nur Informationen austauschen, sondern auch ihre eigenen Gefühle vermitteln und die der anderen verstehen mussten, um als Gemeinschaft zu funktionieren. Und gemeinsam Klänge im Takt und passend zu einer Tonleiter zu erzeugen (was wir als Musik erkennen), förderte das soziale Miteinander, indem es zum Beispiel bei Rivalitäten für Entspannung sorgte, bei der Jagd anspornte oder bei Gefahren Mut machte. Wer schon einmal mit anderen Fans im Fußballstadion für seinen Lieblingsclub gesungen, geklatscht und getrommelt hat, kann das nachfühlen. Dank Musikinstrumenten können wir sogar noch Klänge erzeugen, die weit über das hinausgehen, was unsere Stimme hervorbringen kann. Schon vor 40.000 Jahren haben unsere Vorfahren Flöten aus Elfenbein und Vogelknochen geschnitzt und damit musiziert, das zeigen Höhlenfunde in der Schwäbischen Alb aus der Eiszeit.

Musik aktiviert viele verschiedene Regionen in unserem Gehirn, die eng miteinander vernetzt sind: »Da wäre einerseits das Hören,

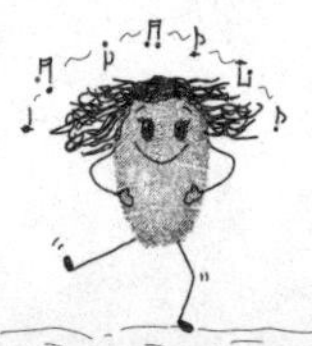

dann die Motorik – wenn man zum Beispiel mit dem Fuß mitwippt. Und natürlich die emotionalen Zentren – sowie jene, die für das Abspeichern von Erinnerungen zuständig sind«, sagt die Neuropsychologin Daniela Sammler vom Max-Planck-Institut für Kognitions- und Neurowissenschaften in Leipzig. Wenn wir Musik hören, ist also ordentlich was los in unserem Gehirn: Botenstoffe werden ausgeschüttet; Nervenzellen dazu trainiert, im Team zu arbeiten; neuronale Netzwerke gebildet und verschiedene Gehirnregionen miteinander verknüpft. Wer selbst musiziert oder singt, steigert diese Effekte noch. Experten zufolge hält Musik unser Gehirn sogar jung und wirkt sich positiv auf unsere Gesundheit aus. Und sie kann auch bei der Behandlung von Krankheiten helfen, zeigen Studien: Alzheimerpatienten können sich mithilfe von Musik besser an ihr Leben erinnern; Schlaganfallpatienten, die eigentlich ihre Sprache verloren haben, singen zu Musik; und Parkinsonpatienten tanzen trotz ihrer Bewegungsstörungen wieder. Auch Menschen mit Depression kann es helfen zu singen, ein Instrument zu spielen oder Musik zu hören – Ängste und depressive Symptome werden weniger, und die Patienten können den Alltag besser bewältigen.

hören hören

Wie beeinflusst uns Musik beim Autofahren?

Bei diesem Thema hat es die Forschung wirklich schwer, nicht nur weil Musik Menschen sehr individuell beeinflusst, sondern auch weil Autofahren uns ganz unterschiedlich fordert, je nachdem ob wir in der Stadt oder auf der Autobahn unterwegs sind, Kurz- oder Langstrecke fahren, Fahranfänger oder erfahrene Autofahrer sind, allein oder mit mehreren im Wagen sitzen, müde oder ausgeschlafen sind. Eindeutige Aussagen wie »Hören Sie Rockmusik, dann schlafen Sie nicht ein« werden Wissenschaftler daher wohl nie treffen können. Aber zu einzelnen Faktoren von Musik, wie Tempo oder Lautstärke, sind sie sich einig: Hocherregende Musik mit einem Tempo von 140 Beats pro Minute und einer Lautstärke von 85 Dezibel kann zum Beispiel die Fahrleistung deutlich einschränken. Denn sie konkurriert mit dem Autofahren um Aufmerksamkeit im Gehirn: Das kann nicht beides gleichzeitig verarbeiten, sondern muss hin und her switchen. So zeigten Studienergebnisse mit Fahrsimulatoren: Probanden, die Musik mit schnellerem Tempo hörten, nahmen nicht nur ihre Fahrgeschwindigkeit geringer wahr, als sie tatsächlich war, sondern übersahen auch häufiger rote Ampeln, bauten mehr Unfälle und hatten mehr illegale Fahrspurüberquerungen. Musik mit mittlerem Tempo half hingegen, langfristig wacher und aufmerksamer zu sein, ebenso wie eine moderate und angenehme Lautstärke. Dröhnte sie jedoch mit 85 Dezibel und mehr aus den Boxen, lenkte sie die Fahrer ab – wie alle lauten Geräusche. Experten empfehlen im Auto daher langsamere Beats und ein paar Dezibel weniger auf den Ohren, um sicher ans Ziel zu kommen. Und manche raten auch zum Talk im Radio, der gerade auf langen Fahrten abwechslungsreicher sein und Langeweile sowie Schläfrigkeit entgegenwirken kann.

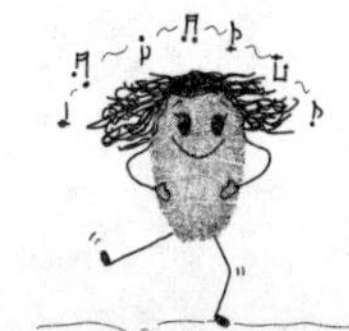

Hören wir Musik, löst das sehr viel in unserem Gehirn und unserem Körper aus, es beeinflusst unsere Stimmung, unsere Emotionen und Gedanken. Experten empfehlen daher, sie auch mal ganz bewusst einzusetzen, um zum Beispiel Sorgen loszuwerden. Wichtig dabei ist, nicht nur zuzuhören, sondern sich auch an der Musik zu beteiligen. »Das müssen gar nicht immer auffällige große Tanzbewegungen sein, manchmal ist man ja unterwegs zum Beispiel oder fühlt sich beobachtet von anderen, dann reicht es auch, mit den Fingerspitzen oder mit den Füßen mitzutippen, vielleicht mit der Musik zu atmen oder die Musik irgendwie innerlich mitzusingen«, rät Neurowissenschaftler Kölsch im *Deutschlandfunk*. Denn dann sei der Teil unseres Gehirns, der Sorgen und negative Gedanken produziere, damit beschäftigt, den Takt der Musik zu verfolgen. Und weil der nicht zwei Dinge auf einmal machen könne, »sind die Sorgen dann wie abgeschaltet«. Solange wir unsere Aufmerksamkeit also auf die Musik lenken und uns an ihr beteiligen, hören negative Gedanken auf, in unserem Kopf zu kreisen, und es kommen auch keine neuen hinzu. So fühlt man sich bereits besser.

Wir haben diesen Tipp beherzigt, weil er für uns genau zur richtigen Zeit kam – nicht nur weil wir mit fast 50 Jahren wegen zunehmender Zipperlein, Kindern in der Pubertät, Krankheiten der Eltern und Stress im Job eh oft negative Gedanken hatten, sondern weil durch die Coronapandemie mit all ihren Einschränkungen, Erkrankungs- und Todeszahlen noch viele hinzukamen. Und wir müssen wirklich sagen: Es hat funktioniert. Musik haben wir zwar schon früher gehört, wenn es uns mal schlecht ging, aber meist nebenbei, ohne bewusst mitzumachen. Das hat sich nun geändert: Wir hören sie jetzt häufig viel aufmerksamer, singen in Gedanken mit und achten auf den Takt. Experten zufolge kann diese Ablenkung auch helfen, Stress zu reduzieren, Heißhungerattacken abzuwenden oder die Lust auf eine Zigarette zu mindern, wenn man sich das Rauchen abgewöhnen möchte. Eine von uns summt sogar innerlich Melodien, wippt mit dem Finger oder Fuß mit, wenn Sorgen sie abends im Bett nicht zur Ruhe kommen oder nachts wach liegen lassen – und sie schläft dadurch tatsächlich meist ein. Auch nerviges Schlangestehen an der Kasse, Ärger mit den Kollegen oder Streit in der Familie bieten sich für innere Gesänge an.

Taktvolles Miteinander

Apropos Familie: Ganz unabhängig von Spannungen sollte es da sehr musikalisch zugehen. Wer nämlich seinen Nachwuchs immer mal im Takt bewegt oder mit ihm klatscht und dabei singt oder Musik hört, beruhigt ihn nicht nur (und sich selbst gleich mit), sondern schult auch dessen Rhythmusgefühl. Und das ist gerade bei Babys und Kleinkindern sehr wichtig, wenn sie sprechen lernen. Nicht wichtig dabei ist Experten zufolge, wie musikalisch man selbst ist und ob man falsch oder richtig singt. Erstens fällt das den Kleinen gar nicht auf (sie haben ja noch wenig Vergleichsmöglichkeiten), und zweitens liegt Musik quasi in der Natur des Menschen, und es kommt nicht darauf an, einen Popstar aus seinem Kind zu machen, sondern gemeinsam mit ihm Musik und Emotionen zu erleben.

Auch in der Schule kann gemeinsames Singen und Musizieren einen großen Stellenwert haben – ohne Druck und mit viel Spaß. Dadurch schärfen Kinder nicht nur logisches Denken, Wahrnehmung und Aufmerksamkeit, sondern erleben auch Gemeinschaft, Emotionen und bauen Stress ab. Warum also nicht vor jedem Stundenbeginn ein kurzes Lied oder ein rhythmisches Klatschen? Letzteres hat die Grundschullehrerin unserer Tochter gleich in der ersten Klasse eingeführt und vier Schuljahre lang zur großen Freude der Kinder beibehalten. Anstatt die Klasse zur Aufmerksamkeit zu ermahnen, klatschte sie im Unterricht fröhlich einen Rhythmus vor, den die Kinder voller Freude beendeten, und schon waren alle 24 Augenpaare bei ihr. Wir Eltern durften das einmal bei einer Schulaufführung erleben und werden diesen Moment nie vergessen: 24 kreischende und im Klassenraum durcheinanderrennende Kinder, eine rhythmisch klatschende Lehrerin, 48 klatschende Hände und – Ruhe! Beeindruckend. Das können Sie gerne mal zu

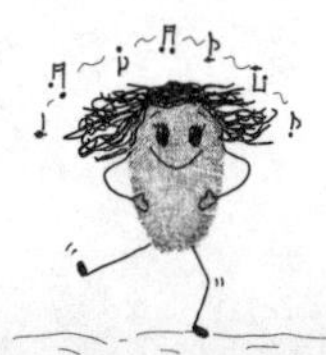

Hause probieren, ob mit Kindern oder Ehepartner, klatschen Sie zum Beispiel »Alle meine Entchen« vor und lassen es die anderen mit »schwimmen auf dem See« beenden. Oder, besonders lustig: Sie denken sich dafür Ihren ganz eigenen Rhythmus aus.

In manchen Bundesländern können Kinder in der Grundschule auch ein Instrument lernen. »Musizieren trainiert Gedächtnis, Konzentration und Wahrnehmung. Das hilft Kindern in ihrer gesamten Entwicklung«, sagt der Musikpsychologe Daniel Müllensiefen vom Goldsmiths College der University of London im Magazin *Humboldt Kosmos* der Alexander von Humboldt-Stiftung. Musik sei aber kein Leistungssport, sie solle vor allem Spaß machen und um ihrer selbst willen gemacht werden. Je regelmäßiger ein Kind musiziert, desto mehr vernetzen sich Hirnregionen miteinander und arbeiten effektiver zusammen. Das kann auch das Lernen erleichtern und sich positiv auf das Lese- und Rechtschreibverständnis auswirken. Erwachsene können natürlich auch ein Instrument lernen, und das in jedem Lebensalter. Oder sie holen eines wieder heraus, das sie in ihren Kindertagen gespielt haben. Und wer in eine Band oder einen Chor eintritt, hat noch zusätzlich ein Gemeinschaftserlebnis.

Hitliste unseres Lebens

Es reicht aber auch, sich einfach nur mit Musik zu beschäftigen, dabei offen für andere Musikstile zu sein und sie ganz bewusst zu hören. Oder Musik von früher wiederzuentdecken, die man lange nicht gehört hat. Denn Musik und Erinnerungen sind eng miteinander verknüpft, und es gibt so manchen Hit unseres Lebens, der irgendwo in uns vergraben ist und nur darauf wartet, noch einmal abgespielt zu werden: Die erste Liebe, Trennungsschmerz, Schulabschluss, Reisen, Hochzeit, Geburt des Kindes, Verlust eines geliebten Menschen – positive wie negative Erlebnisse sind eng mit dem Hören bestimmter Musikstücke verbunden, und die Erinnerung daran lässt sich sehr bildhaft hervorrufen, wenn wir sie erneut abspielen.

Wir haben uns auch mal auf die Suche nach der Hitliste unseres Lebens gemacht und dabei das eine oder andere längst vergessene Gänsehautstück ausgegraben. »Bei dem Erleben von Gänsehaut, das wissen wir mittlerweile, wird im Gehirn besonders viel Dopamin ausgeschüttet. Dopamin ist ein Botenstoff im Gehirn, mit dem sich das Gehirn unter anderem zum Beispiel selbst jung hält. Das trägt auch dazu bei, dass wir Spaßempfinden haben können, dass wir Dinge genießen«, sagt Neurowissenschaftler Kölsch im *Deutschlandfunk*. Er empfiehlt, sich im Smartphone eine Playlist oder im CD-Regal ein Fach mit Musikstücken anzulegen, die einem beim Hören eine Gänsehaut verursachen, und sich daraus immer mal wieder etwas anzuhören. Denn die Ausschüttung von Dopamin im Gehirn habe auch wichtige heilsame Effekte. Es lohnt sich also, sich im Alltag immer mal wieder ganz gezielt einen Gänsehautmoment zu gönnen.

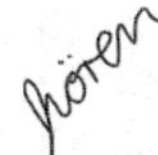

Warum kann Musik uns wurmen?

Wie aus dem Nichts steigen Liedzeilen und Melodien aus dem Gedächtnis auf, kreisen stundenlang im Kopf und können einem sogar den Tag verderben, wenn man sie nicht wieder loswird: Ohrwürmer sind unangenehm und hartnäckig. Wissenschaftler, zum Beispiel eine Gruppe von Forschern um Kelly Jakubowski aus England, Dänemark und Deutschland, fanden heraus, dass melodische Eigenschaften und die Popularität eines Songs dazu beitragen, wie wahrscheinlich er zu einem Ohrwurm wird – natürlich individuell ganz unterschiedlich. So spielt wohl das Tempo des Songs eine Rolle: Je höher es

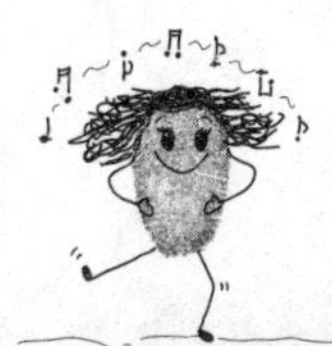

ist, desto eher kommt es zu einem Ohrwurm. Auch die Struktur der Melodie scheint wichtig zu sein: Zum Ohrwurm taugt, was gängigen Mustern entspricht und Abfolgen von Tönen enthält, die zunächst steigen und dann fallen. Und die Bekanntheit des Songs ist wichtig. »Last Christmas« von Wham ist daher nicht nur ein absoluter Weihnachts-, sondern auch Ohrwurmklassiker. Generell zeigt die Forschung, dass ohrwurmtaugliche Songs einfach sein sollten, auch im Rhythmus, sodass man sie gut mitsingen kann. Das ist auch nur allzu logisch, denn ein Ohrwurm ist eigentlich nichts anderes als ein Mitsingen in Gedanken, dem man unfreiwillig zuhören muss. Und dieses Zuhören sorgt dafür, dass ein Song in den Gedanken bleibt und man ihn sich weiter und weiter vorsingt (»Last Christmas I gave you my heart …«). Eine Endlosschleife, die sich selbst auch noch verstärkt.

Und was hilft, so einen wild gewordenen Ohrwurm zu zähmen oder gar loszuwerden, wenn er erst einmal im Gehirn wütet? Da ist sich die Wissenschaft noch nicht ganz einig. So zeigte sich in einer englischen Studie, dass Nichtbeachtung zum Erfolg führen kann, also gar nicht über den Ohrwurm nachzudenken und nicht zu versuchen, ihn verschwinden zu lassen. Andere Forscher hingegen raten genau das Gegenteil: den quälenden Song noch einmal zu hören, und zwar ganz bis zum Schluss. Denn Ohrwürmer entstehen meistens dann, wenn man ein Lied mittendrin abgebrochen hat und sich nicht an sein Ende erinnern kann. Das Gehirn möchte es aber vollenden und singt es daher quasi weiter – immer und immer wieder, es kommt aber einfach nicht auf den Schluss! Auch aktive Ablenkung soll die quälende Endlosschleife im Kopf beenden können. Und ein Geheimtipp ist: Kaugummi kauen.

Das half in einer englischen Studie sowohl dabei, einem Ohrwurm vorzubeugen, als auch, ihn zu vertreiben. Die Theorie dahinter: Ohrwurm und Kaugummikauen beschäftigen wohl dieselbe Hirnregion, die dann anscheinend das Kauen bevorzugt und den Ohrwurm hintanstellt, ihn also quasi vergisst.

Darüber hinaus kann das Hören von Musik auch helfen, besonders konzentriert zu arbeiten. So ergaben Studien, dass Chirurgen genauer und schneller arbeiten, wenn im Operationssaal klassische Musik in niedriger bis mittlerer Lautstärke läuft. Auch uns motiviert Musik in manchen Momenten, beim Schreiben von Texten etwa konzentrierter zu sein und strukturierter zu denken. Studien zeigen, dass klassische Instrumentalstücke dafür geeignet sind, die legato (mit gleitenden Übergängen ohne Unterbrechung zwischen aufeinanderfolgenden Tönen) gespielt werden. Hintergrundmusik mit einer klaren zeitlichen Struktur, ausgeprägter Variation und Dynamik, wie staccato gespielte barocke Bläserkonzerte, kann hingegen eher ablenken und die kognitive Leistungsfähigkeit einschränken. Das liegt daran, dass sie Sprache ähnlich ist, und auf die richten wir automatisch unsere Aufmerksamkeit.

Aber natürlich muss jeder für sich herausfinden, welche Musikstücke für ihn geeignet sind. Gleiches gilt auch für die Beeinflussung von Stimmungen, für die es ebenfalls nicht *das* ultimative Musikrezept gibt. Den einen bringen Heavy-Metal-Songs auf bessere Gedanken, den anderen Volksmusik oder Opernarien. Generell raten Experten aber, nicht nur traurige Musik zu hören, wenn es einem schlecht geht, sondern auch Stücke, die einen in eine entspannte oder fröhliche Stimmung bringen. Auch hier kann es also hilfreich sein, eine Handvoll von Musikstücken auf dem Smartphone oder im CD-Regal für

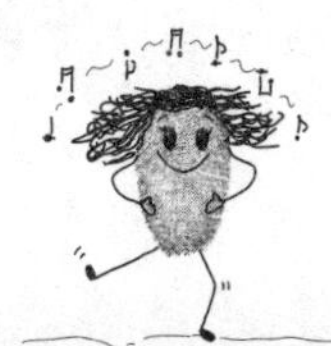

schlechte Zeiten parat zu haben – quasi als Notfallhitliste. Und jede Minute, die Musik uns aus einer negativen Stimmung oder aus Stress rausholt und hilft, weniger wütend, ärgerlich, traurig und feindselig zu sein, ist eine gewonnene Minute.

Starke Signale

Zu besserer Stimmung kann uns übrigens auch ein Hörerlebnis verhelfen, das eng mit Musik verbunden ist: das Lachen. Beide verbinden die Menschen, sie drücken Gefühle aus, wirken sich positiv auf das Leben in sozialen Gruppen aus und sind wahrscheinlich bereits Teil einer sehr frühen Kommunikationsform unserer Urahnen gewesen. Wissenschaftler, die Lautäußerungen von Menschen und Menschenaffen in Kitzel- und Spielsituationen miteinander verglichen haben, vermuten, dass das Lachen sogar schon zur Zeit der gemeinsamen Vorfahren von Affe und Mensch entstanden ist und sich in der Evolution aus Spiellauten entwickelt hat. Laut Elke Zimmermann, ehemalige Leiterin des Instituts für Zoologie an der Tierärztlichen Hochschule Hannover, sei das ursprüngliche Lachen 10 bis 16 Millionen Jahre alt. Je näher Affen dem Menschen stünden, desto größer seien die Gemeinsamkeiten. Wir Menschen lachen heute aber längst nicht mehr nur reflexartig und spontan, sondern können es auch ganz gezielt und gewollt im Umgang mit anderen und in der Kommunikation einsetzen. Dabei senden wir starke Signale aus: Ein echtes freudiges Lachen kann Zusammengehörigkeit und Zuneigung vermitteln, ein gestelltes höhnisches Lachen hingegen Ausgrenzung und Abneigung signalisieren. Lachen ist in allen Kulturformen ein wichtiges Ausdrucksmittel im Umgang mit anderen und wird weltweit sofort erkannt. Studienergebnisse zeigen, dass wir in Gesellschaft bis zu dreißigmal häufiger lachen als allein. Und dabei können wir kulturübergreifend heraushören, wie Menschen zusammengehören, also ob Freunde oder Fremde miteinander lachen. »Wir sind eine sehr soziale Spezies und zu verstehen, wer wen mag und wer zu wem gehört, ist ein sehr wichtiger Aspekt von Zusammenleben. Wer solche Zusammenhänge schnell und sicher erkennt, der kann sich in einem sozialen Umfeld besser verhalten. Es fördert das Miteinander, wenn man schnell etwas über die Beziehung zweier Menschen lernt, einfach indem man ihnen beim Lachen zuhört«, sagt Gregory Bryant, Psychologe an der University of California in Los Angeles, auf *deutschlandfunk.de.* Gemeinsam mit Kollegen hat er in einer kulturübergreifenden Studie 966 Menschen aus 24 verschiedenen Ländern kurze Tonbandaufnahmen beurteilen lassen, auf denen gemeinsames Lachen entweder von Freunden oder von Fremden zu hören war, die sich gerade kennenlernten. Das Ergebnis: Die Probanden unterschieden Freunde und Fremde mit einer Genauigkeit von bis zu 67 Prozent. Unabhängig von sprachlichen und kulturellen Einflüssen hörten sie feine Unterschiede im Lachen heraus und konnten so die soziale Zusammengehörigkeit beurteilen. »Es gibt einiges an Forschung, die zeigt, dass ein aufrichtiges, spontanes Lachen ganz andere Klangeigenschaften hat als etwa ein höfliches oder gewolltes Lachen. In unserer Studie finden wir jetzt: Wenn es darum geht zu entscheiden, ob zwei Menschen Freunde sind, achten die Zuhörer ganz besonders auf solche Eigenschaften, die ein spontanes Auflachen kennzeichnen«, erklärt Bryant.

Interessant ist auch, dass unser Hörsinn nicht erst im Erwachsenenalter sensibel auf akustische Unterschiede beim Lachen reagiert. Schon Babys im Alter von fünf Monaten können unterscheiden, ob Freunde oder Fremde miteinander lachen. »Die Sensibilität für verschiedene Arten des Lachens scheint eines der ersten Instrumente zu sein, die Kinder einsetzen, um die komplexe soziale Welt zu verstehen«, sagt die Psychologin Athena Vouloumanos von der New York University auf *wissenschaft.de*. Zusammen mit Gregory Bryant veröffentlichte sie eine Studie im Fachmagazin *Nature*, die ergab, dass Babys sich für das gemeinsame Lachen von Freunden mehr interessieren als für das von Fremden und somit spezifische akustische Eigenschaften des Lachens unterscheiden können, die über die soziale Beziehung anderer informieren.

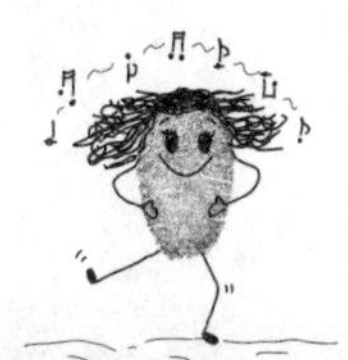

Andere lachen zu hören hilft uns also nicht nur, schnell einzuschätzen, wie Menschen zueinanderstehen, sondern vor allem auch, als Neuankömmling unseren Platz in einer Gruppe zu finden, weil es uns Einladung oder Ausgrenzung anzeigen kann. Wie wir dabei verschiedene Arten des Lachens unterscheiden, zum Beispiel ein freudiges von einem höhnischen oder ein spontanes Kitzellachen, haben Forscher anhand von Hirnscans gezeigt: Jede Lachart erzeugt ein typisches Muster aktivierter Regionen im Gehirn.

Darüber hinaus sorgt Lachen auch dafür, dass wir uns mit anderen reibungslos unterhalten können, das Gesagte richtig interpretieren und bewerten. So ergaben Untersuchungen, dass wir in Gesprächen unerwartet häufig lachen – durchschnittlich sechsmal in zehn Minuten.

Als Sprecher mildern wir damit zum Beispiel zuvor Gesagtes ab oder zeigen als Zuhörer an, wie wir eine Aussage interpretiert haben und dass wir etwas sagen möchten. Das ist uns nur nicht als Lachen bewusst, weil es viel kürzer ist als das, was wir zum Beispiel bei Freude und Belustigung von uns geben.

Lachen vermittelt positive Emotionen und steckt oft andere an, was noch von den evolutionär zugrunde liegenden Spiellauten und der Aufforderung zum Mitmachen herrührt. Und wer mitlacht, signalisiert anderen Verbundenheit und Friedfertigkeit – wichtige Signale, um in einer Gruppe gut miteinander auszukommen.

Quälender Schall

Dass Lachen aber auch quälen kann, weiß jeder, der im Kino schon mal das alberne Gegacker seines Sitznachbarn ertragen, sich ein Büro mit einem laut wiehernden Kollegen teilen oder eine Nacht Wand an Wand mit zwei kreischenden Spaßvögeln im Hotel verbringen musste. Der Spaß der einen wird dann nämlich ganz schnell zum Ärger der anderen und das Lachen zu Lärm – und damit zu einer der aktuellen Plagen in Industrieländern.

Was aber ist Lärm? Was unterscheidet ihn von normalen Geräuschen und Klängen? »Lärm ist zunächst Schall, der nicht erwünscht ist, der belästigt oder eine schädigende Wirkung hat«, erklärt Ulrich Hoppe, Leiter der Abteilung Audiologie des Universitätsklinikums Erlangen, in *Gesundheit erlangen*, dem Gesundheitsmagazin des Universitätsklinikums Erlangen. Da wir Lärm subjektiv wahrnehmen und empfinden, muss er nicht zwangsläufig laut sein. So kann leise Radiomusik den einen nerven, den anderen hingegen entspannen. Auch persönliches Lärmempfinden, Stimmung und aktuelle Situation spielen eine Rolle dabei, wie wir Geräusche bewerten: Einen Wasserfall, den wir an einem schönen Urlaubstag betrachten, empfinden wir als Erholung, während uns eine befahrene Autobahn im Alltag sehr belastet – obwohl beide gleich laut sind.

Weil unsere Ohren eine »Alarmfunktion« haben, sie also empfindlich auf hohe Lautstärken reagieren (sie könnten ja eine potentielle Gefahr bedeuten), und weil wir sie auch nicht abstellen können, sind wir Tag und Nacht Lärm unterschiedlichster Art und Ausprägung ausgesetzt – bei der Arbeit oder in der Freizeit: klappernde Computertastatur, telefonierende Kollegen, schnarchender Partner, Verkehrsgeräusche vor dem Fenster, streitende Nachbarn.

Lustvolles Lautsein und entspannende Ruhe

Ist es laut, stecken sich viele Kopfhörer in die Ohren und drehen die Musik auf – wehren sich quasi mit Lärm gegen Lärm. Unangenehme Umgebungsgeräusche werden mit angenehmen übertönt. So dringt zwar kein Straßenlärm oder Streit von nebenan mehr zu den Ohren vor, sondern nur noch Wohlklingendes. Auf Dauer ist das aber ein Teufelskreis, die Menschen fliehen vor einem Zuviel in ein Viel-zu-Viel. Bei manchen geht das so weit, dass sie wegen ihrer lärmbelasteten Umwelt gar keine Stille mehr ertragen, sondern auch in ruhigen Momenten das Radio oder den Fernseher anstellen oder Musik laufen lassen. Die Bundeszentrale für gesundheitliche Aufklärung schreibt in

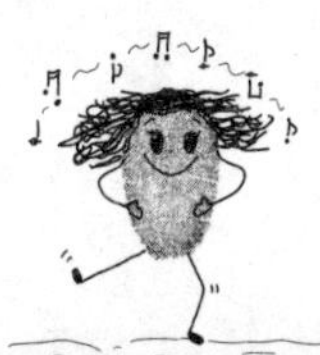

einer Broschüre: »Lärmgewöhnte Menschen müssen häufig den Umgang mit Stille neu lernen, um stressentlastende, entspannende und gesundheitsfördernde Wirkung zu erfahren. Lustvolles Lautsein und entspannende Ruhe sollten keine Gegensätze sein, sondern wichtige, einander abwechselnde Phasen.« Denn permanente Beschallung durch Lärm bei der Arbeit und zu Hause kann nicht nur die Ohren schädigen, sondern auch Krankheiten begünstigen wie Herz-Kreislauf-Erkrankungen und Depression. Entscheidend dabei ist nicht nur die Lautstärke allein, sondern auch die Dauer und der Abstand zur Lärmquelle. 85 Dezibel seien schädigend für unser Gehör, wenn man ihnen jede Woche täglich mehrere Stunden lang ausgesetzt sei, erklärt der Lärmexperte Hoppe im Gesundheitsmagazin des Universitätsklinikums Erlangen. »Bei höheren Pegeln führt schon eine entsprechend kürzere Dauer zum Hörschaden. Ab 130 Dezibel reicht oft ein einziger Impuls, etwa eine Trillerpfeife, ein Hammerschlag auf Metall in einer Schmiede oder eine Spielzeugpistole direkt am Ohr.« Die Verbraucherzentrale macht an einem Beispiel deutlich, wie sehr wir Lärm in der Freizeit unterschätzen: Ein wöchentlicher Diskothekenbesuch von vier Stunden bei 95 Dezibel und mehr schädige das Gehör ebenso wie 40 Stunden Arbeit bei 85 Dezibel pro Woche. Während der Arbeitgeber bei Tätigkeiten ab 85 Dezibel jedoch dafür sorgen muss, dass sein Arbeitnehmer einen Gehörschutz trägt, kümmert sich in der Freizeit kaum jemand darum. Dabei wird dieser Wert selbst im Kinderzimmer oft überschritten: Geräusche durch Trillerpfeifen, Spielzeugpistolen, Knackfrösche, Spielzeugtrompeten oder platzende Luftballons liegen sogar über der Schmerzgrenze, sind aber so kurz, dass wir sie in ihrer Lautstärke gar nicht richtig erfassen. Und auch Smartphones und MP3-Player drehen viele Kinder wie Erwachsene beim Musikhören laut auf und erreichen dabei gerne bis zu 100 Dezibel. Das Problem bei alldem ist, dass das Zuviel an Schall unser Gehör mehr und mehr schädigt, oft langsam und ohne dass wir es bemerken (Sofortschäden an den Ohren etwa durch einen Unfall, ein sogenanntes Knalltrauma, kommen im Alltag eher selten vor). Denn nicht nur die Haarzellen im Innenohr, sondern auch der Hörnerv nehmen durch Dauerbeschallung irreparablen Schaden. Wenn Hörprobleme auftreten, ist es für eine Lärmvermeidung jedoch oft schon zu spät – sie lassen sich nicht mehr rückgängig machen.

Die akustische Bremse treten

Daher ist es wichtig, sich die Geräuschquellen um einen herum einfach mal bewusst zu machen, zu überlegen, worauf man verzichten kann, und sich ganz bewusst auch mal Ruhezeiten zu gönnen. Das gelingt natürlich zu Hause und in der Freizeit am besten. Denn viele Lärmquellen zwingen sich uns auf, ohne dass wir sie vermeiden können, ob am Arbeitsplatz, im Straßenverkehr oder beim Einkaufen. Selbst Kinder bekommen in Kindergarten und Schule schon gehörig was auf die Ohren und nachmittags auf dem Spielplatz oder im Sportverein geht es lautstark weiter, sodass man zu Hause ruhig mal auf die akustische Bremse treten sollte. Die Kleinen lernen nämlich von den Eltern, ob Ruhe schön sein kann oder ob ständig Radio, Fernseher oder Hörspiele im Hintergrund laufen. Vor allem in Großstädten sind Menschen heute den ganzen Tag über Umgebungslärm ausgesetzt, aber auch Vorstadt- oder Landbewohner bleiben nicht davon verschont. Das Umweltbundesamt führt regelmäßig Umfragen zur Lärmbelästigung in Deutschland durch: An erster Stelle steht der Straßenverkehrslärm, von dem sich 75 Prozent der Befragten belästigt fühlen, gefolgt von Nachbarschaftslärm, der rund 60 Prozent der Befragten stört. Schädliche Wirkungen auf die Gesundheit gehen dabei weit über Gehörschäden hinaus. Sie betreffen den ganzen Organismus und treten auch schon bei niedrigeren Schallpegeln auf. Entscheidend und ganz individuell dabei ist, was stört: Während den einen der bellende Hund des Nachbarn völlig kaltlässt, treibt er den anderen zur Weißglut.

Ärger über dauernde Lärmstörungen und die Angst, nichts dagegen tun zu können, führen zu Stress und versetzen den Körper in einen

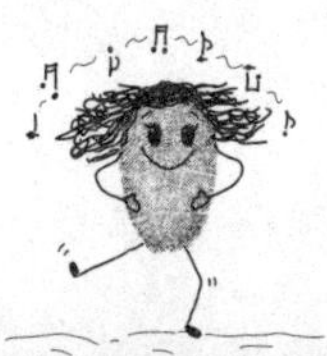

Alarmzustand. Ständige Stressreaktionen können den Blutdruck, den Herzschlag und das Risiko für Herzerkrankungen erhöhen und das Immunsystem schwächen. Auch Kopfschmerzen, Magen-Darm-Beschwerden, Schlafstörungen und Depressionen können Folgen dauerhafter Lärmbelastung sein. Nächtlicher Lärm kann sogar Störungen des Kreislaufs und des Stoffwechsels verursachen und den Schlaf beeinträchtigen – selbst wenn er uns gar nicht bewusst ist. Studien zeigen, dass der menschliche Organismus während der nächtlichen Ruhephase auf Lärm empfindlicher reagiert als am Tag, weil die Ohren dann besonders sensibel sind. »Denn es gab eine Zeit in der Evolution, da war es wichtig, dass unsere Vorfahren nachts jeden Ast im Gebüsch knacken hörten«, erklärt Lärmexperte Hoppe im Gesundheitsmagazin des Universitätsklinikums Erlangen. Und so bedeuten nächtliche Geräusche auch heute noch Stress, lassen uns öfter wach werden und in der Folge tagsüber übermüdet und unkonzentriert sein. Schutz vor Lärm ist daher vor allem nachts wichtig. Wer an einer viel befahrenen Straße wohnt, sollte sein Schlafzimmer daher nach hinten verlegen, Fenster und Türen gut abdichten oder sogar Schallschutzfenster einbauen. Wenn wir unter Verkehrslärm leiden, sollten wir nicht vergessen, dass wir ihn selbst auch oft verursachen. Jeder, der öfter mal aufs Rad steigt, anstatt mit dem Auto zu fahren, schützt also auch andere vor Lärm. Das Gleiche gilt bei Nachbarschaftslärm: Wer in einer Mietwohnung mal reflektiert, wie sehr er selbst den anderen auf dem Kopf rumtrampelt oder mit Musizieren den Tag verdirbt, oder im eigenen Haus mit Garten mal überlegt, wie oft er sonntags den Rasenmäher oder am Feierabend in großer Runde den Grill anwirft, hat vielleicht umgekehrt mehr Verständnis für andere. Darüber hinaus kann es helfen, eine gute Beziehung zur nachbarschaftlichen »Geräuschquelle« aufzubauen. Denn wer seinen Nachbarn mag, kann freundlich und ehrlich mit ihm besprechen, was stört und wie man gemeinsam damit umgehen kann. Und dann wird manches Geräusch vielleicht gar nicht mehr als Lärm empfunden, sondern einfach darüber hinweggehört.

Wie sehr es sich lohnt, sich Feinde zu Freunden zu machen, hat eine von uns dank ihres Hörsinns erleben dürfen:

Seit ich, Ragnhild, denken kann, habe ich Angst vor Vögeln. Schon auf Kinderfotos stehen meine beiden Schwestern lachend mit Tüten voller Brot inmitten Hunderter Enten und Gänse, während ich – wenn überhaupt – nur heulend am Bildrand zu erkennen bin. Woher die Vogelphobie kommt, kann ich gar nicht so genau sagen. Der sprechende Beo, die Attraktion im Coburger Rosengarten, in dem wir als Kinder mit unserer Oma immer spazieren gingen, hat sicher großen Anteil daran. Denn als Vierjährige trat ich nichtsahnend an seine Voliere, um liebevoll diesen schwarzen Vogel mit orangefarbenem Schnabel und gelben Flecken am Kopf zu bewundern, und bekam ein »Arschloch« entgegengeschmettert. Ganz abgesehen davon, dass der Schock, das erste Mal einen Vogel sprechen zu hören, mich völlig unvorbereitet traf, ließ die Lautstärke seines derben Ausrufs noch Stunden später meine Ohren klingeln. Das kann eine Kinderseele schon an der Freundlichkeit von Vögeln zweifeln lassen und dafür sorgen, dass Entenfüttern ziemlich weit hinten auf der Liste der liebsten Beschäftigungen steht – nur knapp vor dem Besuchen einer Vogel-Flugshow. Die war für mich jahrelang reine Folter, weil ich mich von meiner Familie immer wieder dazu habe überreden lassen und jedes Mal 30 Minuten um mein Leben fürchten musste. Mein Problem: Während alle mit offenen Mündern in der Arena saßen und zum Beispiel die Spannweite eines Weißkopfseeadlers bewunderten, war ich meist diejenige, über deren Kopf der Falkner das tote Eintagsküken schwenkte, um den riesigen Greifvogel auf seinen Arm zu locken. Dass der Vogel mich im Anflug mit seinen Krallen skalpieren und mir Todesangst bereiten könnte, nahm der Falkner dabei gerne in Kauf – eine musste der Flugshow ja Witz und Grusel verleihen. Warum das immer ich sein musste? Weiß der Himmel. Aber egal in welchem Wildpark die Vorführung auch stattfand, ich habe jedes Mal in der Einflugschneise von Weißkopfseeadler, Bussard und Co gesessen und mir geschworen, nie wieder eine Vogel-Flugshow zu besuchen – vergebens (aber was tut man nicht alles,

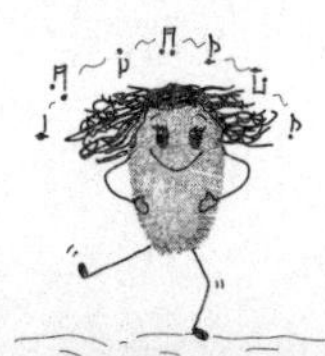

um Mann und Kinder glücklich zu machen). Doch was soll ich sagen: Seit der Recherche zu diesem Buch hat sich mein Verhältnis zu Vögeln grundlegend verändert. Verantwortlich dafür sind ihre Stimmen. Oder auch: ihr Gesang. Beides hatte mich zuvor, ehrlich gesagt, vor lauter Angst nie interessiert. Ich hatte Vögel zwar singen hören, das aber nebenbei, ohne es bewusst wahrzunehmen – ein Fehler, wie ich jetzt weiß. Denn durch einen Radiobeitrag im Deutschlandfunk wurde ich von der Begeisterung der Journalistin und Hobby-Ornithologin Christiane Habermalz mitgerissen. Seitdem und im Rahmen der Arbeit an diesem Buch habe ich trainiert und bin überwältigt, nicht nur von der Vielfalt und Schönheit des Vogelgesangs, sondern vor allem davon, was mein Gehör leisten kann. Mir macht es Spaß, einfach dazusitzen und in die Natur zu lauschen, egal ob in der Stadt auf unserem Balkon, im Park auf einer Bank oder im Wald beim Spazierengehen. Selbst in Fernsehfilmen erkenne ich Vogelstimmen – etwa im Kölner »Tatort«. Seit ich mich darauf eingelassen habe, auf die Stimmen von Amsel, Drossel, Fink, Star und Kollegen zu achten, freue ich mich – oft ganz nebenbei – eine von ihnen zu erkennen. Es ist fast ein bisschen, wie Freunden zu begegnen, wenn ich zum Beispiel einen Kuckuck rufen oder eine Nachtigall singen höre. Besonders ins Herz geschlossen habe ich allerdings das Zwitschern der Rauchschwalben. Das hört sich fast so an, als würden zwei Menschen laut und schnell miteinander quatschen. Es sieht sogar ein wenig so aus, wenn da zwei Vögel nebeneinander auf einer Dachrinne sitzen und der eine nicht mehr aufhört zu plappern, der andere dann einsetzt, weil er natürlich auch etwas mitzuteilen hat, und es dann hin und her geht. Diese witzige Vogelverständigung durften wir viele Tage haut- oder besser ohrnah in einem Wochenendhäuschen lieber Freunde an der Nordsee erleben. Das bot nämlich nicht nur uns rettenden Unterschlupf beim Schreiben unseres Buches, sondern auch fünf Schwalbenpärchen bei der Aufzucht ihres Nachwuchses – eine wunderbare Wohngemeinschaft, die wir nie vergessen werden. Dass mir Vögel jetzt Freude machen, obwohl sie mir über Jahrzehnte doch eher Stress verursachten, habe ich vor allem meinem

Gehör zu verdanken. Und ich genieße es, einfach mal kurz innezuhalten und ihnen zuzuhören – selbst auf unserem Balkon in der Großstadt kann ich oft zehn Vogelstimmen unterscheiden, wenn ich die Augen schließe.

Qual fürs Ohr

Allerdings: Wenn man bewusst hinhört, läuft man auch Gefahr, von unangenehmen Geräuschen gequält zu werden (da ist sie wieder, die Kehrseite der Medaille). Der britische Neurowissenschaftler Sukhbinder Kumar und seine Kollegen haben mithilfe von Hirnscans untersucht, wie die Gehirne ihrer 13 Probanden auf 74 verschiedene Geräusche reagierten, die sie sich anhörten und vom unangenehmsten bis zum angenehmsten bewerteten. Als Top 10 der unangenehmsten Geräusche kamen dabei heraus:

1. Messer auf einer Flasche
2. Gabel auf einem Glas
3. Kreide auf einer Wandtafel
4. Lineal auf einer Flasche
5. Nägel auf einer Wandtafel
6. Weiblicher Schrei
7. Winkelschleifer
8. Quietschende Bremsen an einem Fahrrad
9. Weinendes Baby
10. Elektrische Bohrmaschine

Interessant war, dass alle Geräusche, die die Probanden als besonders unangenehm empfanden, in einem relativ hohen Frequenzbereich von 2000 bis 5000 Hertz lagen, in dem unsere Ohren am empfindlichsten sind, und dass die Emotionszentrale unseres Gehirns, die sogenannte Amygdala, bei ihrer Verarbeitung eine wichtige Rolle spielte. Warum wir gerade auf Geräusche in diesem Frequenzbereich so stark mit Unbehagen reagieren, ist noch nicht genau erforscht. Eine

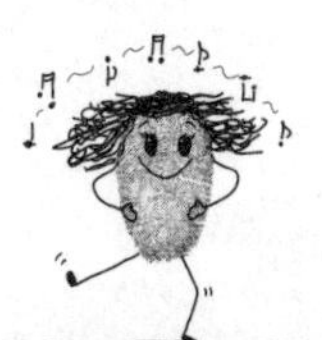

mögliche Erklärung ist, dass Schreie in diesem Frequenzbereich liegen, die wir als sehr unangenehm empfinden und mit Gefahr verbinden. Quietscht heute also Kreide auf einer Tafel, stellen sich uns wohl noch genauso instinktiv die Nackenhaare auf wie unseren Vorfahren, die vor Urzeiten angsterfüllte Schreie ihrer Artgenossen hörten.

Wenn Kauen zu Hass führt

Während sich die meisten darüber einig sind, welche Geräusche unangenehm sind, gibt es auch Menschen, die auf normale Alltagsgeräusche wie klackernde Schuhabsätze, Schmatzen, Räuspern oder sogar lautes Atmen sehr aggressiv reagieren, weil sie für sie unerträglich sind. Wissenschaftler nennen diese extreme Geräuschintoleranz »Misophonie« (griechisch: »misos« für »Hass« und »phonē« für »Geräusch«). Sie ist unabhängig von der Lautstärke und auf bestimmte alltägliche Geräusche beschränkt, sogenannte Trigger. Hören die Betroffenen diese, steigen Wut, Hass bis hin zu Ekel in ihnen auf. Das kann die Lebensqualität massiv einschränken, weil sie ständig versuchen, den ungeliebten Geräuschen aus dem Weg zu gehen. Für einen Misophoniker, der etwa Essgeräusche anderer nicht aushält, kann das bedeuten, zu Hause nicht mit seinen Liebsten an einem Tisch essen zu können, einen großen Bogen um Restaurants und Kantinen zu machen und sogar Bus und Bahn zu meiden – selbst da könnte ja jemand neben ihm Kaugummi kauen, ein Brötchen verspeisen oder aus einer Flasche trinken. Was einer Misophonie zugrunde liegt, ist wissenschaftlich noch nicht genau geklärt, zu dem Thema sind Studien rar. »Viele Betroffene berichten einen Beginn im Kindes- und Jugendalter, und dass meist auch andere Familienangehörige betroffen sind«, sagt Hanna Kley, leitende Psychologische Psychotherapeutin der Hochschulambulanz der Universität Bielefeld, auf *Spiegel Online*. Sie erklärt: »Selten gibt es nur eine Ursache, es könnte also eine genetische Veranlagung geben, und individuelle Lernprozesse könnten eine Rolle spielen.« Weil die Wissenschaft noch so wenig über Misophonie weiß, ist die Störung auch unter Ärzten und

Therapeuten oft nicht bekannt. Weitere Forschung ist daher nötig, um sie richtig diagnostizieren und behandeln zu können.

Dass man wütend auf ein Geräusch reagiert, bedeutet natürlich nicht sofort, dass man ein Misophoniker ist. Fahrradklingeln zum Beispiel macht viele Menschen aggressiv – diese Geräuschempfindlichkeit ist also weit verbreitet. Vielleicht, weil es immer etwas Bedrängendes hat, wenn jemand schneller ist als man selbst. Oder weil man Platz machen und von seinem Weg abweichen muss, damit der andere an einem vorbeipreschen kann.

Wie sehr Fahrradklingeln aber auch positiv überraschen können, haben wir gemerkt, als wir uns nach der Geburt unseres Sohnes einen Kinderwagen gekauft haben. Der hatte, warum wissen wir bis heute nicht, nämlich serienmäßig eine Klingel am Lenker. Und die haben wir, weil sie nun mal da war, auch des Öfteren benutzt. Anfangs wirklich nur, um zu überholen. Später dann, um uns einen Spaß daraus zu machen. Denn schon beim ersten Einsatz der Klingel passierte etwas sehr Lustiges: Sobald sie ertönt war, drehten sich die Menschen vor uns auf dem Gehweg wütend um, glaubten sie doch, ein Fahrradfahrer wolle sie widerrechtlich von ihrer Gehstrecke abbringen. Als sie dann aber den Kinderwagen sahen, hellten sich die Gesichter auf, und sie traten lachend über das Unerwartete zur Seite. Und egal, ob jung oder alt, dieses Schauspiel wiederholte sich fast jedes Mal: Klingeln, wütendes Umdrehen, Lachen und selbstverständliches Platzmachen für Eltern und Nachwuchs. Herrlich! Den Kinderwagen haben wir schon lange nicht mehr, aber wir müssen noch oft an diese Szenen denken. Vielleicht wäre es im Umkehrschluss gut, nervige Fahrradklingeln durch Soundgeber mit wohlklingenden oder lustigen Geräuschen zu ersetzen. Allein diese zu hören, würde viele Menschen sicher schon erfreuen. Und wer amüsiert ist, hat vielleicht auch weniger Probleme, anderen Platz zu machen. Wir denken da etwa an ein Babylachen, ein »Ho, ho, ho« des Weihnachtsmanns, ein »Kuckuck« des gleichnamigen Vogels – der Fantasie sind keine Grenzen gesetzt. Hören, lachen, Platz machen – vielleicht ein Weg zu weniger Aggressivität im Straßenverkehr.

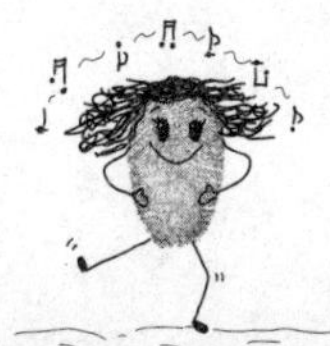

Generell ist ein gutes Gehör wichtig dafür, dass wir Menschen gut miteinander umgehen, aufeinander achten und gemeinsam die Welt erleben. Denn wir sind soziale Wesen, angewiesen auf Gemeinschaft, den Kontakt zu anderen und den Austausch mit ihnen. Und unser Hörsinn vermittelt uns, was andere fühlen, ohne sich dabei täuschen zu lassen, und lässt uns darauf reagieren. Es lohnt sich also, ihm mehr Aufmerksamkeit zu schenken, ihn zu trainieren, zu pflegen und bewusst einzusetzen, damit er uns bis ins hohe Alter erfreuen kann. Wie einfach das geht, erfahren Sie auf den nächsten Seiten.

Hören: Mehr als einen Versuch wert

Unser Gehör verrät uns viel mehr über unsere Mitmenschen und unsere Umwelt, als wir denken. Aber im Stress des Alltags hören wir selten genau hin und verpassen dadurch vieles, was unser Leben besser machen könnte. Ganz ehrlich: Wann haben Sie das letzte Mal gedacht »Das hört sich aber schön an!«? Vielen Menschen wird ihr Gehör erst bewusst, wenn etwas laut ist, stört oder nervt – Schönes hingegen rauscht unbemerkt an ihnen vorbei. Uns ging das ganz genauso, bis wir gelernt haben, unseren Ohren mehr Aufmerksamkeit zu schenken – ganz spielerisch und nebenbei. Wir wurden mit so manchem Ohrenschmaus belohnt, den wir Ihnen nicht vorenthalten wollen.

Ein Moment für die Ohren

Ausgerechnet die Coronapandemie hat uns vor Ohren geführt, wie viele Emotionen und Erinnerungen Geräusche auslösen können. Denn während des Lockdowns haben wir viele Dinge vermisst, vom Frühstück in unserem Lieblings-Café Knuth über das Reeperbahnfestival bis zum Skiurlaub – die Liste der Entbehrungen war lang. Doch es gab einen kleinen Trost: Im Gespräch mit einer Freundin, die als Hobby Hörspiele vertont, kamen wir zufällig auf AUDIYOU, ein

Internetportal für das Hoch- und Runterladen von Audiodateien (audiyou.de). Das hat in seiner Audiothek auch sogenannte Fieldrecordings, also Aufnahmen von akustischen Momenten außerhalb eines Tonstudios. Von »Siesta in Neapel« bis zu »Emotion beim Public Viewing« kann man dort (fast) alles finden, was Ohr und Herz begehrt. Und das hat uns in der Coronazeit viele schöne Momente geschenkt und Hoffnung gemacht: Wir mussten nur Kopfhörer nehmen, eine Aufnahme anklicken, die Augen schließen, und schon waren wir am Meer, im Fußballstadion, im Freibad, im Schnee, in der Cafeteria, im Ferienhotel, auf dem Weihnachtsmarkt – allein das Hören der Audiodateien gab uns wirklich das Gefühl, mittendrin zu sein. Denn sofort hatten wir die entsprechenden Bilder vor Augen. Unglaublich, wie uns diese wenigen Minuten reinen Hörens entspannten und glücklich machten, allein durch die Emotionen und Erinnerungen, die sie auslösten. So ein Hörmoment tut natürlich auch ganz unabhängig vom Coronalockdown gut und lässt einen zum Beispiel bei der Arbeit am Computer, an einem verregneten Tag oder im Familienalltag kurz abschalten und Kraft tanken. Hier kommen unsere Top 10 der Fieldrecordings, aber natürlich können Sie über die Suchfunktion Ihre ganz persönlichen Hörhighlights finden:

- Millerntor zum Dritten, St. Pauli lebe hoch
- Freibad Sommervergnügen
- Dein Auftritt
- Freude schöner Götterfunken
- Frühstücksraum im Ferienhotel
- Durch Schnee stapfen
- Meeresrauschen und Möwen
- Vogelstimmen im Mai
- Regen und Donnerrollen
- Schritte auf Waldboden

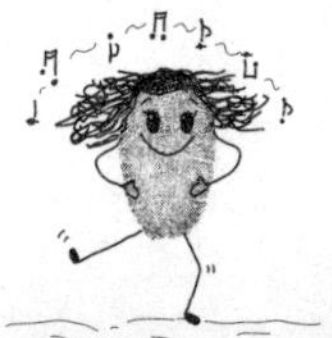

Und wer testen möchte, was sein Gehör alles unterscheiden kann, sollte unter »Fieldrecording« einfach mal »Treppe hoch« und »Treppe runter« in die Suchfunktion eingeben. Es sind nur ganz feine Unterschiede, die aber deutlich zu hören sind. Unter »Alle Beiträge« finden Sie noch weitere tolle Hörproben. Vielleicht machen Sie ja mit jemand anderem auch mal ein Ratespiel für die Ohren daraus oder staunen, lachen und genießen ganz für sich allein – von »Parkautomatenklappe« bis »In den Schnee pinkeln« ist alles dabei.

Akustische Zeitreise

Darüber hinaus können uns Geräusche auch längst vergessene Gegenstände aus der Kindheit wieder ins Gedächtnis rufen, die aus dem täglichen Leben bereits verschwunden sind: ein Wählscheibentelefon, eine analoge Schreibmaschine, einen Kassetten-Bandsalat, einen Walkman, einen 8mm-Filmprojektor oder eine Opel-Astra-Fensterkurbel. Haben Sie Lust, sich zu erinnern? Dann können wir Ihnen das Projekt »Conserve the sound« ans Ohr … äh Herz legen – ein Online-Archiv für verschwindende Geräusche (conservethesound.de). Wie ein Museum stellt es Antiquarisches aus – nur nicht zum Sehen, sondern zum Hören. Viel Spaß beim akustischen Rundgang! Aber Vorsicht: Der Kassetten-Bandsalat hat bei uns tatsächlich noch mal kurz die Wut aus Jugendzimmertagen heraufbeschworen. Die meisten der in die Jahre gekommenen Geräusche haben uns hingegen sehr amüsiert, und es hat viel Spaß gemacht, sich in längst vergessene Zeiten zurückzuhören.

Die Kunst des Zuhörens

Neben einer Reise in die Vergangenheit können uns unsere Ohren aber noch viel mehr bescheren. Wie wichtig sie sind, um Emotionen zu vermitteln, lässt sich zum Beispiel beim Fernsehen ganz einfach überprüfen. Ohne Ton sagen einem die Bilder allein zwar noch ungefähr, worum es geht, aber die Szenen wirken kalt und lieblos. Schließt man hingegen die Augen während eines Films und hört nur den Ton, bleibt die Szene lebhaft und emotional, auch wenn man nicht sehen kann, was passiert. Und wenn wir lernen, in dem Meer aus Höreindrücken, das uns tagtäglich überflutet, mal wieder genau hin- und bewusst zuzuhören, wird uns vieles überraschen. Gerade die Bedeutung des Zuhörens wird leider im Alltag oft unterschätzt. Dabei hat es größeren Anteil an der Kommunikation als das Sprechen und ist eine wichtige Voraussetzung dafür, dass wir sprechen, lesen und schreiben lernen. Beziehungsforscher sind sich sogar einig, dass die Qualität einer Partnerschaft entscheidend davon abhängt, wie gut zwei Menschen miteinander reden und einander zuhören können. Auch im Beruf, im Freundeskreis und in der Familie sind gute Zuhörer gefragt – es lohnt sich also, es ein bisschen zu üben. Viel ist dafür gar nicht nötig, schon Kleinigkeiten sind wichtig, etwa jemand anderem Aufmerksamkeit zu schenken, wenn er etwas erzählen möchte. Das heißt, sich kurz für ihn Zeit zu nehmen, also das Handy wegzulegen oder das Radio auszustellen, sich ihm zuzuwenden, ihn anzuschauen und in Ruhe ausreden zu lassen. Vor allem Kinder profitieren davon, wenn Eltern sie beim Sprechenlernen ernst nehmen, einfühlsam sind und ihnen zuhören. Aber es lohnt sich auch für die Großen, denn die bekommen akustische Geschenke von den Kleinen, die noch Jahre später für Erheiterung sorgen. Hier eine kleine Kostprobe unserer Kinder: Ganz oben in unserer Hitliste steht »Guck mal Papa, ein Arschhörnchen!«, dicht gefolgt von »Ich mag keine Totemate und Pakrika!«, »Kann ich mit Oma telemofieren?« und »Mama, seid ihr eigentlich ein- oder zweiäugige Zwillinge, Tante Addi und du?« Um das Zuhören zu trainieren, empfehlen Experten auch mit Kindern zu singen, sich gemeinsam Hörspiele anzuhören oder ihnen vorzulesen – selbst dann, wenn sie schon selbst lesen können.

Generell helfen einfache Übungen für zu Hause und unterwegs, mal wieder genau hinzuhören, und verbessern auch noch Konzentration und Merkfähigkeit. Und wer lernt, genauer zuzuhören, zu

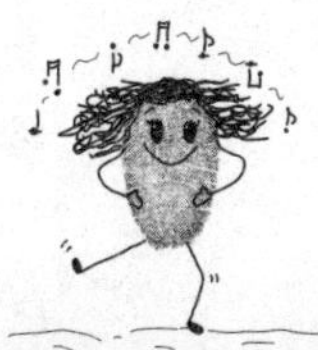

vergleichen und zu unterscheiden, kann andere nicht nur sprachlich, sondern auch emotional besser verstehen. Wir haben einige Versuche ausprobiert und waren oft fasziniert, was unser Hörsinn alles kann.

Auf den Alltag hören

Setzen Sie sich zu Hause mal in einen ruhigen Raum, lassen Sie sich von ihrem Partner, Kind, Freund, Nachbarn (oder wer gerade da ist und Lust hat) die Augen verbinden und versuchen Sie zu erkennen, welche Geräusche verschiedene Alltagsdinge machen: Eine Münze, die auf den Boden fällt; eine Fahrradpumpe, die Luft pumpt; ein Filzstift, der auf einem Blatt Papier schreibt; eine Plastiktüte, die zerknüllt wird; eine Seltersflasche, die geöffnet wird; ein Streichholz, das angezündet wird – es eignet sich eigentlich alles, was Sie zu Hause schnell zur Hand haben.

Wer schon ein bisschen geübter ist, kann auch versuchen zu erkennen, welches Getränk geöffnet wird: Ein Tetrapack Apfelsaft, eine Bierflasche mit Bügelverschluss, eine Seltersflasche mit Schraubverschluss, eine Weinflasche mit Korken, eine Milchflasche mit Vakuumverschluss, eine Colaflasche mit Kronkorken – alle klingen anders.

Noch etwas schwieriger, dafür aber mit weniger Aufwand verbunden, ist das Unterscheiden von Buchstaben, die in Versalien auf ein Blatt Papier geschrieben werden: Wichtig ist, dass der Zeichner sie langsam, groß und mit klaren Strichen ohne Schnörkel schreibt und dem Lauschenden Zeit und mehrere Chancen beim Erhören lässt. Sie werden erstaunt sein, wie viele Buchstaben Sie erkennen können. »P« und »D« sowie »M« und »W« sind allerdings kaum zu unterscheiden, wer das schafft, kann wirklich stolz auf sein Gehör sein.

Sollte kein Stift zur Hand sein, reicht auch Papier allein, um unterschiedliche Geräusche zu machen: Sie können es zum Beispiel zerknüllen, zerreißen, falten, rollen, damit wedeln und den anderen mit geschlossenen Augen raten lassen, was Sie tun.

Sehr interessant ist auch, das eigene Zuhause mit den Ohren zu erkunden. Jeder Raum hat nämlich seine ganz eigene Akustik: In dem einen hallt es zum Beispiel mehr als im anderen, oder es gibt unterschiedliche Gegenstände, die Geräusche machen, etwa der Kühlschrank in der Küche oder die Lüftung im Bad. Auch was draußen vor dem Fenster zu hören ist, kann einen Raum akustisch von einem anderen unterscheiden. Lassen Sie sich also im Flur einfach mal die Augen verbinden, ein paarmal um die eigene Achse drehen und dann nach und nach in verschiedene Zimmer führen. Hören Sie sich in jedem Raum genau um, ohne etwas zu berühren. Erkennen Sie, wo Sie sind?

Dank unserer Ohren können wir aber nicht nur Gegenstände und Räume an ihrem Klang unterscheiden, sondern auch erkennen, aus welcher Richtung ein Geräusch kommt. Denn wir hören mit beiden Ohren und die Schallwellen eines Geräusches treffen so gut wie nie genau gleichzeitig ein, sodass das Gehirn minimale Zeit- und Lautstärkenunterschiede wahrnehmen und auswerten kann. Auch dieses Richtungshören lässt sich zu Hause ganz einfach üben: Eine Murmel, ein glatter Tisch – mehr ist nicht nötig. Einer rollt die Murmel, der andere versucht mit geschlossenen Augen zu hören, welchen Weg sie nimmt und zeigt ihn mit dem Finger nach. Lustig ist auch, ein Handy oder einen Wecker klingeln und von jemandem in der Wohnung verstecken zu lassen, um sich dann mit den Ohren auf die Suche danach zu begeben.

Mit Worten spielen

Um genaues Zuhören, Sprachverständnis und Hörgedächtnis zu trainieren, empfehlen Experten einfache Wortspiele, zum Beispiel »Ich packe meinen Koffer«. Das kennen viele bestimmt noch aus ihrer Kindheit und haben es auch schon mit den eigenen Kindern gespielt: Reihum packt jeder verbal in den Koffer, was er möchte. Wichtig dabei ist, dass der, der dran ist, zuvor immer alles, was schon eingepackt

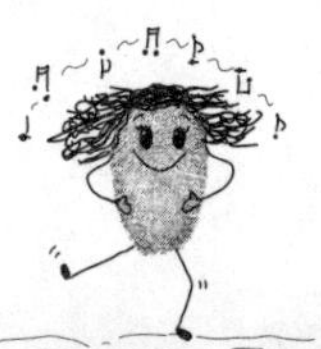

wurde, in der richtigen Reihenfolge wiederholt, bevor er etwas Neues hinzufügt. Ganz Kreative füllen den Koffer mal nicht mit Gegenständen, sondern mit Tierstimmen, selbst kreierten Geräuschen oder ausgedachten Quatschwörtern.

Eine Alternative dazu ist das »Wort an Wort«-Spiel. Auch dabei muss man genau hinhören, weil der letzte Buchstabe eines Wortes immer der Anfangsbuchstabe des nächsten sein muss: Ameis**E** – **E**iskuge**L** – **L**ampenschir**M** – **M**armelad**E** – **E**inhor**N** – **N**ebe**L** …

Wer Lust hat, kann auch im Wechsel und um die Wette Wörter mit gleichem Anfangsbuchstaben sagen, zum Beispiel Vornamen: **A**lexander – **A**nna – **A**lma – **A**xel – **A**rthur – **A**strid … Oder Tiere: **B**iene – **B**üffel – **B**ussard – **B**ison – **B**untspecht – **B**laumeise – **B**ergziege …

Falls Sie Reime mögen, sollten Sie mit anderen zwischendurch mal spontan hin und her reimen, das schult gleichzeitig aufmerksames Hinhören und das Erkennen von Sprachmerkmalen:

»Lisa kauft gern Schuhe« – »Tom genießt die Ruhe« oder
»Der Affe frisst Banane« – »Ich mag Eis mit Sahne«.

Am meisten Spaß haben uns persönlich die uralten Zungenbrecher gemacht, die wir schon als Kinder geliebt und auch mit unserem Nachwuchs fleißig geübt haben. Doch das ist lange her, und so kamen sie uns erst jetzt nach vielen Jahren wieder in die Ohren und über die Lippen – dem Hörtraining sei Dank! Falls Sie auch Lust haben, sich mal wieder die Zunge zu brechen und zu hören, was dabei Lustiges herauskommt, sind hier unsere Favoriten:

- Metzgers Metzgermesserwetzer wetzt Metzgers Metzgermesser, Metzgers Metzgermesser wetzt Metzgers Metzgermesserwetzer.
- Der fiese friesische Fliesenleger fliest mit fiesem friesischem Fliesenkleber.

- Zwischen zwei Zwetschgenzweigen zwitschern zwei Schwalben.
- Der Streusalzstreuer zahlt keine Streusalzstreuersteuer, keine Streusalzstreuersteuer zahlt der Streusalzstreuer.
- Fischers Fritz fischt frische Fische, frische Fische fischt Fischers Fritz.

Können Sie mehr als zwei Menschen um sich versammeln, die Lust auf ein Hörtraining haben, dann eignet sich auch »Stille Post«, ein Kinderspiel, das selbst Studentenpartys, Weihnachtsfeiern oder achtzigste Geburtstage bereichern kann: Einer fängt an und denkt sich einen Satz aus. Den flüstert er dem Nächsten ins Ohr. Der muss nicht nur genau hinhören, sondern sich das Gesagte auch gut merken und dem Nächsten zuflüstern. So geht es weiter, bis der Letzte aus der Gruppe zugehört hat und laut sagt, was er von seinem Vorgänger verstanden hat – je nach Hörvermögen der Teilnehmer kann das genau der Anfangssatz sein, gerne kommt aber auch etwas völlig anderes hinten raus. Dann hat sich zwar irgendjemand verhört, der Spaß ist dabei aber am größten.

Nicht nur schön, sondern auch ein Training für die Ohren ist etwas, das wir als Erwachsene viel zu selten hören: eine vorgelesene Geschichte. Dabei profitieren Kleine wie Große sehr davon und haben große Freude an der abwechslungsreichen Sprache aus Märchen und Geschichten, die bei allen die Fantasie anregt. Vor allem wenn der Vorleser mit unterschiedlichen Stimmen spricht, also Sprachrhythmus, -tempo, -melodie und -dynamik variiert, übt der Zuhörer automatisch, verschiedene Emotionen zu unterscheiden. Und nicht nur das: Vorgelesene Texte, ob aus einem Buch, der Zeitung oder einem Brief, sind auch perfekt geeignet, um bewusstes Hinhören zu trainieren. Einfach ein kurzes Stück vorlesen, in dem ein zuvor ausgesuchtes Wort gezählt werden muss – zum Beispiel »ist«, »ihr«, »sagte«, »im«. Anschließend wird verglichen, wie viele erkannt wurden.

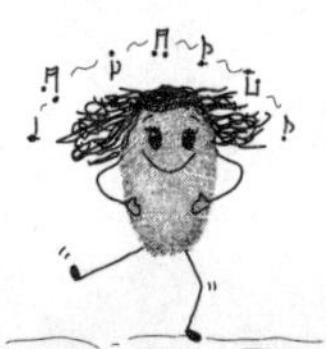

All diese Übungen lassen sich zu Hause ganz einfach machen. Aber auch die Busfahrt zur Arbeit, das Schlangestehen an der Supermarktkasse oder das Warten auf den Zug kann man für ein Hörtraining nutzen und damit sogar noch Langeweile verhindern. Einfach kurz die Augen schließen und hören, was für Geräusche einen umgeben. Wie viele verschiedene kann ich unterscheiden? Woher kommen sie? Welche Geräusche kann ich erkennen? Sind sie laut oder leise, hoch oder tief, nah oder fern? Kann ich vielleicht sogar verstehen, was Menschen um mich herum reden? Ganz kurz mal genau hinhören – zwei Minuten reichen schon.

Wer singt denn da?

Besonders wohlklingende und auch überraschende Geräusche hat natürlich die Natur zu bieten. Wasserplätschern, Blätterrauschen, Windsäuseln, Vogelgesang – die Vielfalt ist beeindruckend und bietet sich für ein Hörtraining an. Wer dafür nicht in den Wald fahren kann, findet auch in der Stadt Parks oder Gärten, in denen Naturgeräusche überwiegen. Sich auf eine Bank zu setzen, die Augen zu schließen, bewusst hinzuhören und Geräusche zu unterscheiden, schult nicht nur das Gehör, sondern entspannt auch noch und macht glücklich. Achten Sie dabei zum Beispiel mal auf die Vogelstimmen – Sie werden überrascht sein, wie viele verschiedene sich auch in der Stadt unterscheiden lassen. Und wenn Sie wissen möchten, wer da zwitschert, können wir Ihnen die Vogelporträts des Naturschutzbund Deutschland e.V. (NABU) mit vielen Tonaufnahmen empfehlen und für unterwegs die NABU-App »Vogelwelt«. Sie werden überraschend viele Vogelstimmen bereits kennen, und mit ein bisschen Übung kommen schnell noch weitere hinzu. Wichtig ist, sich nicht zu viele Vogelstimmen auf einmal vorzunehmen, um das ungeübte Gehör nicht zu überfordern. Für den Anfang reicht es, sich auf eine zu konzentrieren und sich erst, wenn man die sicher erkennen kann, die nächste vorzunehmen. Wir haben mit der Amsel begonnen, weil die oft in unserem Garten zu hören ist. Für den Anfang eignet sich aber auch der Zilpzalp, weil er sehr fleißig seinen Namen ruft und daher leicht wiederzuerkennen ist, wenn man ihn einmal bewusst gehört hat. Das Gleiche gilt für den Kuckuck, dessen Ruf die meisten sicher schon kennen werden. Experten zufolge ist es hilfreich, sich beim Üben Eselsbrücken zu bauen zum Beispiel mit Merksprüchen oder Bildern im Kopf, die zu dem Gesang des jeweiligen Vogels passen. Irgendwann kann man dann aus einem Konzert vieler Vogelstimmen einzelne klar heraushören, quasi wie Instrumente aus einem Musikstück. Vor allem aber ist es eine große Freude, Vogelgesang zu hören, und egal ob man in der Stadt oder auf dem Land lebt: Er begleitet einen das ganze Leben, wenn man einmal gelernt hat, auf ihn zu achten.

Und wo wir schon mal im Freien sind, möchten wir Sie auch noch zu einem Hörspaziergang motivieren. Ob im Wald, im Park, auf dem Dorf, am Meer, in der Stadt – alles, was Sie brauchen, ist jemand, der Sie führt. Denn Sie müssen die Augen schließen (wer mag, kann sie sich auch verbinden) und sich nur mit Ihren Ohren orientieren. Wichtig dabei ist, sich nicht zu unterhalten. Sie werden überrascht sein, wie sehr Ihnen die anderen Sinne, vor allem das Hören, auf einmal bewusst werden, wenn die Wahrnehmung durch die Augen wegfällt.

So ein Aha-Erlebnis kann einem auch das Spiel »Ich höre was, was du nicht siehst« bescheren – egal ob im Wald, im Park, in der Fußgängerzone oder wo auch immer. Bleiben Sie einfach mal stehen und bitten Sie Ihre Begleitung, Dinge zu nennen, die sie sieht. Danach schließen Sie die Augen und beschreiben, was Sie hören. Sie werden überrascht sein, was die Ohren alles wahrnehmen, das den Augen entgeht.

Kerzenschein für die Ohren

Bewusste Hörübungen müssen also nicht aufwendig sein und können uns mal wieder vor Ohren führen, welche Rolle das Hören für unser

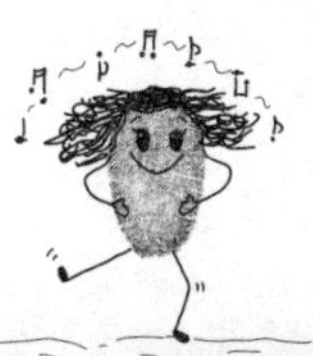

Wohlbefinden spielt. Versuchen Sie doch mal zu unterscheiden, welche Geräusche, welche Musik, welche Stimmen Sie schön finden und welche Sie stören. Oft können nämlich auch Geräusche der Grund dafür sein, dass wir uns in verschiedenen Situationen des Alltags oder in Gesprächen mit anderen nicht wohlfühlen. Denn störender Schall ist Lärm – ganz unabhängig davon, wie laut er ist. Es lohnt sich also, auf die akustische Suche zu gehen: Wie klingt es zum Beispiel bei Ihnen zu Hause? Gibt es Räume, in denen es sehr hallt oder die besonders laut sind, zum Beispiel durch einen brummenden Kühlschrank, die Straße vor dem Fenster oder den lärmenden Nachbarn? Lässt sich gegen die störenden Geräuschquellen etwas tun, zum Beispiel ein Teppich verlegen oder Vorhänge aufhängen, die Schall schlucken, ein Lärmschutzfenster einbauen, das den Straßenlärm draußen lässt? Schon einfache Raumteiler, Pflanzen und Filzgleiter unter Möbeln können für eine ruhigere Akustik sorgen. Und ein freundlicher Hinweis lässt vielleicht auch manchen polternden Nachbarn zur Ruhe kommen. Wenn es am Abendbrottisch immer laut zugeht, empfehlen Experten, mal nur bei Kerzenschein zu essen. Denn gedämpftes Licht sorgt für eine ruhigere Unterhaltung.

Weltkarte der Ruheoasen

Generell lohnt es sich, mal hinzuhören, welches Zimmer sich zu Hause als ruhiger Rückzugsort eignet. Es ist nämlich wichtig, unseren Ohren ab und zu Pausen zu gönnen. Hörspezialisten raten daher nicht nur in lauten Umgebungen, zum Beispiel bei einer Party am Wochenende, mal für fünf Minuten vor die Tür zu gehen, sondern generell auch immer mal ruhige Orte aufzusuchen – vor allem wenn man in der Stadt wohnt. Das kann eine Bücherei, eine Kirche oder ein Park sein. Solche Ruheoasen sammelt die Architektin und Klangforscherin Antonella Radicchi von der Technischen Universität Berlin weltweit in einer Landkarte. Dafür hat sie die App »Hush City« (ruhige Stadt) entwickelt, mit der Menschen Umgebungsgeräusche ihrer Heimatstadt aufnehmen und mit einem Foto und Kommentaren versehen können. Die Daten werden automatisch in eine virtuelle Karte übertragen, die »Hush City Map«, sodass alle darauf zugreifen können. 2017 startete das Projekt in Berlin, mittlerweile tragen Menschen auf der ganzen Welt ihre Rückzugsorte in die App ein – vom spanischen Granada über das australische Perth bis nach New York. Radicchi hat sich bei ihrer Suche aber auf mehr konzentriert als auf die reine Messung von Geräuschpegeln. Die Nutzer ihrer App sollen auch Fragen beantworten, etwa wie der ruhige Lieblingsplatz aussieht. Ist er sauber, voller Pflanzen und bietet Möglichkeiten zum Sitzen, fördert das zum Beispiel das Gefühl von Ruhe und Rückzug. Ist die Umgebung hingegen dunkel und unwirtlich, kann Stille auch bedrohlich oder einfach langweilig wirken.

Vor allem Stadtbewohner, die permanent von Autos, Bussen, Baustellen, Flugzeugen und anderen Menschen umgeben sind, profitieren von angenehmen Plätzen und sollten sie zu Fuß und jederzeit erreichen können. Nach dem Motto: Wenn der Lärm nicht zu entfernen ist, muss man sich eben vom Lärm entfernen – dank der »Hush City«-App vielleicht in eine ungeahnte Ruheoase gleich um die Ecke.

Ihre Ohren werden Ihnen nicht nur jeden Moment der Stille danken, sondern sind auch jedes kleine Hörtraining wert. Es lohnt sich also, auf uns zu hören und dem Hörsinn etwas mehr Aufmerksamkeit zu schenken.

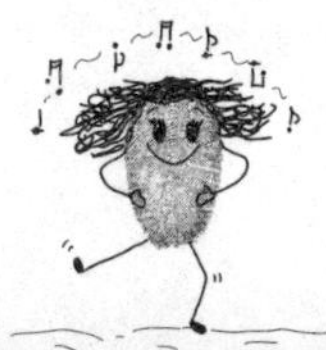

Sehen
Schau mehr aus den Augen, Kleines!

Die Basis des Sehens

Was haben wir nicht alles den Früchten zu verdanken: vitaminreiche Säfte, erfrischendes Eis, leckere Marmeladen – und die Fähigkeit, Farben zu sehen. Es ist zwar schon ein paar Jährchen her, 55 Millionen, um etwas genauer zu sein, als die Früchte Farbe ins Leben brachten, aber damals war es von großem Vorteil, bunte Früchte inmitten grüner Blätter zu erkennen. Denn das Obst war süß und damit kalorienreich, wer es aß, hatte also einen Überlebensvorteil. Unsere Vorfahren hatten die Gabe zur Farbe, sie überlebten, und noch heute bereichert Farbe nicht nur unser Leben – sie zu erkennen macht uns viele Dinge erst möglich. Buntes ist aber natürlich längst nicht alles, was der Sehsinn zu bieten hat, und so sind etwa 70 Prozent unseres Gehirns allein damit beschäftigt, das zu verarbeiten, was wir mithilfe von Licht sehen. Der Aufwand, der dafür betrieben wird, ist beträchtlich: Etwa 250 Millionen Sinneszellen und eine Milliarde Zellen im Gehirn gibt es fürs Sehen. Kein Wunder, dass dieser Sinn für viele Wissenschaftler der wichtigste des Menschen ist.

Die Natur, oder besser: die Evolution, hat uns dafür ein ausgeklügeltes System geschenkt, das insofern ganz besonders ist, auch im Vergleich zu den anderen Sinnen, als dass schon im Sinnesorgan selbst die erste Verarbeitung der Eindrücke geschieht. Überhaupt ist die Verarbeitung der Schlüssel zum Sehsinn, denn wenn man es mal ganz nüchtern betrachtet, also technisch, sind unsere Augen eigentlich gar nicht so außergewöhnlich, verglichen mit einer Digitalkamera sogar fast ein wenig rückständig.

Ein ausgeklügelter Apparat

Was aber macht den Sehsinn so besonders, wie funktioniert das Erkennen von Farben, von Gegenständen in naher und weiter Entfernung, wie das Verfolgen von Bewegung, das Unterscheiden von Bekanntem und Unbekanntem?

Fangen wir mit etwas Physik an – ja, das muss sein. Aber keine Angst, wir tauchen nicht zu tief ein. Man kann den Sehsinn in verschiedene Abschnitte einteilen. Es beginnt mit einem äußeren Abschnitt, mit dem Teil, den die meisten Menschen wohl als das eigentliche Organ fürs Sehen bezeichnen würden: mit dem Auge. Hier spielt die Physik noch die größte Rolle, hier ist es tatsächlich ein bisschen wie bei einer Kamera. Genauso wie bei ihr bildet hier ein »optischer Apparat« Gegenstände, Menschen oder Szenerien ab, aber natürlich nicht auf einem Sensorchip im Inneren der Kamera, sondern auf der Netzhaut, der Retina. Damit ein Bild entsteht, es also punktgenau auf den richtigen Ort fällt und sich nicht zerstreut, muss das Licht gebrochen und gebündelt werden, es muss also eine Art kleinere Kopie des Bildes genau auf die Retina geworfen werden.

Das Auge hat dafür mehr zur Verfügung als eine Kamera, zusätzlich zur Linse hilft nämlich die Hornhaut mit, das Licht so zu brechen, dass es auf der Retina landet. Sie hat sogar eine größere Brechkraft als die Linse. Zuvor aber wird die Blende tätig, die beim Auge Iris heißt. Sie kann sich mithilfe eines ringförmigen Muskels zusammenziehen oder mit einem anderen ausdehnen und so die Pupille vergrößern oder verengen. Die Pupille ist das Schwarze, das man im Augenzentrum erkennt. Die Iris reguliert auf diese Weise, wie viel Licht durchkommt, sie passt sich an die Helligkeit an. Wenn es dunkel ist, öffnet sie sich weit, die Pupillen sind dann groß; scheint die Sonne sehr stark,

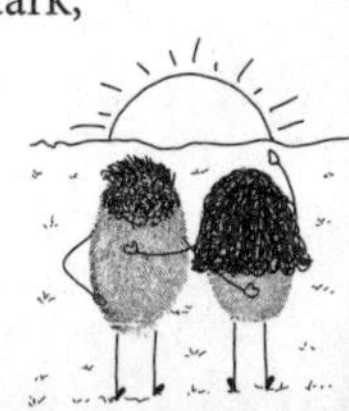

wird sie kleiner, die Pupillen werden zu kleinen schwarzen Punkten, und es gelangt weniger Licht durch die Hornhaut. Nach der Hornhaut folgt die Linse, sie ist in gewisser Weise beweglich. Ein kleiner Muskel liegt ringförmig um sie herum, spezielle Fasern verbinden ihn mit ihr. Der Muskel kann an den Fasern ziehen oder sie locker lassen, diese übertragen die Kraft auf die elastische Linse, die dann flach wird oder rund und so ihre Brechkraft ändert, also Objekte scharf stellt – je nachdem, wie weit diese entfernt sind. Diese Elastizität der Linse nimmt mit dem Alter allerdings ab – was viele Menschen mit etwa Mitte 40 daran merken, dass beim Lesen die Buchstaben vor ihren Augen verschwimmen und sie immer schlechter lesen können. Alterssichtigkeit nennt man das dann, eine Lesebrille muss her.

Und es gibt noch weitere menschliche Fehler, die das Auge im Vergleich zu einer Digitalkamera etwas schlechter machen. So brechen Hornhaut und Linse das Licht unterschiedlich stark, am Rand nämlich stärker als im Zentrum. Dadurch kommt es zu einer gewissen Unschärfe. Das Gehirn rechnet sie quasi heraus, und auch die Iris kann sie ein wenig korrigieren, wenn sie die Pupillen (bei viel Licht) klein stellt, weil sie dann den Randbereich von Hornhaut und Linse zumindest teilweise abdeckt. Hornhaut und Linse enthalten zudem bestimmte Moleküle, die dafür sorgen, dass das einfallende Licht etwas gestreut wird. Normalerweise bemerkt man davon nicht viel, kommt einem aber etwa ein Auto mit stark blendendem Fernlicht entgegen, fällt es auf. Doch zurück zum weiteren Weg, den das Licht nimmt. Es muss noch durch den durchsichtigen Glaskörper, der den größten Teil des Auges ausmacht, bevor es auf die Netzhaut trifft.

Nervige Mücken

Vor allem Menschen über 65 Jahre und Jüngere, die unter Kurzsichtigkeit leiden, werden die schwarzen Flecken und Fäden kennen, die vor den Augen vorbeigleiten und vor allem dann auffallen, wenn sie eine weiße Wand oder den blauen Himmel anschauen. Dahinter stecken meist Trübungen des Glaskörpers, die Augenärzte »Mouches volantes« nennen. Aus dem Französischen übersetzt bedeutet es »fliegende Mücken«. Der Glaskörper füllt als größter Anteil des Auges den Raum zwischen Linse und Netzhaut aus und besteht zu 98 Prozent aus Wasser sowie aus Hyaluronsäure und einem dreidimensionalen stabilisierenden Gerüst aus Fasern. Durch seine durchsichtige, geleeartige Masse kann das Licht ungehindert auf die Netzhaut fallen. Werden wir jedoch älter, verliert der Glaskörper an Spannung, schrumpft ein wenig, das Fasernetz verklumpt und Teilchen davon lösen sich ab. Die gleiten als Glaskörpertrübungen umher, stellen sich dem einfallenden Licht quasi in den Weg und werfen Schatten auf die Netzhaut, die umso deutlicher sind, je heller es ist. Die fliegenden Mücken können wie ihre Namensgeber zwar lästig sein, in der Regel sind sie aber harmlos. Trotzdem ist es ratsam, einen Augenarzt aufzusuchen, wenn etwas Ungewöhnliches im Blickfeld auftaucht, vor allem wenn es plötzlich auftritt oder stark zunimmt.

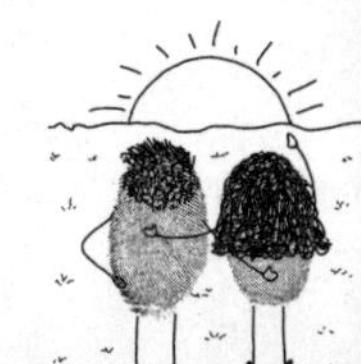

Unbemerkter Kopfstand

Von hieran wird's ein bisschen kompliziert, denn auf der Netzhaut entsteht das Bild, das wir sehen. Bei analogen Kameras wäre sie der eingelegte Film, der belichtet wird. Das Bild, das da auf sie fällt, ist umgedreht, es steht also auf dem Kopf. Sie werden das vielleicht noch aus dem Physikunterricht kennen, als Sie die Lochkamera durchgenommen haben. Lichtstrahlen sind schnurgerade, sie verlaufen nicht um die Ecke oder im Bogen. Deswegen trifft ein Lichtstrahl, der von oben durch das Loch der Kamera fällt, unten auf den Schirm, der sich dahinter befindet. Beim Auge ist es dasselbe: Die Krone eines Baums fällt unten auf die Netzhaut, weil der Lichtstrahl von oben gerade durch die Pupille nach unten geht; die Baumwurzel trifft auf den oberen Teil der Netzhaut. Es gibt aber noch eine weitere Herausforderung: Hornhaut und Linse schaffen es nicht, das einfallende Licht so zu brechen, dass es ganz genau auf die Netzhaut trifft. Bei einer Kamera würde man also ein unscharfes Bild bekommen.

Sie werden jetzt einwenden, dass Sie doch jeden Baum bislang noch richtig herum und, wenn Sie keine Brille tragen müssen, scharf gesehen haben. Ihr Einwand ist berechtigt. Die Frage ist allerdings, was man unter »sehen« genau versteht: Wenn es das ist, was im Auge passiert, also bis zur Netzhaut, dann steht die Welt auf dem Kopf, sie ist auch ein bisschen unscharf. Wenn es aber um das geht, was erst ab der Netzhaut passiert, dann sehen Sie richtig herum und scharf. Denn ab hier ist das Gehirn aktiv beteiligt. Und das bedeutet: Die Gesetze der Physik spielen nun nicht mehr die Hauptrolle. Ab hier wird geschaltet, getrickst, gerechnet. Und dadurch wird (fast) alles besser. Wenn man es auf den Punkt bringen wollte, müsste man sagen: Nicht die Augen sehen, sondern das Gehirn.

Doch auch die Möglichkeiten des Gehirns sind begrenzt, es kann nicht alles schönrechnen. Ein Auge ist normalerweise etwa 24 Millimeter lang, und der Abstand zwischen der Hornhaut, dem Punkt also, an dem das Licht ins Auge fällt, und der Netzhaut, wo das Bild entsteht, ist genau austariert. Die Grundlage für den richtigen Abstand wird schon in der Kindheit gelegt. Bei der Geburt ist das Auge noch zu kurz, das Baby ist weitsichtig, doch die unscharfe Sicht ist wichtig, fördert sie doch das Wachstum des Auges in die Länge. Schnell sieht das Kind dann scharf. Das Wachstum des Auges muss in sehr engen Grenzen geschehen, denn wenn es nur 0,1 Millimeter zu kurz oder zu lang wird, führt das zu Weit- oder Kurzsichtigkeit. Auf diesen Prozess hat man ein wenig Einfluss: Wie und unter welchen Lichtverhältnissen Kinder lesen, schreiben und leben, kann darüber entscheiden, ob sie als Erwachsene kurzsichtig sein werden, dazu kommen wir später noch.

Zwei ganz besondere Typen

Was genau aber ist Licht, was trifft da auf die Netzhaut? Physikalisch betrachtet handelt es sich um elektromagnetische Wellen, die verschiedene Längen haben. Unsere Augen reagieren allerdings nur auf einen sehr kleinen Bereich, mit allem, was außerhalb liegt, können sie nichts anfangen. Dazu gehören etwa Infrarot- oder Ultraviolettstrahlung. Die treffen zwar auch auf die Netzhaut, sie lösen aber nichts bei ihr aus. Auf ein bestimmtes Spektrum elektromagnetischer Wellen aber reagieren die Sinneszellen im Auge sehr empfindlich. Die Natur hat uns dafür im Laufe der Evolution zwei verschiedene Typen zur Verfügung gestellt: die sogenannten Zapfen, die auf Farben reagieren und nicht ganz so lichtempfindlich sind, und die Stäbchen, die zwar nur schwarz-weiß »anzeigen« können, die aber auch schon bei wenig Licht reagieren.

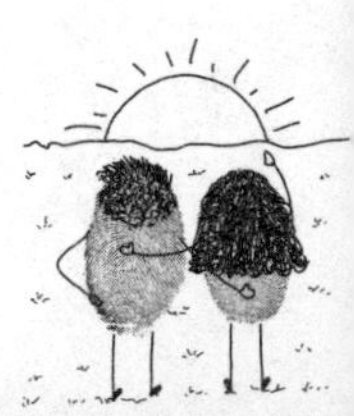

sehen sehen

Miniaturwunder

Afrikanische Smaragdprachtbarsche sind ganz besondere Tiere, sie haben eine spezielle Fähigkeit: Sie können Infrarotstrahlung wahrnehmen – und damit auch im Dunkeln sehen. Wir Menschen hingegen sind auf die Hilfe von Nachtsichtgeräten oder Spezialkameras angewiesen. Damit sind wir nicht allein: Säugetiere können generell kein langwelliges Licht aus dem Infrarotbereich wahrnehmen. Nur ein kleiner Teil der elektromagnetischen Strahlung, zwischen etwa 400 und 750 Nanometer Wellenlänge, wird für uns Menschen sichtbar. Darunter liegt für uns unsichtbar der ultraviolette Bereich, in dem zum Beispiel Bienen sehen, und darüber der uns verborgene Infrarotbereich, den besagte Barsche wahrnehmen.

Chinesischen Forschern ist aber Unglaubliches gelungen: Sie haben Mäusen ermöglicht, wochenlang Infrarotlicht zu sehen, indem sie ihnen spezielle Nanopartikel in die Netzhaut gespritzt haben. Die setzten sich dort wie Miniaturantennen auf die Sehzellen, die ja eigentlich unempfindlich für das infrarote Licht sind, und wandelten dieses eintreffende langwellige Licht in kürzerwelliges um, sodass es von den Rezeptoren der Mäuseaugen wahrgenommen und für die Nager sichtbar wurde. Die Pupillen der Mäuse reagierten nach der Spritze eindeutig auf Licht der Wellenlänge 980 Nanometer, also einen normalerweise für sie unsichtbaren Reiz. Und in Verhaltenstests fanden die Nager Stellen in einem Labyrinth, die mit Infrarotlicht gekennzeichnet waren, und konnten zwischen Kreisen und Dreiecken aus Infrarotlicht unterscheiden. Interessant war, dass sie sowohl tagsüber als auch nachts das Infrarotlicht wahrnehmen konnten, ohne große Nebenwirkungen oder eine Beeinträchtigung ihres natürlichen Sehsinns. Diese Methode lässt auch uns Menschen hoffen – nicht nur irgendwann unseren Sehbereich ohne externe Geräte erweitern, sondern auch Erkrankungen oder eine Farbsehschwäche behandeln zu können.

Jedes Auge hat etwa sechs Millionen Zapfen, sie sind vor allem im Zentrum der Netzhaut versammelt, in der sogenannten Fovea. Fast 150.000 Zapfen konzentrieren sich hier auf einem Quadratmillimeter Netzhaut. Nirgendwo sonst sind sie so dicht gedrängt wie hier, deswegen wird die Fovea auch als »Stelle des schärfsten Sehens« bezeichnet, hier ist die Auflösung am größten. Zum Rand der Netzhaut hingegen werden es immer weniger Zapfen.

Drei verschiedene Arten von Zapfen gibt es. Die einen sind spezialisiert auf rotes Licht, die anderen auf blaues und die dritten auf grünes. Fällt Licht der richtigen Wellenlänge auf sie, etwa blaues, melden sie das weiter. Technisch gesprochen wandeln sie das physikalische Signal, die elektromagnetische Welle, mit der die Nerven und das Gehirn nichts anfangen können, in ein biochemisches Signal um. Das bedeutet zum einen, dass sie möglichst effektiv die sogenannten Lichtquanten einfangen müssen. Das sind, sehr einfach gesprochen, die Teilchen, aus denen Licht besteht. Zum anderen müssen sie dem Gehirn irgendwie mitteilen, dass und in welcher Menge sie diese Lichtquanten empfangen haben. Vereinfacht gesagt: Ist es ein sehr strahlendes dunkles Blau, das da auf sie trifft, oder eher ein blasses? Um die erste Aufgabe gut zu erfüllen, müssen die Zapfen den einfallenden Quanten viel Angriffsfläche bieten, und möglichst viele von ihnen einfangen. Die Natur hat sie dafür stark gefaltet, sie bieten dem Licht so eine sehr große Oberfläche. Von außen (mit dem Mikroskop) betrachtet sieht die aus wie aufgestapelt.

Für die zweite Aufgabe besitzen die Zapfen sogenannte Jodopsine. Das sind spezielle Eiweiße, die auf das Licht der jeweiligen Wellenlänge reagieren, es also in einen Reiz umwandeln, der an das Gehirn gemeldet wird. Allerdings reagiert jeder Zapfen auch auf Wellenlängen, auf die er nicht spezialisiert ist, ein Blauzapfen also etwa auf rotes Licht. Die Reaktion und damit die Weiterleitung ist dann aber längst nicht so intensiv, als wenn sie auf »ihr« Licht reagieren. Das Gehirn muss mit dieser Ungenauigkeit zurechtkommen, dass nicht alles, was als »blau« bei ihm ankommt, auch »blau« ist, sondern eigentlich etwa auch ein bisschen »rot«, es muss diese falschen Signale also ignorieren. Dazu bedarf es einiger Rechenleistung, aber das Gehirn bewältigt diese Aufgabe sehr gut.

Eine Einschränkung gibt es: Manche Menschen haben eine Farbsehschwäche, vor allem Männer sind davon betroffen. 8 Prozent von ihnen sehen Farben mehr oder weniger verwaschen oder können etwa Grün nicht mehr so gut von Rot unterscheiden. Bei den Frauen ist der Anteil mit etwa 0,1 Prozent deutlich kleiner. Schuld sind bei beiden die Jodopsine, die nicht richtig funktionieren, und dafür wiederum sind die Gene verantwortlich – die Schwäche wird also vererbt. Heute ist sie meist kein ganz so großes Problem mehr, in sehr viel früheren Zeiten war sie das aber sehr wohl. Denn Farben zu sehen, wir haben es zu Beginn dieses Kapitel beschrieben, war damals ein echter Vorteil, Früchte konnten erkannt werden und damit kalorienreiche und lebenswichtige Nahrung.

Eine Schwäche der Zapfen, wenn man es überhaupt so nennen kann, nutzt die heutige Fernseh- und Kinotechnik aus. Haben sie auf einen Lichtreiz reagiert, brauchen sie einen kurzen Moment, bis sie wieder aufnahmebereit sind. Fällt in dieser Zeit erneut Licht auf sie, nehmen sie diesen zweiten Reiz nicht mehr getrennt vom ersten wahr, sondern beide als einen einzigen. Das ist ab etwa 50 bis 60 Reizen in der Sekunde der Fall, dann sehen wir keine Einzelbilder mehr, sondern eine ineinanderfließende Bewegung, einen Film. Deswegen müssen Filme mit mindestens 50 Bildern pro Sekunde gedreht werden.

Kommen wir nun zu den zahlenmäßig deutlich überlegenen Sinneszellen in der Netzhaut, zu den Stäbchen. 120 Millionen von ihnen hat jedes Auge. Ihr Aufbau ähnelt dem der Zapfen, ihre Oberfläche ist aber noch feiner gefaltet, um auch wirklich so gut wie keinen Lichtquanten entwischen zu lassen. Von außen betrachtet sieht es aus, als seien kleine Scheibchen aufgereiht. Auf diesen Scheiben wiederum sitzen die Moleküle, die das Licht einfangen sollen, Rhodopsin heißen sie, ein Stäbchen ist mit 50 Millionen dieser Moleküle vollgestopft. Das macht die Stäbchen so empfindlich: Schon zehn Lichtquanten reichen, damit wir etwas als einen Lichtreiz wahrnehmen – das sind sehr, sehr wenige! Die Empfindlichkeit kann allerdings zum Problem werden, wenn es sehr hell ist, deswegen können die Stäbchen auch einen Gang zurückschalten und bei Bedarf etwas weniger Licht ans Gehirn »durchlassen«. Allerdings funktioniert das nur in Grenzen. Wenn es extrem hell ist, müssen die Zapfen den Job übernehmen, die Stäbchen halten sich dann zurück. In so einer Situation zahlt sich aus, dass die Zapfen weniger lichtempfindlich sind, sie können außerdem besser herunterfahren und weniger Licht durchlassen als die Stäbchen. Auch das äußere Auge macht dann mit, verkleinert unwillkürlich die Pupillen, sodass weniger Licht durchkommt, und wir kneifen willkürlich die Augen zu.

Zu Hochform laufen die Stäbchen auf, wenn es dunkel ist. Die Zapfen spielen dann keine große Rolle, sie stören eher. Das kann jeder ausprobieren, wenn er mal im Dunkeln bewusst versucht, einen Gegenstand zu fixieren, also mit der Fovea zu sehen, auf der die Zapfen sitzen – es wird nicht gelingen. Erst wenn man danebenschaut, kann

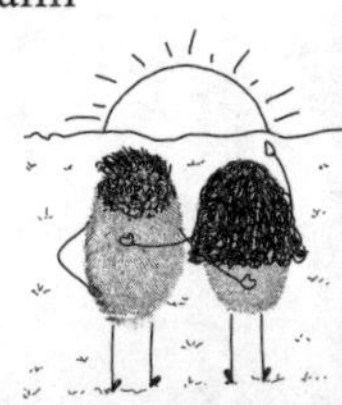

man zumindest Umrisse erkennen. Dann nämlich übernehmen die Stäbchen, die ja in der Netzhaut außen sitzen. Das dauert ein wenig, weil sie nicht ganz so schnell reagieren wie die Zapfen, der Effekt ist aber eindrücklich. Denselben Trick kann man beim Blick in den Nachthimmel anwenden, um schwach leuchtende Sterne zu erkennen. Man wird fast wahnsinnig, wenn man sie fixieren möchte. Schaut man aber seitlich etwas daran vorbei, kann man sie erkennen. Umgekehrt ist es bei Tageslicht (allerdings nicht ganz so eindrücklich wahrnehmbar): Zum Augenrand hin verschwimmt die Umgebung ein wenig und Farben werden blasser, weil die Stäbchen ihre Stärken nicht ausspielen können und die Zapfen am Rand der Netzhaut längst nicht so zahlreich sind wie im Zentrum. Zum Glück nehmen wir das im Alltag nicht ständig so wahr, denn der Körper hat dafür eine Lösung gefunden: Unsere Augen bewegen sich die ganze Zeit. Entdecken sie etwas Wichtiges, das am Rand liegt, richten sie sich sofort dahin aus, sodass es ins Zentrum rückt. Das Gehirn steuert den Automatismus aus dem Hintergrund. Wahrscheinlich gehören die sechs Muskeln, die den Augapfel bewegen, zu den meistbeschäftigten im Körper, es muss ja ständig etwas ins Auge gefasst werden. Allein wenn wir eine Stunde lesen, bewegen sich die äußeren Augenmuskeln koordiniert etwa 10.000 Mal.

Ordnung ist das halbe Sehen

Die Netzhaut besteht aber nicht nur aus Stäbchen und Zapfen, also den Sinneszellen, sondern auch aus vielen Nervenzellen, die mit den Sinneszellen verbunden sind und die eingehenden Signale verschalten und weiterleiten. Sie bilden schon eine erste Rechenzentrale, die so aufwendig und ausgeklügelt aufgebaut ist, dass man bereits von einem Teil des Gehirns sprechen kann, von einer Art Vorposten. Die Nervenzellen dort können zum Beispiel schon unterscheiden, ob sich etwas bewegt oder nicht, sie können auch Kontraste identifizieren. Letzteres kann man selbst ausprobieren: Ein und dasselbe graue Rechteck wirkt eher hellgrau, wenn man es auf einem dunklen Hintergrund anschaut, und dunkelgrau, sieht man es auf einem hellen Hintergrund. Diese Verstärkung ist eine Leistung der Zellen in der Retina, nicht der im Gehirn.

Die Nervenzellen dort tun aber vor allem eines: Sie sortieren und lassen nur einen Teil der Informationen weiter. Denn die Signale, die über die Netzhaut reinkommen, sind sehr zahlreich. Da ist es gut, schon gleich am Anfang ein bisschen Ordnung zu schaffen, das Wichtige vom Unwichtigen zu trennen und so dem dahinterliegenden Teil des Gehirns Arbeit abzunehmen (immerhin haben beide Augen zusammen eine Viertelmilliarde Sinneszellen!). Schon vor Ort wird also eine Menge gemacht und getan, gerechnet und ausgesiebt, (nicht nur) deswegen ist das Auge ein ganz besonderes Sinnesorgan. Gesammelt in einem Strang verlassen die Nerven dann die Retina und ziehen zum Gehirn, etwa eine Millionen Nervenfasern schickt jedes Auge los. An der Stelle, an der der Strang austritt, können sich natürlich keine Sinneszellen befinden. Licht, das darauf fällt, können wir also nicht wahrnehmen. Wir bekommen von diesem »blinden Fleck« aber nichts mit, auch hier spielt das Gehirn wieder die entscheidende Rolle und rechnet ihn quasi raus.

An der Schädelbasis kreuzt ein Teil des Nervenstrangs nun auf die andere Seite, ob gekreuzt oder nicht, für alle geht es dann schnurstracks ins Zwischenhirn zur ersten wichtigen Station, dem Thalamus. Er sortiert die Informationen und verteilt sie weiter ans Gehirn. Dort gibt es dann vor allem einen Bereich, der die Informationen auswertet: die sogenannte primäre Sehrinde.

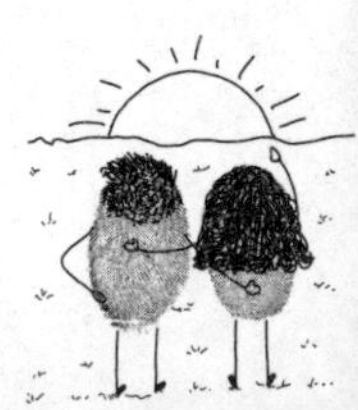

Sehen mit der Zunge

Nicht die Augen sehen, sondern das Gehirn. Und das ist so flexibel und lebenslang formbar, dass es sogar lernen kann, über Umwege an seine Informationen zu kommen, das heißt, einen Sinn durch einen anderen zu ersetzen. Ein beeindruckendes Beispiel dafür sind Blinde, die gelernt haben, Bilder zu sehen, die nicht von ihren Augen ins Gehirn gelangen, sondern über einen anderen Zugang: die Zunge. Dieses Sinnesorgan ist sehr empfindlich für elektrische Reize, weil sich mehr Nervenfasern nah an der Oberfläche befinden als irgendwo sonst am Körper. Und dadurch eignet es sich perfekt, um als Portal für visuelle Informationen genutzt zu werden. Die stammen von einer Digitalkamera, die der Blinde am Kopf trägt, und werden auf ein kleines Plättchen mit Hunderten von Elektroden übertragen, das er sich wie einen Lolli in den Mund schiebt. Dort hält es über den Speichel Kontakt zur Zunge und erregt deren Sinneszellen mit bestimmten Mustern aus elektrischen Impulsen, in die von der Kamera kommende Bilder zuvor umgewandelt wurden. Diese Stimulationsmuster fühlen sich auf der Zunge an wie kleine Vibrationen. Nach und nach lernt das Gehirn durch Übung, sie zu unterscheiden und in Eindrücke zu übersetzen, die die Umwelt repräsentieren, etwa Formen, Größenunterschiede und Bewegungsrichtungen. So kann ein Blinder mithilfe dieser Technologie zum Beispiel nach einem Tennisball greifen, der auf ihn zurollt, Hindernissen ausweichen, die in der natürlichen Umgebung stehen, und vieles mehr. Die Nutzer gewöhnen sich schnell an die Stimulationsmuster und interpretieren sie irgendwann automatisch, ohne darüber nachdenken zu müssen, was sie wahrnehmen. Ähnlich wie bei der Blindenschrift, die irgendwann auch flüssig mit den Fingerkuppen gelesen werden kann. Mittlerweile ist die Technologie zugelassen, und Studien haben gezeigt, dass sie Blinden helfen kann, tägliche Aufgaben erfolgreicher zu bewältigen.

Perfektes Zusammenspiel

Die primäre Sehrinde liegt ganz hinten im Gehirn, also im Bereich des Hinterkopfes, ist nur drei Millimeter dünn, gilt aber als so etwas wie das Zentrum unseres Sehens. 200 Millionen Nervenzellen sind hier für die Informationsverarbeitung aus den Augen zuständig. Doch trotz des Aufwands, der hier betrieben wird, ist noch immer nicht ganz Schluss mit der Auswertung. Es braucht noch weitere Schritte, weitere Stationen. Also ziehen Bahnen von Nervenfasern von der primären Sehrinde in allerlei andere Regionen des Gehirns. Dort werden dann nicht nur die Eindrücke aus den Augen verarbeitet, sondern auch die von den anderen Sinnen. Und erst in diesem Zusammenspiel wird etwas nicht einfach nur gesehen, sondern auch erkannt. Manche Gehirnregionen sind besonders gut darin, Körper zu erkennen, andere sind spezialisiert auf Bewegungen oder Gesichter, wieder andere auf Landschaften oder Häuser. Diese Aufgabenverteilung hat einen großen Vorteil: Es braucht nicht unbedingt hoch spezialisierte Zellen, um große Leistungen zu vollbringen, es reicht eine gute Organisation. Und wenn es eines gibt, was das Gehirn gut kann, dann das: gut organisieren.

Erlebnis Sehen

Unser Freund Ole ist ein begnadeter Personal Trainer – nicht für Bauch, Beine, Po, sondern für die Augen. Er könnte mit seiner Idee und seinen Fähigkeiten Geld verdienen. Doch das hat Ole eher nicht im Kopf – ihm geht es nur um eins: den Spaß am Ärgern. Und den hat er, wenn er sich bei Partys und Essenseinladungen aufmacht, um die Wohnung des Gastgebers umzudekorieren und Dinge zu verstecken. Ganz unauffällig zieht er im Laufe des Abends nach und nach von der Küche über das Wohnzimmer bis ins Bad und macht manchmal sogar noch einen Abstecher ins Schlafzimmer. So auch, als wir eines Abends zu acht gemütlich in der Küche beim Essen saßen. Unser Freund Karl hatte eingeladen, um uns seine neue Wohnung zu zeigen. Und Ole gab (wohl angespornt durch das neue Terrain) mal wieder alles: Als Karl auf den Balkon verschwand, um zu rauchen, nahm Ole sich die Küche vor, tauschte zum Beispiel den Inhalt von Besteckschubladen aus, stellte den Salzstreuer in die Mikrowelle und legte den Flaschenöffner in die Dose mit Kaffee. Und wie er unter dem Vorwand, auf die Toilette zu müssen, im Schlafzimmer gewerkelt hatte, erfuhren wir am nächsten Morgen. Da bedankte sich Karl nämlich im Gruppenchat bei allen für den schönen Abend und fügte noch an Ole gerichtet hinzu: »Moin, du Scherzbold! Den Apfelschneider habe ich beim Zubettgehen noch gespürt. War ja leicht. Aber was ist mit den Büchern passiert? Hätte gerne weitergelesen. Ich finde sie nicht. Gib mal 'nen Tipp!« Oles Antwort: »Du hast drauf geschlafen. Auch auf Deiner Yogamatte übrigens.«

Auf Expedition durch die eigenen vier Wände geschickt zu werden, um Verborgenes aufzuspüren: Das ist zwar manchmal nervig, aber im Grunde auch ein Geschenk von Ole. Denn er macht damit den Sehsinn fit, ohne auch nur einen Cent dafür zu verlangen. Und zum Sport treibt er einen auch noch: Man muss Stühle besteigen, um auf Schränken und Regalen nach versteckten Gegenständen zu fahnden, unter Betten kriechen oder in Ecken krabbeln. Darüber hinaus beschert einem die Suche nach den umplatzierten Dingen in den entlegensten Winkeln der Wohnung ein Wiedersehen mit längst vergessenen Schätzen, die Erinnerungen an alte Tage wecken. Was für ein rundum wunderbares Sinnestraining, lieber Ole, für das wir uns hiermit einmal ganz offiziell bedanken wollen.

Ganz schön was los

Jeden Tag unseres Lebens erreichen Informationen von Abermillionen Sinneszellen unser Gehirn, um dort einen Eindruck unserer Welt entstehen zu lassen – etwa 70 Prozent davon liefern unsere Augen. Der Sehsinn ist also für den Großteil dessen verantwortlich, was wir täglich wahrnehmen und hat uns Menschen viele Vorteile gebracht. Die Evolution hat ihn auf das optimiert, was für uns relevant ist und was uns überleben lässt. Daher können wir Menschen zwar längst nicht so schnell sehen wie eine Fliege, nicht so scharf wie ein Adler, nicht so hell wie ein Meeraal und auch nicht so bunt wie ein Fangschreckenkrebs. »Aber wir sind ganz gute Generalisten und Meister darin, uns ein Weltbild zu machen«, sagt der Biologe Martin Heß von der Ludwig-Maximilians-Universität München in der ARD-Sendung *Planet Wissen*. So sehen wir einen Krater auf unserer Nasenspitze und auf dem 400.000 Kilometer entfernten Mond, erkennen 200 verschiedene Farbtöne in Millionen von unterschiedlichen Farbnuancen, finden unseren Weg im grellen Sonnenschein und im schwachen Mondlicht und unterscheiden in Gesichtern Familie, Freunde und Fremde. Ohne Zweifel ist der Sehsinn also ein Geschenk. Und wir sollten uns immer mal wieder Zeit nehmen, um die Welt um uns herum ganz bewusst zu betrachten.

Vor allem die Gesichter unserer Mitmenschen sind einen genauen Blick wert. Sie verraten uns nämlich nicht nur, wen wir vor uns haben, sondern lassen uns auch unzählige Emotionen erkennen. Je nachdem wie sich unser Gegenüber fühlt, ist nämlich ordentlich was los in seinem Antlitz. »Es sind nur 43 Muskeln, mit denen wir mehr als

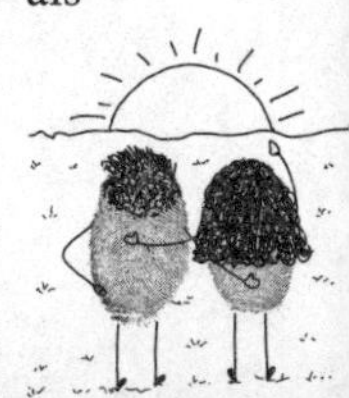

10.000 Gesichtsausdrücke erzeugen können«, sagt der amerikanische Psychologe Paul Ekman in der *Süddeutschen Zeitung*. Durch die Erforschung und Klassifikation emotionaler Gesichtsausdrücke wurde Ekman weltbekannt. Blitzschnell vermitteln mimische Veränderungen zum Beispiel, ob jemand wütend oder traurig ist, sich freut oder ekelt. Wir können Gefühle in Gesichtern erkennen und Gesichter machen, die Gefühle ausdrücken, ganz egal, woher wir stammen. Experten vergleichen die Mimik mit einer internationalen Sprache, die weltweit gesprochen und verstanden wird, allerdings mit lokalen Dialekten. Denn auch unsere Kultur prägt unsere Mimik. So wird im asiatischen Raum emotionale Intensität vor allem mit den Augen ausgedrückt, während im westlichen Raum andere Gesichtsbereiche dominieren. Auch Alter und Geschlecht wirken sich auf die emotionalen Ausdrücke in unserem Gesicht aus. Evolutionsgeschichtlich war es von großem Vorteil, wichtige nonverbale Botschaften mithilfe der Mimik vermitteln zu können, weil es unseren Vorfahren half, in großen Gruppen miteinander auszukommen und zu leben.

Guten Morgen, Fremder!

Das Gesicht eines Freundes von dem eines Feindes unterscheiden zu können, sicherte ihnen das Überleben. Dieses Können hat sich immer weiter verbessert und ist so ausgereift, dass wir einen alten Schulfreund trotz Falten, Brille und Glatze noch nach Jahrzehnten wiedererkennen oder eineiige Zwillinge auseinanderhalten, deren Gesichter sich nur in feinsten individuellen Zügen unterscheiden. Welche Höchstleistungen Sehsinn und Gehirn dabei vollbringen, ist uns im Alltag allerdings nicht bewusst. Wir nehmen das Erkennen anderer Gesichter für selbstverständlich, weil es normalerweise sehr schnell und effizient erfolgt. Wer diese Fähigkeit jedoch verloren hat, merkt, wie wichtig sie für unser Leben ist: Schlaganfälle, Tumore oder Unfälle können das Gehirn so schädigen, dass sich die Betroffenen an die Gesichter von Kollegen, Nachbarn, Freunden, ja sogar von engsten Angehörigen nicht mehr erinnern können – es ist, als betrachteten sie einen Fremden. Erst anhand der Stimme, des Ganges oder der Gestik können sie ihr Gegenüber identifizieren. Wissenschaftler nennen diese gestörte Wahrnehmung, bei der das Sehvermögen intakt ist, Gesichtsblindheit oder »Prosopagnosie«. Sie kann ganz unterschiedlich stark ausgeprägt sein und ist manchmal sogar angeboren. Die Auswirkungen auf das soziale Miteinander können gravierend sein. Das kann so weit gehen, dass man jeden Morgen neben einem Fremden aufwacht, bis die Stimme verrät, dass er der Partner ist. Oder man beim Brötchenholen die langjährige Nachbarin peinlicherweise nicht erkennt, die einem freundlich zulächelt. Oder man jeden Tag bei der Arbeit Fremden begegnet und erst im Gespräch merkt, dass es die Kollegen sind. Viele Gesichtsblinde versuchen daher, die Gesellschaft anderer zu vermeiden, isolieren sich immer mehr und erkranken sogar an einer Depression.

Extrovertierte haben es leichter

Auf der anderen Seite der Leistungsskala im Gesichtererkennen gibt es natürlich auch die »Supererkenner«, die schon nach einem kurzen Blick ganz genau wissen, wen sie vor sich haben. Die meisten von uns liegen mit ihren Fähigkeiten zwischen diesen beiden Extremen, mit großen individuellen Unterschieden. Vielleicht haben Sie in Ihrer Familie ja auch schon bemerkt, dass die Tante immer sofort jeden Prominenten identifiziert, während der Ehemann beim Einkaufsbummel Schwierigkeiten hat, den Sportkollegen zu erkennen. Auch Wissenschaftler interessieren sich für die individuellen Unterschiede in der Gesichtererkennung, und so haben Studien gezeigt, dass verschiedene Aspekte der sozialen Interaktion und der Persönlichkeit dabei eine Rolle spielen. Extraversion (vor allem Geselligkeit und Teilnahme an sozialen Aktivitäten), geringere soziale Angst und eine hohe Empathiefähigkeit tragen zum Beispiel dazu bei, dass Personen Gesichter besser identifizieren können. Und bei Kindern ist die Fähigkeit noch nicht voll ausgeprägt, sie entwickelt sich im Jugendalter und Laufe des Erwachsenwerdens

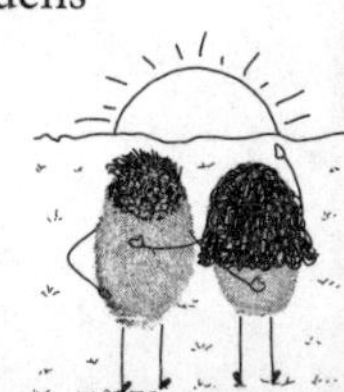

weiter. Dabei sind Erfahrungen sehr wichtig. So fällt es zum Beispiel Europäern schwer, die Gesichter von Asiaten auseinanderzuhalten und andersherum – einfach, weil das Sehsystem darauf in der kindlichen Entwicklung nicht trainiert wurde. Ein Deutscher empfindet zum Beispiel, dass sich die Gesichter von Japanern stärker ähneln als die seiner Landsleute, weil sie ungewohnt sind. Hat er allerdings mehrere Jahre in Japan gelebt, wird er immer mehr feine Unterschiede in den ursprünglich so ähnlich aussehenden Gesichtern finden.

Auch Tiere können übrigens ihre Artgenossen anhand des Gesichts identifizieren, zum Beispiel Affen oder Schafe, die in großen Gemeinschaften zusammenleben, und in der Mimik auch Emotionen ihres Gegenübers erkennen. Das gelingt sogar artübergreifend, indem etwa ein Räuber bei seiner potenziellen Beute Wut von Angst unterscheiden kann und flüchtet anstatt anzugreifen. Forscher vermuten, dass auch hier Erfahrungen eine große Rolle spielen, um einen emotionalen Ausdruck in den Gesichtern einer anderen Spezies erkennen zu können.

Der kindliche Hund

Zwei Spezies wurden diesbezüglich wissenschaftlich gut untersucht: Hund und Mensch. Die Vierbeiner können auf zweidimensionalen Abbildungen nicht nur bekannte von unbekannten Gesichtern der Zweibeiner unterscheiden, sondern auch verschiedene Gefühlsausdrücke. Generell suchen Hunde von klein auf Blickkontakt zum Menschen, wenn sie Hilfe brauchen – ein gezieltes Verhalten, das der Kommunikation dient. Ihre nächsten Verwandten, die Wölfe, zeigen es hingegen nicht, auch wenn sie vom Menschen lange sozialisiert wurden. Wissenschaftler fanden heraus, dass der gegenseitige Blickkontakt zwischen Waldi und Herrchen sowohl bei den Vier- als auch den Zweibeinern zu einem Anstieg des Hormons Oxytocin führt, das eine wichtige Rolle bei fürsorglichem Verhalten von Säugetieren spielt, zum Beispiel zwischen Müttern und Säuglingen. Und dieser Oxytocinanstieg bei Hund und Mensch erhöht wiederum die Motivation, den anderen anzusehen. Zwischen Wölfen und Menschen gibt es diese Oxytocin-Rückkopplungsschleife hingegen nicht.

Und auch den typischen Hundeblick haben Wölfe nicht drauf. Der ist gekennzeichnet durch das intensive Hochziehen der inneren Augenbraue, eine Muskelbewegung, die die Augen größer und damit kindlicher wirken lässt, und einer Mimik ähnelt, die Menschen machen, wenn sie traurig sind. Setzt Waldi also seinen Hundeblick auf, wird Frauchen weich und hat den Wunsch, für ihn zu sorgen. So konnten Wissenschaftler zum Beispiel zeigen, dass Hunde aus einem Tierheim, die ihre Augenbrauen häufiger spielen ließen, schneller ein neues Zuhause fanden. Interessant ist, warum Wölfe im Mienenspiel mit Hunden nicht mithalten können. Eine amerikanisch-britische Forschergruppe um Juliane Kaminski von der University of Portsmouth hat die Gesichtsmuskulatur von Wölfen mit der von Hunden verglichen und bei den Wölfen an der Stelle des sogenannten Augenbrauenhebermuskels, des Musculus levator anguli oculi medialis, nur Bindegewebe mit spärlichen Muskelfasern gefunden. Die Wissenschaftler vermuten, dass der Mensch, als er vor 33.000 Jahren begann, Hunde zu domestizieren, Tiere bevorzugte und eher versorgte, die ihre Augenbrauen deutlich heben konnten. Das führte zu einem Selektionsvorteil von Hunden mit ausdrucksstarken Brauen, sodass sich das Merkmal der »hundeblicktauglichen« Augen nach und nach manifestierte – einfach, weil der Mensch eine Vorliebe dafür hatte. Generell scheint der Blickkontakt zwischen dem Zwei- und dem Vierbeiner entscheidend zu sein für ihre enge Bindung, soziale Interaktion und Kommunikation.

Dass es aber längst nicht nur der Hundeblick schafft, den Menschen in seinen Bann zu ziehen, hat eine von uns triumphierend erfahren dürfen:

Ich, Ragnhild, weiß, dass man mit dem Rad nicht auf dem Gehweg fahren darf, schon gar nicht auf der falschen Seite. Aber was sollte ich tun, als ich mein Kind auf seinem Laufrad dabeihatte (damals war es noch nicht

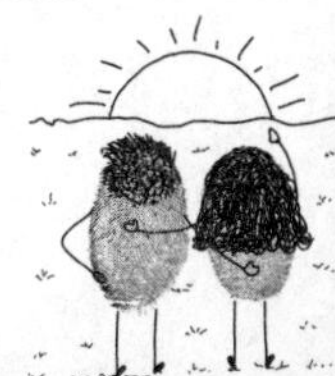

erlaubt, es mit dem Rad auf dem Gehweg zu begleiten)? Sollte ich auf der Straße radeln und das Kind allein auf dem Gehweg eiern lassen? Nein, natürlich nicht, es war viel sicherer, direkt hinter ihm herzufahren und es zu dirigieren, anstatt es wie eine Bowling-Kugel in die Fußgänger-Kegel rollen zu lassen. Doch manche Menschen sehen in Radfahrern auf dem Gehweg nichts als eine einzige Ordnungswidrigkeit, sind fixiert auf sie wie der Stier aufs rote Tuch. Ein besonders aggressives männliches Exemplar traf ich des Öfteren auf meinen Mutter-auf-Fahrrad-Kind-auf-Laufrad-Touren durch Hamburg-Ottensen. Der gute Herr ließ meine Tochter noch ganz gelassen passieren (Welpenschutz), um dann wie aus dem Nichts seine geballte »Fahrrad fahren auf dem Gehweg ist verboten«-Aggression an mir auszulassen: Von Anschreien über Abdrängen bis hin zu Schubsen – er hatte alles drauf. Bei unserer ersten Begegnung traf mich seine Wut so unvorbereitet, dass ich fast gestürzt wäre. Auch beim zweiten Mal brachte er mich ins Wanken, sodass ich mir vornahm, bei unserem nächsten Aufeinandertreffen selbst zum Angriff überzugehen, bevor er mich attackieren konnte. Und darauf musste ich nicht lange warten: Ich sah ihn schon von Weitem kommen, ließ meine Tochter ein Stück vorfahren, damit ich genug Platz hatte, um in Ruhe anzugreifen. Wie immer ließ er sie samt Laufrad ungeschoren passieren und fixierte mich mit hasserfüllten Augen – meine Chance! Mit aller Kraft holte ich aus zum liebenswertesten Lächeln, das ich in meinem Mimikrepertoire habe, und schaute ihm freundlich, ja fast schon liebevoll in die Augen. Das traf ihn so unvorbereitet und mit derartiger Wucht, dass er irritiert stehen blieb, mich wort- und tatenlos vorbeifahren ließ – ja, ich glaube, sogar etwas Platz machte. Und während ich (immer noch lächelnd und in seine Augen schauend) ein »Danke schön« flötete, entspannte er sich auch. Ob er vielleicht ein klein wenig zurückgelächelt hat? Ich werde es nie erfahren, denn ich traute mich nicht, mich umzusehen, um den Moment des Triumphes nicht zu zerstören. Außerdem musste ich natürlich auch mein Bowling-Kugel-Laufrad-Kind wieder einholen. Seit diesem Tag habe ich den alten Herrn nicht mehr wiedergesehen, keine Ahnung, was aus ihm geworden ist.

Vielleicht ist er ja wegen versuchten Radfahrermordes verhaftet worden. Meine »Lächle! Du kannst sie nicht alle töten«-Taktik wende ich jedenfalls weiterhin erfolgreich an. Nicht nur, wenn ich mal wieder auf dem Gehweg Rad fahre, sondern auch in überfüllten Fußgängerzonen oder engen Supermarktgängen. Und manchmal, wenn es mich überkommt, gehe ich sogar so weit, auf der Straße fremde Menschen anzulächeln – einfach nur so. Die meisten lächeln zurück, egal wie griesgrämig sie zuvor geschaut haben. Zu sehen, wie sich die Gesichter aufhellen, ist nicht nur lustig, sondern gibt mir auch ein gutes Gefühl – wie ein Sonnenstrahl, der durch dicke Wolken scheint.

Mehr als nur ein Lächeln

Der Mimikforscher Ekman unterscheidet grob ein echtes Lächeln von einem gestellten, und zwar anhand von Bewegungen bestimmter Muskeln: »Bei einem echten Lächeln bewegt sich nicht nur der Zygomaticus major, der Mundwinkel, sondern auch der Orbicularis oculi pars orbitalis, der Muskel um die Augen. Das ist fast unmöglich zu fälschen, es entzieht sich unserer Willenskraft«, sagt er in der *Süddeutschen Zeitung*. Denn wir Menschen können nur den Musculus zygomaticus major bewusst kontrollieren, also unsere Mundwinkel nach oben ziehen, nicht jedoch den Musculus orbicularis oculi, der ein Anheben der Wangen, eine Verengung der Augenöffnung und Falten um die Augen verursacht. Bei einem falschen Lächeln fehlen daher in der Regel die Falten in den Augenwinkeln. Das hat der französische Muskelforscher Guillaume-Benjamin Armand Duchenne de Boulogne im 19. Jahrhundert herausgefunden, als er mit Stromstößen gezielt die Muskeln im Gesicht seiner Probanden reizte und die daraus resultierende Mimik in Fotografien dokumentierte. Ein echtes Lächeln wird daher auch als »Duchenne-Lächeln« bezeichnet. Es ist uns angeboren, wird kulturübergreifend erkannt und wirkt so gewinnend wie kaum etwas anderes.

So einfach uns das Lächeln über die Lippen geht, so schwer ist es zu erforschen. Denn es gibt so viele verschiedene Arten des Lächelns: ein

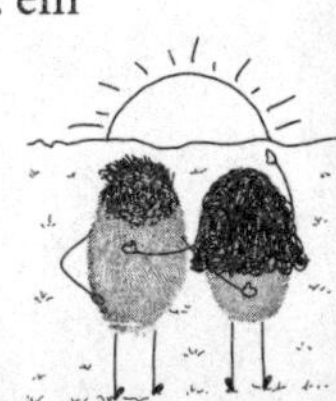

fröhliches, ein glückliches, ein stolzes, ein verschmitztes, ein freches, ein genussvolles, ein zufriedenes, ein mitleidiges, ein klägliches, ein trauriges, ein unterwürfiges, ein aggressives, ein grausames, ein triumphierendes, ein peinlich berührtes – schon beim Aufzählen wird einem schwindelig. Vielen Forschern reicht die Einteilung in »echtes« und »falsches« Lächeln daher heute nicht mehr aus, zumal der Begriff »falsch« mit unerlaubter Täuschung gleichgesetzt wird und daher irreführend ist. Außerdem ist Lächeln nicht nur in seiner Form sehr unterschiedlich, sondern auch in den sozialen Kontexten, in denen wir es einsetzen. Die Sozialpsychologin Paula Niedenthal von der University of Wisconsin-Madison unterscheidet mit deutschen, niederländischen und französischen Kollegen daher in einem Fachartikel drei Arten des Lächelns, die auf dessen Funktion basieren: erstens ein freudiges Belohnungslächeln, das gewünschtes Verhalten verstärkt; zweitens ein Zugehörigkeitslächeln, das einlädt und soziale Bindungen aufrechterhält; und drittens ein Dominanzlächeln, das hierarchische Beziehungen steuert. »Wahrscheinlich gibt es noch viel mehr Formen des Lächelns«, sagt Niedenthal im *Tagesspiegel* und erklärt darüber hinaus, warum wir zurücklächeln, wenn wir angelächelt werden: »Wir ahmen spontan die Mimik unseres Gegenübers nach und können so nachempfinden, was der andere fühlt.« Das tun wir übrigens ganz unbewusst, in weniger als einer Sekunde und auch bei anderen emotionalen Gesichtsausdrücken. Wir probieren quasi die Mimik unseres Gegenübers aus, und das hilft uns zu erkennen, was seine Gefühle bedeuten, um zu entscheiden, ob wir ihm näherkommen oder lieber das Weite suchen.

Der besondere Augenblick

Ärzte erkennen in Augen nicht nur Schönes, sondern nutzen sie auch als Fenster ins Körperinnere. Haben sie zum Beispiel jemanden mit einer Fehlfunktion der Schilddrüse vor sich, reicht oft der bloße Blick in dessen Augen, um der Erkrankung auf die Spur zu kommen. Ein erstes typisches Anzeichen kann nämlich sein, dass die Augäpfel so stark hervortreten, dass das »Weiße« um die gesamte Regenbogenhaut (Iris) herum deutlich zu sehen ist. Auch Blutkrankheiten oder Störungen von Leber und Gallenblase können einem geschulten Blick durch Gelbfärbung der äußeren Hülle des Auges, der Lederhaut, auffallen. Augenärzte können darüber hinaus mit ihren Apparaturen Veränderungen an der Netzhaut sehen, die auf eine Zuckerkrankheit oder einen Bluthochdruck hinweisen, noch bevor sie Beschwerden machen. Und auch Infektionskrankheiten wie Tuberkulose, Syphilis oder die durch Zecken übertragene Borreliose können entzündliche Veränderungen am Auge hervorrufen, die dem Augenarzt sofort auffallen und auf die richtige Fährte bringen. Ein genauer Blick auf die Regenbogenhaut des Auges kann darüber hinaus auf eine Entzündung deuten, die durch Rheuma verursacht wird, noch bevor die Gelenke betroffen sind. Den Satz »Schau mir in die Augen, Kleines!« nehmen gute Mediziner, egal welcher Fachrichtung, daher sehr wörtlich.

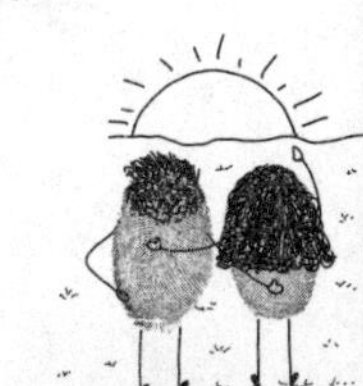

Stress einfach weglächeln

Menschen, deren Gesichtsmuskulatur infolge eines Schlaganfalls oder einer Verletzung des sie versorgenden Nerven gelähmt ist, können keine Mimiken nachahmen. Und daher fällt es ihnen schwer, Emotionen anderer wahrzunehmen und zu teilen. Gleiches gilt wohl für einen intensiven und langjährigen Gebrauch von Schnullern in der frühen Kindheit. Forscher vermuten, dass die dauerlutschenden Kleinen weniger Gesichtsbewegungen ausführen und dadurch auch weniger mimische Reaktionen der anderen zu sehen bekommen. Interessant ist, dass Wahrnehmung und Erkennung von Gesichtsausdrücken anderer davon beeinflusst wird, wie aktiv die Muskulatur des Betrachters ist. So zeigen Studien, dass Probanden, die einen Stift mit den Zähnen halten (was die gleichen Muskeln aktiviert wie bei einem Lächeln), glückliche Ausdrücke in Gesichtern anderer eher erkennen und erinnern können als Versuchsteilnehmer ohne Stift. Und nicht nur das: Der Mimikexperte Ekman, der im Rahmen seiner Forschung über viele Jahre Gesichtsausdrücke mit einem Kollegen selbst geformt, fotografiert und codiert hat, hat am eigenen Leib erfahren, dass manche Gefühle allein dadurch entstehen, dass man einen bestimmten Gesichtsausdruck aufsetzt. »An Tagen, an denen wir stundenlang wütende oder depressive Ausdrücke übten, mussten wir uns eingestehen, dass es uns miserabel ging. Wenn wir auf unseren Gesichtern Glück und Zufriedenheit simulierten, waren wir anschließend tatsächlich bester Laune«, sagt er in der *Süddeutschen Zeitung* und erklärt: Wer bestimmte Muskeln im Gesicht aktiviere, rufe damit die gleichen Veränderungen im Nervensystem hervor wie das entsprechende Gefühl. Und die Psychologinnen Tara Kraft und Sarah Pressman von der University of Kansas konnten in einer Studie mit 169 Versuchspersonen zeigen, dass allein das Lächeln bei kurzen Stressauslösern helfen konnte, die Stressreaktion des Körpers zu vermindern – unabhängig davon, ob sich die Probanden tatsächlich glücklich fühlten. Und so raten die Forscherinnen, im nächsten Verkehrsstau oder bei einer anderen Art von Stress einfach mal zu versuchen, das Gesicht für einen Moment in einem Lächeln zu halten. Das könne nicht nur der Psyche, sondern auch der Herzgesundheit helfen. Natürlich sind selbst nach mehr als 100 Jahren Forschungsarbeit noch viele Fragen zum Lächeln offen, die wissenschaftlich untersucht werden müssen. Aber wir haben uns die Anregungen der Experten schon mal zu Herzen genommen, lächeln bei schlechter Laune oder Stress jetzt einfach kurz vor uns hin und müssen sagen: Es hilft – und sieht auch noch gut aus!

Angst vor dem Spiegel

Apropos gut aussehen: Die meisten von uns werden sich nur morgens im Bad oder beim Anziehen im Spiegel betrachten und vielleicht noch einen letzten kontrollierenden Blick riskieren, bevor sie das Haus verlassen. Bei der Arbeit dann sehen wir die anderen, aber nicht uns selbst (Toilettenbesuche natürlich ausgenommen), genauso wie beim feierabendlichen Sport oder anderen Freizeitaktivitäten (Friseurbesuch nicht mitgezählt), bis wir schließlich zu Hause sind und uns beim Zähneputzen wieder länger ins Gesicht blicken. Die Coronapandemie hat viele Menschen allerdings dieser Normalität beraubt und ihnen mehrere Stunden täglich den Spiegel vorgehalten, ob sie es wollten oder nicht. Denn die Kontaktbeschränkungen zwangen viele Arbeitnehmer ins Homeoffice und damit in unzählige Videokonferenzen, die ihnen wie ein allgegenwärtiger Spiegel mehrfach am Tag und über Stunden das eigene Gesicht vor Augen führten, während sie mit anderen kommunizierten. Schon frühere psychologische Forschungen konnten zeigen, dass Menschen, die ständig digitalen und physischen Spiegeln ausgesetzt sind, stärker auf sich selbst fokussiert und aufmerksam sind, was Angst und Depression auslösen kann. Und eine 2021 veröffentlichte Studie mit mehr als 10.000 Probanden, in der Géraldine Fauville von der University of Gothenburg und ihre Kollegen von der Stanford University die Erschöpfung durch Videokonferenzen (die sogenannte Zoom-Müdigkeit) erforschten, ergab, dass vor allem die weiblichen Studienteilnehmer diese Spiegelangst erlebten, wenn sie sich bei Videokonferenzen

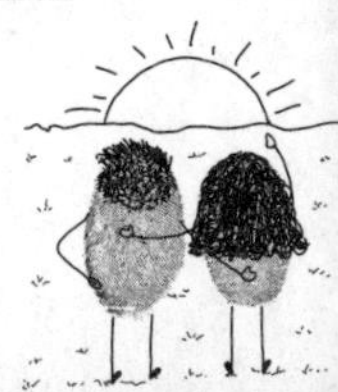

selbst betrachteten. Darüber hinaus untersuchten die Wissenschaftler auch den Einfluss anderer nonverbaler Mechanismen, wie das Gefühl des Gefangenseins im Blickfeld der Kamera, das den Videokonferenzteilnehmern natürliche Bewegungen wie Strecken und Änderung der Sitzposition versagte. Oder auch den Hyperblick, also dass man digital ständig die starrenden Augen anderer im Blickfeld hat. Im persönlichen Meeting zieht der Sprecher zwar auch mal die Blicke der anderen auf sich, bei Videokonferenzen werden hingegen alle Teilnehmer direkt angestarrt, unabhängig davon, wer spricht. Das kann Erregung und Angst auslösen. Und während Menschen bei persönlichen Gesprächen ganz spontan und unbewusst Mimik sowie Gestik einsetzen, findet diese nonverbale Kommunikation in Online-Meetings zum einen weniger natürlich statt, weil die Teilnehmer etwa Kopfnicken oder übertriebene Gesten ganz bewusst einsetzen, um auf dem Bildschirm gut zu sehen zu sein. Zum anderen ist es auch schwer, nonverbale Hinweise der Teilnehmer zu interpretieren, da sie durch die Einstellung der Kamera und den begrenzten Bildausschnitt jedes einzelnen verzerrt sein können. Dass die Ermüdung höher ist, je länger und häufiger die digitalen Meetings stattfinden und je kürzer die Pausen dazwischen sind, verwundert nicht. Dass aber nonverbale und vor allem visuelle Mechanismen dabei eine große Rolle spielen und Frauen mehr Müdigkeit durch Videokonferenzen erleben als Männer, Introvertierte mehr als Extravertierte, Jüngere mehr als Ältere und beruflich Videochattende mehr als die, die es privat tun, ist schon interessant. Weitere Forschung ist nötig, um das genauer zu untersuchen und Videokonferenzen mit persönlichen sowie telefonischen Meetings auf ihre Vor- und Nachteile zu vergleichen. Denn auch nach der Coronapandemie werden digitale Konferenzen fester Bestandteil vieler Jobs bleiben, gerade wenn sich das Homeoffice als zukünftiges Arbeitsmodell etabliert. Man darf aber nicht vergessen, dass unsere Wahrnehmung dabei viel stärker eingeschränkt ist als in Präsenz-Meetings. Da genügt es zum Beispiel, einmal in die Runde zu blicken, um die Stimmungen der Teilnehmer zu erfühlen, die uns durch ihre

Gestik, Mimik und Körperhaltung ein klares Feedback geben. Vom Naserümpfen über zustimmendes Nicken bis zu geschlossenen Augen erkennen wir Signale, die Ablehnung, Zustimmung oder Müdigkeit anzeigen. In Video-Meetings fehlt diese klare Informationsebene, sodass wir ständig unbewusst und mit allen Antennen nach diesen Signalen suchen müssen. Und das ist anstrengend. Die Medientrainerin Sabine Appelhagen rät daher, bei Videokonferenzen auf gutes Licht zu achten, damit die Mimik besser zu erkennen ist, und nicht zu dicht vor der Kamera zu sitzen: »Dadurch könnte ich Ihre Körpersprache nicht gut lesen. Wenn ich die ganze Zeit Ihre Stimmung sondieren muss, kostet mich das viel Energie. Optimal ist ein sichtbarer Oberkörper bis zu den Ellenbogen«, sagt sie im *Spiegel* und empfiehlt zudem, spätestens nach anderthalb Stunden eine Pause zu machen.

Filmriss mit Folgen

Generell sollten wir unseren Augen häufiger mal eine Pause vom Blick auf den Bildschirm gönnen, denn da kommen pro Tag sehr viele Stunden zusammen: Wir sitzen nicht nur bei der Arbeit vor dem Computer und entspannen abends vor dem Fernseher, sondern schauen auch noch jede freie Minute aufs Handy oder Tablet, um in den sozialen Netzwerken unterwegs zu sein, Videos zu gucken, Nachrichten zu lesen, mit anderen zu zocken oder zu chatten, nach der Wettervorhersage zu sehen … Allein vor dem Smartphone verbrachten wir Deutschen 2020 im Durchschnitt mehr als 2,5 Stunden täglich. Unseren Augen verlangen wir dabei sehr viel ab. Die sind nämlich eigentlich nicht dafür ausgestattet, drinnen und aus nächster Nähe auf eine zweidimensionale Fläche zu starren, sondern um draußen den Blick auf Nahes und Fernes zu richten und sich an ständig wechselnde Distanzen anzupassen. Kein Wunder, dass knapp die Hälfte der Deutschen (46 Prozent) bei der Nutzung von digitalen Geräten schon einmal eine Verschlechterung ihrer Sehkraft bemerkt hat, wie 2018 eine Online-Umfrage des Marktforschungsinstituts YouGov Deutschland

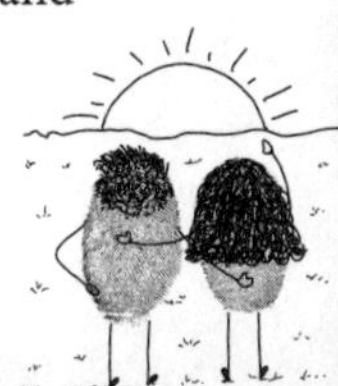

zeigte. Vielleicht kennen Sie das auch, wenn Sie pausenlos am Computer, Laptop oder Smartphone waren: verschwommenes oder doppeltes Sehen sowie schmerzende, trockene und gerötete Augen. Denn wenn wir lange konzentriert auf den Bildschirm blicken, strengt das nicht nur die Augenmuskeln an und erschwert den Wechsel zwischen Nah- und Fernsicht, sondern verringert auch die Lidschlagfrequenz. Und das lässt den Tränenfilm einreißen, der sehr wichtig für das Auge ist. »Er benetzt die Augenoberfläche, hält diese glatt und geschmeidig und spült Fremdkörper weg. Zudem versorgt er die Hornhaut mit Sauerstoff und Nährstoffen«, erklärt Frank Holz, Direktor der Universitäts-Augenklinik Bonn. Treten die Beschwerden im Zusammenhang mit Bildschirmarbeit oder intensivem Computerspielen auf, sprechen Experten daher auch vom »Office-Eye-Syndrom« oder »Gamer Eye«.

Blaulichtalarm

Auch die Hintergrundbeleuchtung der Displays von Handy, Tablet und Computer, in die wir direkt hineinschauen, könnte Experten zufolge wohl unseren Augen schaden. Denn um weißes Licht zu erzeugen, mischen die heute häufig verwendeten Leuchtdioden vor allem gelbes und blaues Licht. Letzteres ist energiereich und trifft fast ungefiltert auf die Netzhaut. Was genau das Blaulicht dort anrichtet, muss die Wissenschaft noch klären. Es wirkt sich aber wohl auf den gesamten Körper aus: »Der hohe Blaulichtanteil der Bildschirme hemmt die Ausschüttung des Hormons Melatonin, das schläfrig macht«, erläutert Bettina Wabbels, Leiterin der Abteilung für Orthoptik, Neuro- und pädiatrische Ophthalmologie an der Universitäts-Augenklinik Bonn und betont: »Um Schlafstörungen zu vermeiden, sind elektronische Medien ein bis zwei Stunden vor dem Zubettgehen tabu.« Beim nächtlichen Chatten, Computerspielen oder Fernsehen kann besonders viel Blaulicht in die Augen dringen, weil die Pupillen im Dunkeln weit gestellt sind, um mehr Licht einzufangen.

Unabhängig von der Tageszeit sollten vor allem Kinder Geräte mit einem Bildschirm nicht zu intensiv nutzen. Sitzen sie nämlich mehrere Stunden am Tag davor, steigt ihr Risiko, kurzsichtig zu werden. »Daran ist zum einen die meist schlechte Beleuchtung in Innenräumen schuld,« erklärt Holz. Zum anderen komme es zu einem erhöhten Längenwachstum des Augapfels, wenn Kinder wiederholt über längere Zeiträume auf Gegenstände in geringer Entfernung schauen. Dann stimme die Brennweite des Auges nicht mehr und Betroffene sähen in der Ferne unscharf. So kommt es zu einer Kurzsichtigkeit, die Ärzte als Myopie bezeichnen. Derzeit sind mehr als 20 Prozent der Weltbevölkerung davon betroffen, also etwa 1,4 Milliarden Menschen, von denen 163 Millionen eine starke Myopie (-5 Dioptrie und mehr) aufweisen. Schätzungen gehen davon aus, dass bis zum Jahr 2050 fast die Hälfte der Weltbevölkerung kurzsichtig sein wird. Generell gilt: Je früher eine Myopie einsetzt, desto größer wird ihr Ausmaß, und wenn der Augapfel im Kindesalter erst einmal falsch gewachsen ist und Menschen kurzsichtig sind, lässt sich dies später nicht mehr umkehren.

Tageslicht kann schützen

Daher ist es wichtig, vorzubeugen und auf eine gesunde Entwicklung der Augen zu achten. »Aus augenärztlicher Sicht sind PC, Smartphone oder Tablet für Kinder bis zu einem Alter von drei Jahren gänzlich ungeeignet«, betont Wabbels. Das sagt auch die Bundeszentrale für gesundheitliche Aufklärung und gibt Eltern darüber hinaus für die Dauer der täglichen Mediennutzung ihrer Kinder folgende Orientierung: 3- bis 6-Jährige höchstens 30 Minuten sowie 6- bis 10-Jährige höchstens 45 bis 60 Minuten. Für manche Familien mag das schwer umzusetzen sein, gerade wenn es ältere Geschwisterkinder gibt, die schon mehr Medienzeit haben. Und natürlich bedeutet die zunehmende Digitalisierung der Gesellschaft auch Druck von außen – Smartphone, Tablet und Computer gehören heute schon für die Kleinsten ganz selbstverständlich zum Alltag. Nicht zuletzt die

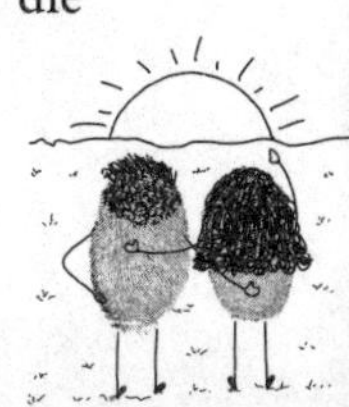

Coronapandemie hat durch den Lockdown mit Homeschooling, Kontaktbeschränkungen zu Freunden und fehlenden Betreuungsangeboten aufgrund geschlossener Kindergärten, Schulen, Spielplätze und Sportvereine die Nutzung digitaler Medien intensiviert. Aber es ist die Mühe wert, Kindern Alternativen anzubieten, vor allem wenn diese unter freiem Himmel stattfinden. Denn regelmäßig das Auge an unterschiedliche Entfernungen anzupassen und im Tageslicht zu sein, kann einer Kurzsichtigkeit vorbeugen. Was viele nicht wissen: Während die Helligkeit eines gut beleuchteten Zimmers bei nur etwa 500 Lux liegt, erreicht sie im Freien selbst an einem trüben Wintertag etwa 5000 Lux, im Sommer bei bedecktem Himmel 20.000 Lux und bei Sonnenschein sogar bis zu 100.000 Lux. Aus Tierexperimenten zum Beispiel mit Hühnern weiß man, welch großen Einfluss das Licht auf die Entwicklung des Auges hat. Und Studien konnten zeigen, dass mehr Zeit im Freien bei Kindern nachweislich das Auftreten von Kurzsichtigkeit reduzieren kann. Ganz ehrlich – wann ist Vorbeugung schon mal so einfach, kostenlos, effektiv und praktisch umzusetzen? Experten empfehlen daher, dass Kinder täglich mindestens zwei Stunden draußen im Tageslicht verbringen sollten.

Aus dem Takt gebracht

Wie wichtig Licht generell für uns Menschen ist, merken viele, wenn die dunkler werdenden Tage im Herbst und Winter auf die Stimmung drücken. Was für die meisten als Winterblues noch zu ertragen ist, wird bei einigen zu einer echten Winterdepression, die Mediziner als »saisonale depressive Störung« bezeichnen. Die Betroffenen leiden in der dunklen Jahreszeit so stark und lang anhaltend unter vermindertem Antrieb, Selbstzweifeln, gedrückter Stimmung, Freudlosigkeit, Gewichtszunahme und erhöhtem Schlafbedürfnis, dass sie in ihrem Alltag sehr eingeschränkt sind und ihn zum Teil gar nicht mehr bewältigen können. Typisch ist, dass die Beschwerden abklingen, wenn die Tage wieder heller werden, und im Frühling und Sommer nicht mehr auftreten. Ein

Behandlungsansatz der Winterdepression ist die Lichttherapie mit Geräten, die nach Herausfiltern des UV-Lichtanteils weißes, fluoreszierendes Licht mit Beleuchtungsstärken von 2500 bis 10.000 Lux abgeben. Damit liegen sie deutlich über den 500 Lux eines gut beleuchteten Innenraumes. Studien zeigen eine Überlegenheit der Lichttherapie gegenüber einer Scheinbehandlung, wie genau sie wirkt, ist aber noch nicht vollständig erforscht. Wissenschaftler vermuten, dass sie ein durch Lichtmangel entgleistes Hormongleichgewicht im Gehirn wieder normalisiert und eine aus dem Takt gebrachte innere Uhr mit der realen Tageszeit synchronisiert. Natürlich braucht nicht jeder, dem Herbst und Winter aufs Gemüt schlagen, ärztliche Hilfe und eine Behandlung. Manche hellen ihre Tage bis zum Frühling auch mit zusätzlich aufgestellter heller Innenbeleuchtung sowie -dekoration auf und mit vielen Spaziergängen an der frischen Luft. Raus in die Natur zu gehen ist generell ein Fest für unsere Augen. Wenn wir es schaffen, dabei auch mal das Smartphone in der Tasche zu lassen und uns umzugucken, dann wird uns das ganz schnell bewusst. Wer keinen Wald in der Nähe hat, kann auch einfach in einen Garten oder Park gehen – jede Stadt hat ihre grünen Ecken. Und selbst Straßenzüge, Plätze und Fußgängerzonen laden zum genauen Betrachten ein – wir müssen uns nur mal wieder die Zeit dafür nehmen:

Wenn wir mit unseren Kindern früher zu Fuß zum Einkaufen oder auf den Markt gegangen sind, dann hat uns dieser Weg von etwa einem Kilometer mehr als eine Stunde gekostet. Und das lag nicht nur daran, dass unsere Kinder kleiner waren als wir und langsamer gegangen sind. Nein, vor allem lag es daran, dass sie sich auf dem Weg alles angeschaut haben, dafür hin und her und zickzack gelaufen sind, um hier ein Stöckchen aufzuheben, da ein Blümchen zu pflücken oder dort in eine Pfütze zu springen. Einen Schritt vor, drei Schritte zurück, zwei Schritte nach links, einen Schritt vor – so ging es häufig. Und als Stadtkinder wurden sie in diesem Eifer noch weit übertroffen von den Kindern meiner Schwester, die auf dem Land groß wurden. Waren die zu Besuch bei uns

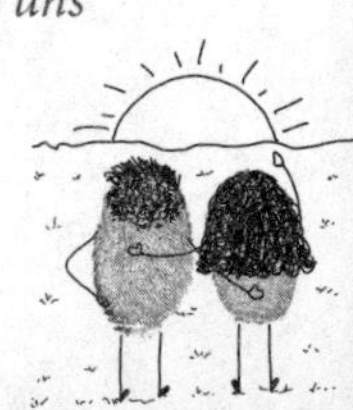

in der Großstadt, musste man schon bei Sonnenaufgang losgehen, um kurz vor 20 Uhr als letzter Kunde noch in ein Geschäft gelassen zu werden. Denn die beiden Jungs hoben jeden, wirklich jeden Stein auf, bewunderten jedes breit getretene Kaugummi auf dem Pflaster und jedes Graffiti an der Wand. Aber ob mit oder ohne Familienbesuch vom Land – für die Kinder war dieser Weg jedes Mal eine große Entdeckungsreise. Und für uns Erwachsene auch, weil wir Dinge zu sehen bekamen, an denen wir allein einfach vorbeigerauscht wären: vom Stolperstein über die Vogeleischale bis zum vierblättrigen Kleeblatt. Rückblickend und nach der Recherche für dieses Buch müssen wir erkennen, dass diese Jahre der Expeditionen mit unseren Kindern uns ein viel abwechslungsreicheres Bild nicht nur unseres Viertels bereitet haben, weil wir mit viel offeneren Augen durch die Welt gelaufen sind. Heute gehen wir denselben Weg zum Einkaufen ohne Kinder (die sind jetzt groß und lieber ohne uns unterwegs) schnurstracks in nicht mal 15 Minuten, schauen dabei weder links noch rechts, sondern höchstens aufs Handy. Oder wir steigen aufs Fahrrad und sind fünf Minuten später im Mercado, einem Einkaufszentrum der schönen Art, um unsere Erledigungen zu machen – den Weg dahin erleben wir selten bewusst. Eigentlich schade, denn im Grunde haben wir uns damals gerne von der Langsamkeit unserer Kinder anstecken lassen und das Schlendern, Entdecken und Staunen mit ihnen sehr genossen. Und deshalb bemühen wir uns jetzt auch ohne Nachwuchs, wieder mehr Zeit für Wege einzuplanen und uns dabei ganz bewusst umzuschauen. Das klappt nicht immer, aber immer mal wieder. Und vielleicht dauert es auch gar nicht mehr allzu lange, bis wir wieder ungehemmt und ausgelassen auf intensive Entdeckungsreise in unserem Viertel gehen: als Großeltern. Das wäre schön!

Achtung, Veränderung!

Was uns immer bewusst sein muss, wenn wir unsere Augen auf Expedition schicken: Unser Sehsinn ist ein Produkt der Evolution. Er wurde dafür optimiert, unser Überleben zu sichern. Wenn wir durch die Welt spazieren, sind wir von unzähligen Objekten umgeben – sie alle detailliert zu betrachten würde unser Gehirn völlig überfordern. Daher erreichen nur solche Informationen unser Bewusstsein, die wichtig sind. Und so können wir etwa in einem Park all die Blumen, Blätter, Bäume, Gräser und Steine nicht im Einzelnen bewusst wahrnehmen. Bewegt sich aber eine Amsel vor uns im Gebüsch, schauen wir sofort aufmerksam hin. Auch durch die Stadt gehen wir, ohne jede Fassade, Haustür, Mülltonne oder Straßenlaterne genau zu erfassen. Blinkt jedoch irgendwo eine Leuchtreklame auf unserem Weg, bemerken wir sie sofort. Sobald etwas variiert, ob sich bewegende Amsel oder blinkendes Licht, sind wir also ganz Auge. Denn das ist es, was unser Gehirn interessiert: Bewegungen, Kontraste, Unterschiede. Unser Sehsinn ist darauf spezialisiert zu erkennen, wenn sich etwas verändert. Nur so konnten unsere Vorfahren sofort ein Tier im Unterholz erkennen, um vor einem Räuber zu fliehen oder eine Beute anzugreifen. Das ließ uns überleben und wurde immer weiter perfektioniert: Unser Sehsinn wertet ständig eine Flut von optischen Reizen aus, analysiert, vergleicht und interpretiert sie und lässt nur das in unser Bewusstsein vordringen, was unsere Aufmerksamkeit erregt. Wissenschaftler sprechen dabei von selektiver Aufmerksamkeit, weil unser Gehirn nicht allen Reizen gleichermaßen Beachtung schenken kann. Fragt man zum Beispiel zwei Menschen, die nebeneinander genau den gleichen Weg gegangen sind, was sie unterwegs gesehen haben, nennen sie ganz unterschiedliche Dinge. Was ihre Aufmerksamkeit erregt hat oder von ihnen ignoriert wurde, ist nämlich ganz individuell.

Offensichtlich versteckt

Selbst deutlich sichtbare Reize in unserem Blickfeld können wir übersehen, weil wir unsere Aufmerksamkeit auf etwas anderes gerichtet haben. Wissenschaftler nennen das Unaufmerksamkeitsblindheit, und Zauberkünstler nutzen sie, um uns auszutricksen: Durch übertriebene

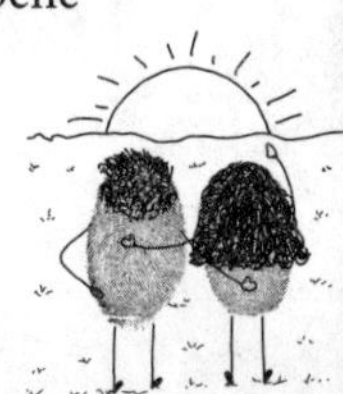

Gesten fesseln sie die Aufmerksamkeit unseres Sehsinns, der ja evolutionär gar nicht anders kann, als diesen Bewegungen zu folgen, und machen uns somit blind für das heimliche Austauschen oder Verschwindenlassen von Gegenständen, das eigentlich genau vor unseren Augen passiert. Was in einer Zaubershow faszinierend ist, kann im Alltag allerdings sehr gefährlich sein. Unaufmerksamkeitsblindheit kann nämlich auch im Straßenverkehr eine Rolle spielen, wenn Objekte unerwartet auftauchen, während wir gerade von etwas anderem abgelenkt sind. Ein Autofahrer, der im hektischen Berufsverkehr auf Fahrzeuge vor sich achten muss, kann daher einen Fußgänger komplett übersehen. Am Steuer auch noch das Handy zu bedienen ist also keine gute Idee.

Studien konnten zeigen, dass auch Mediziner Unaufmerksamkeitsblindheit zum Opfer fallen. So baten der Psychologe Trafton Drew von der University of Utah und seine Kollegen 24 Radiologen, in Computertomografie-Aufnahmen der Lunge nach auffälligen Knoten zu suchen – eine Aufgabe, die sie in ihrem Fachgebiet sehr häufig erledigen müssen. Was die Mediziner nicht wussten: In den Aufnahmen hatten die Forscher einen Gorilla platziert, der 48-mal so groß war wie ein durchschnittlicher Knoten. Damit wollten sie testen, ob die Radiologen dieses überdeutliche, leicht erkennbare und absolut nicht normale Objekt übersehen, während sie eine typische Aufgabe ihres Arbeitsalltages erfüllen. Das Ergebnis: 83 Prozent der Mediziner sahen den Gorilla nicht, obwohl die zusätzlich aufgezeichnete Blickverfolgung ergab, dass die meisten, denen er nicht aufgefallen war, bei der Suche nach den Knoten direkt auf seine Position geschaut hatten. Die Forscher betonten, dass diese Ergebnisse nicht als eine Anklage gegen die Radiologen betrachtet werden dürfe, die erfahren und hoch qualifiziert seien in anspruchsvollen visuellen Suchaufgaben. Vielmehr sollte die Studie deutlich machen, dass selbst eine hohe Expertise nicht davor schützt, den Grenzen der Aufmerksamkeit und Wahrnehmung zu erliegen. Menschen, die mit einer anspruchsvollen Aufgabe beschäftigt sind, die ihre ganze Aufmerksamkeit fordert, können also selbst auffällige und unsinnige Reize übersehen, obwohl sie direkt vor ihren Augen sind – so als trügen sie unsichtbare Scheuklappen.

Bunte Kommunikation

Wir lassen also optische Reize nicht einfach passiv auf uns wirken, sondern wählen aus und verstärken, was wir sehen wollen, auch wenn wir dabei anderes übersehen. Nur so verhindern wir, in der Flut visueller Umweltreize zu ertrinken. Denn die macht es uns unmöglich, alles bewusst wahrzunehmen, was um uns herum passiert.

Das trifft auch auf die Millionen von Farben zu, die uns die Welt Tag für Tag vor Augen führt. »Da wir Farben zu 99 Prozent unbewusst wahrnehmen, werden wir davon gesteuert, ohne es wirklich zu bemerken«, sagt Axel Buether, Farbforscher und Professor für Didaktik der visuellen Kommunikation an der Bergischen Universität Wuppertal in einem Interview auf der Messe »Farbe, Ausbau & Fassade« in Köln. Schon das Ungeborene nimmt ein rötliches Leuchten wahr, wenn die Mutter sich den nackten Bauch sonnt. Und sobald die Augen nach der Geburt das Licht der Welt erblicken, spielen Farben eine immer größere Rolle. Anfangs ist für das Neugeborene alles noch unscharf, konturlos und ohne Bedeutung, aber die Farben sind schon in dieser Zeit wichtig, um Objekte besser wahrzunehmen und zu erkennen. Nach und nach, mit viel Übung, lernen die kleinen Menschen dann, dass die Banane gelb, das Gras grün, der Himmel blau, der Schnee weiß, die Mohnblume rot ist. Diese Assoziationen werden fest im Gehirn abgespeichert, Forscher sprechen auch von Gedächtnisfarben. Sie wirken so stark, dass wir selbst in der Dämmerung, wenn das Licht dunkler wird und die Farbzapfen in der Netzhaut nicht mehr reagieren, die Bäume noch lange grün und den Himmel blau sehen, obwohl eigentlich alles grau sein müsste.

Schön und bunt zu sein ist dabei aber nicht alles: »Dass wir Farben sehen, ist kein Zufall, sondern eine äußerst nützliche Erfindung der Evolution, an der wir mit vielen anderen Lebewesen teilhaben. Die

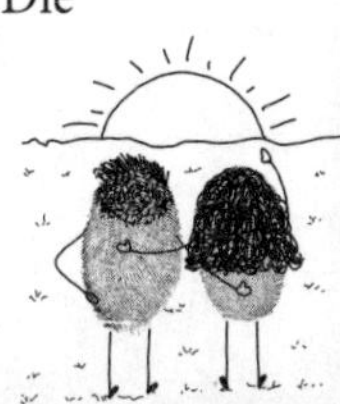

Farben der Natur bilden das größte Kommunikationssystem der Erde, das Orientierung bietet, denn jede Farbe hat ihre Bedeutung«, erklärt Buether. Betrachten wir das Tierreich, wird das ganz schnell klar: Der Pfau schlägt sein farbenprächtiges Rad, um für ein Weibchen zu werben. Der Schneehase wechselt seine Fellfarbe vom weißen Winter- zum graubraunen Sommerkleid, um sich vor Räubern zu verbergen. Und das Tagpfauenauge breitet seine Schmetterlingsflügel mit großen runden augenähnlichen Färbungen aus, um Fressfeinde zu verscheuchen.

Braun ist am leckersten

Auch bei der Suche nach gesunder und bekömmlicher Nahrung helfen Farben. Sie machen nicht nur eine rote Frucht zwischen grünen Blättern gut sichtbar, sondern lassen auch ihren Reifegrad erkennen und damit, ob sie genießbar ist oder nicht. Generell verschaffen uns Farben den ersten Eindruck von einem Lebensmittel. Noch bevor wir die anderen Sinne einschalten, entscheidet oft der Sehsinn: Das ist von guter Qualität, das kannst du essen! Kräftige Farben zum Beispiel verbinden wir automatisch mit Frische und wertvollen Zutaten, blasse Farben hingegen lösen Abwertung und Ablehnung aus. Was wir sehen, verknüpfen wir außerdem mit Gefühlen und Erfahrungen, und Studien zeigen, dass die Assoziationen zwischen Farben und Emotionen je nach Alter, Geschlecht und kulturellem Hintergrund variieren. Auch den Zusammenhang zwischen Farbe und Geschmack erlernen wir. Gelbe Süßspeisen assoziieren daher viele mit Vanille, weil sie Gelb mit Vanilleeis und -pudding aus Kindertagen verbinden. Rot steht für süß, reif und fruchtig, Grün hingegen für sauer und unreif. Daher erwarten wir von einem grünen Apfel, den wir in die Hand nehmen, automatisch, dass er säuerlicher schmeckt als ein roter. Und diese Erwartung, die der Sehsinn bei einem Produkt hervorruft, kann so weit gehen, dass die Augen sogar Nase und Zunge täuschen: Ein und derselbe Weißwein (Chardonnay) schmeckte Testern am fruchtigsten und bekam den geringsten Körper zugeschrieben, wenn er rosa eingefärbt war. In roter Farbe attestierten sie ihm hingegen den meisten Körper sowie die meiste Reife und Komplexität.

Wenn wir an Farben in Zusammenhang mit Geschmack denken, dann schmeckt Weiß zum Beispiel salzig, milchig, süß wie Zucker, aber auch irgendwie würzig wie ein Camembert. Rot schmeckt süß wie Erdbeeren, sauer wie Johannisbeeren und scharf wie Chilischoten. Die leckerste Farbe sei eindeutig Braun, sagt der Farbexperte Buether: »Braun fühlt sich nicht nur fantastisch an, es riecht und schmeckt auch unwiderstehlich. Exotische Genussmittel wie Schokolade, Kaffee, Tee und Tabak oder Gewürze wie Zimt, Muskatnuss, Pfeffer, Nelken oder Anis besitzen neben ihren prägnanten tiefbraunen Farbtönen einen starken aromatischen Geruch und würzigen bis bittersüßen Geschmack. Den typisch braunen Nussgeschmack verbinden wir mit Haselnüssen, Walnüssen und Mandeln oder Edelkastanien. Darüber hinaus rösten, grillen, braten und backen wir viele Gerichte, bis sie einen unwiderstehlich leckeren Braunton annehmen.« Welche Farbe wir lecker finden, hängt natürlich davon ab, welche Erfahrungen wir mit Lebensmitteln und Geschmack gemacht haben. Und auf dieses Gelernte reagiert auch unser Gehirn: Wenn eine Farbe für uns lecker aussieht, sorgt das dafür, dass der Blutzuckerspiegel absinkt, Verdauungssäfte fließen und wir Appetit bekommen.

Auch die Farbe des Geschirrs spielt übrigens eine Rolle dafür, wie uns Essen schmeckt. Studienteilnehmern, die identisches Erdbeermousse serviert bekamen, schmeckte es von einem weißen Teller intensiver, süßer und besser als von einem schwarzen. Und Forscher um Andrew Geier von der Yale University nutzten Farbe für ein ganz besonderes Experiment. Sie gaben amerikanischen Studenten Kartoffelchips der Marke Lay's aus den typisch röhrenförmigen Chipsdosen zu essen, während sie einen Film guckten. Die eine Gruppe erhielt die handelsüblichen Chips, während die andere Gruppe äußerlich identische Dosen bekam, in die aber in regelmäßigen Abständen ein hellrot

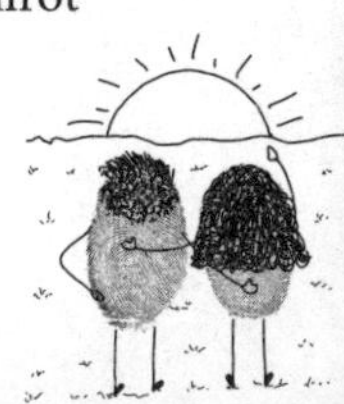

gefärbter Kartoffelchip eingefügt war, der die gleiche Größe und den gleichen Geschmack hatte wie die normalen hellgelben Chips. Anschließend werteten die Wissenschaftler die Anzahl der konsumierten Chips und die Schätzungen der Teilnehmer aus, wie viele Chips sie glaubten, gegessen zu haben. Und sie waren überrascht, welch enorme Wirkung die einfache optische Segmentierung der Knabberei erzielt hatte: In der Gruppe mit den gefärbten Chips war der Konsum um mehr als 50 Prozent geringer als in der Kontrollgruppe, auch die Schätzungen der konsumierten Menge waren viel genauer. Die Manipulation der Chipsdosen mit farblichen Chips reduzierte die Energiezufuhr im Schnitt um etwa 250 Kalorien – was für eine einfache und effektive Maßnahme, um in Zeiten von Übergewicht weniger von den Knabbereien zu essen! Und wir verdanken sie allein unserem Sehsinn.

Auch die Farbe der Umgebung und die Beleuchtung wirken sich darauf aus, wie wir Lebensmittel wahrnehmen. Britische Testpersonen, die zum Beispiel ein und denselben Whisky in verschiedenfarbigen Räumen probieren und charakterisieren sollten, bewerteten seinen Nachgeschmack im holzigen Raum am holzigsten, im roten Raum am süßesten und im grünen Raum am grasigsten. Sensoriklabore, in denen Lebensmitteltestungen stattfinden, sind daher in Weiß, Beige oder Hellgrau eingerichtet und halten Geschirr sowie Beleuchtung konstant, um die Wahrnehmung der Tester so gering wie möglich bei der Bewertung eines Produktes zu beeinflussen.

Mehr Farben, weniger Medikamente

Während also in Sensoriklaboren »weniger ist mehr« gilt, sieht es in Krankenhäusern ganz anders aus. In einer Studie des Helios Universitätsklinikums Wuppertal in Kooperation mit der Bergischen Universität Wuppertal wurde untersucht, welchen Einfluss die Faktoren Farbe und Licht auf den Menschen und seine Gesundheit haben. Dafür wurden Intensivstationen farblich neugestaltet, indem Wände, Decken und Türen einen Neuanstrich bekamen und sämtliche Leuchtmittel ausgetauscht wurden: Die Patientenzimmer bekamen zum Beispiel warmweißes Licht und an die Wände sanfte herbstliche Farben wie sandiges, lichtes Ocker oder helles Rostrot. Dabei wurde pro Raum nur eine Wand gestrichen, damit die Farbe nicht zu sehr dominierte. »Die Ergebnisse der Studie zeigen, dass die Umweltfaktoren Licht und Farbe eine besonders positive Wirkung auf das Befinden und den Gesundheitszustand von Intensivpatienten, das Vertrauen und die Zufriedenheit von Angehörigen sowie die Arbeitsmotivation und Identifikation des Personals der Station haben«, sagt Gabriele Wöbker, Chefärztin der Klinik für Intensivmedizin am Helios Universitätsklinikum Wuppertal. Und sogar auf den Verbrauch an Medikamenten wirkten sich die neuen Raumfarben positiv aus: Er konnte um durchschnittlich 30 Prozent gesenkt werden.

Auch im Alltag kann die Farbwahl der Räume Experten zufolge helfen, zu Hause besser entspannen, regenerieren und auftanken zu können und am Arbeitsplatz konzentrierter und leistungsfähiger zu sein. In der Coronapandemie mussten viele Menschen zu Hause das Wohnen mit dem Arbeiten vereinen. Und auch jetzt wird noch mancher das Homeoffice fortführen. Daher kann es von Vorteil sein, Farben an den eigenen vier Wänden mal ganz bewusst zu wählen: »Eine farbliche Unterscheidung zwischen dem Homeoffice-Bereich und dem Wohnzimmer wäre gut – aktivierende kühlere Farben und ein eher kaltweißes helles Licht im Arbeitsbereich und im Wohnzimmer beruhigende wärmere Farben und warmweißes Licht, das noch mehr Ruhe und Behaglichkeit schafft«, empfiehlt Buether in der *Welt*. Aromatische Brauntöne etwa könnten ihm zufolge in jedem Raum eine Wohlfühlatmosphäre kreieren, die anregend, belebend und natürlich wirkt. Der Farbexperte und studierte Architekt weiß, wovon er spricht, denn als Wissenschaftler forscht er seit vielen Jahren zu Farbe und Licht, Raumgestaltung und -wirkung und hat das empfehlenswerte Buch »Die geheimnisvolle Macht der Farben« geschrieben.

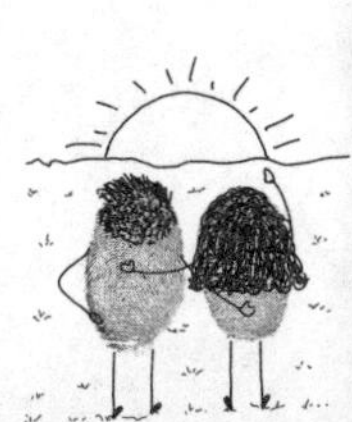

sehen sehen

Eine ganz besondere Verbindung

Manche Menschen nehmen akustische Reize, also etwa Musik oder ein gesprochenes Wort, unwillkürlich zusammen mit Farben wahr. Die Reizung eines bestimmten Sinnesorgans löst bei ihnen eine zusätzliche Sinnesempfindung aus, die gar nicht stimuliert wurde. Wissenschaftler nennen dieses Phänomen Synästhesie (griechisch »syn« = »zusammen« und »aisthesis« = »Empfindung«) – eine Sinneskopplung, die es in unterschiedlichen Kombinationen gibt. So kann für einen Synästhetiker eine Farbe auch ganz charakteristisch riechen oder ein Geschmack eine bestimmte Form haben. Laut einer viel zitierten Studie tritt Synästhesie bei mindestens einem von 2000 Menschen auf, aber Experten vermuten, dass die Dunkelziffer deutlich darüber liegt. Natürlich gibt es generell Assoziationen zwischen Wörtern und Farben, bei dem Wort »Herz« denken die meisten sofort an »rot«. Bei einem Synästhetiker geht die Sinneskopplung aber weit darüber hinaus, wie bildgebende Verfahren zeigen: Nimmt er Wörter oder Musik farbig wahr, sobald er sie hört, sind in seinem Gehirn akustische Areale zusammen mit visuellen aktiv. Vergleichspersonen zeigen nur ein aktives Hörzentrum. Das spricht für eine echte Wahrnehmung der Synästhesie. Daher ist eine Erklärung, dass falsche anatomische Verbindungen zwischen Hirnregionen entstanden sind, die individuell sind und lebenslang bestehen bleiben.

sehen sehen

Vorsicht mit Schwarz und Rot!

Wer ganz bewusst zu einem farbenfrohen Kleidungsstück greift, kann nicht nur sich selbst, sondern auch anderen Freude bereiten. Natürlich muss man sich darin wohlfühlen und authentisch sein – einen Grauliebhaber etwa in die Signalfarbe Rot zu zwängen, wird nicht gut ausgehen. Darüber hinaus werden die Vorlieben für Farben schon in der Kindheit geprägt, und es hängt auch von Haut- und Haarfarbe ab, was gut zu einem passt: »Gelb ist eine sehr positive Farbe, aber sie steht nicht jedem. Genauso ist es mit Grün, es wirkt, als Kleidung getragen, außerdem sehr fürsorglich, mitfühlend und vertrauenswürdig. Wer Grün trägt, hat bald viele Leute um sich, die ihm erzählen, was sie alles so belastet«, sagt Silvia Regnitter-Prehn, Farbpsychologin aus Grünwald, in der *Frankfurter Rundschau* und erklärt, dass Grün Ruhe bringe, vor allem für unsere Augen. Ihr Tipp: Wer viel am Bildschirm arbeite, solle sich daher etwas Grünes auf den Schreibtisch stellen, etwa ein grünes Glas. »Wenn das neben dem Bildschirm steht und man ab und zu darauf guckt, bewegt man mal kurz das Auge, allein das schon bringt Entspannung.«

Da Farben viel über denjenigen erzählen, der sie trägt, zum Beispiel ob er eher ein expressiver Mensch ist oder jemand, der sich verstecken möchte, ob er kreativ oder eher konservativ ist und welche Laune er hat, machen wir Menschen uns schon auf den ersten Blick ein Bild voneinander, noch bevor wir ein Wort gewechselt haben.

In einem Vorstellungsgespräch raten Experten daher ab von leblosem und steifem Schwarz, das keine Individualität zulässt, und von Rot, das anzüglich und dominant wirken kann. Generell sollte man darauf achten, man selbst zu bleiben und positive Eigenschaften mit der Farbwahl seiner Kleidung hervorzuheben: Wer fröhlich, kommunikativ und kreativ ist, könne Experten zufolge zum Beispiel eine leuchtende Frühlingsfarbe tragen, kombiniert mit einem bescheiden wirkenden, warmen Grauton. Wer sehr seriös erscheinen möchte, solle hingegen etwas weniger lebendige, trübere, herbstlichere Farben wählen.

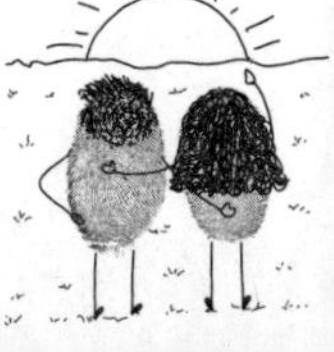

Und wer ein Tor verhindern möchte, der sollte sich farblich deutlich hervortun – zumindest, wenn er der Torwart ist. Denn viele Spieler schießen aus dem Augenwinkel aufs Tor, sie heben nur kurz den Kopf, um grob anzupeilen, wohin der Ball gehen soll. Für eine detailliertere Berechnung reicht die Zeit meist nicht, weil der Gegenspieler dann dazwischenkommt. In diesem kurzen Augenblick sehen sie nicht nur das Tor, sondern auch den Torwart in seinem grellpink oder neongelben Dress – und schießen fast automatisch in seine Richtung. Der hat dann natürlich leichte(re)s Spiel mit dem Ball. Es ist also nicht unbedingt ein besonderes Faible fürs Bunte, das zufälligerweise viele Torhüter auszeichnet, sondern das Kalkül, sich so die Arbeit zu erleichtern.

Interessant ist, dass wir Menschen mit zunehmendem Alter an Farbe verlieren. Während Pubertierende sich im Rahmen von Rebellion und Selbstfindung ganz unbeschwert den einen oder anderen knalligen Fehlgriff bei der Wahl ihrer Klamotten leisten, entfärben wir Experten zufolge als Erwachsene bis auf wenige mutige Paradiesvögel mehr und mehr, um im Alter schließlich bei den allgemeinen Vorlieben für hellere Naturfarben und edlere Varianten von Beige, Ocker und Violett zu landen. Das muss aber nicht mit jedem passieren, Farbe passt nämlich in jedes Alter. Denn damit bringt man nicht nur sich selbst, sondern auch andere zum Strahlen. Und was will das Auge mehr?

Zeit für eine Mutprobe

Auch wir haben mal unseren Kleiderschrank durchgeschaut und gesehen, dass einer von uns eher in Natur- und Erdfarben unterwegs ist, während die andere viel Buntes vorzuweisen hat: Gelb, Grün, Knallblau und vor allem Rot. Letzteres ist sogar in fast jeder Form ihrer Kleidung vorhanden – von Jacken, Blusen, Hosen, Röcken, T-Shirts bis hin zu Gürteln und Schuhen. »Es ist ein ganz positives Zeichen, wenn man zu Rot greift. Das ist eine Farbe, die ›Ja zum Leben‹ sagt«, erklärt Regnitter-Prehn in der *Frankfurter Rundschau*. Trotzdem gehöre Mut dazu, sie zu tragen, und man müsse sich wohl darin fühlen, betont die Farbexpertin, die auch Workshops und Trainings gibt. »Ich zeigte in einem Test Teilnehmern zwei Fotos einer Frau. Einmal trug sie ein rotes, einmal ein schwarzes Kleid. Der Clou: Beide Bilder waren schwarz-weiß! Trotzdem kam das Foto der Frau im roten Kleid am besten an. Grund: Die Frau fühlte sich in Rot attraktiv und hat das auch ausgestrahlt.« Rot ist einfach eine Signalfarbe, wer es trägt, wird sofort gesehen und auch länger angeguckt. Und es hat viele Gesichter, von roten Wangen, die niedlich wirken, zu roten Lippen, die sexy sind, über den vor Scham hochroten Kopf, der peinlich ist, bis hin zur knallroten wutschnaubenden Fratze, die Angst macht. Ein ganzes Zimmer in Rot zu streichen ist daher keine gute Idee. Das würde permanente Anspannung verursachen. Auch für Großraumbüros, in denen es von Geräuschen und Ablenkungen nur so wimmelt, ist Rot die falsche Farbe und sollte, wenn überhaupt, nur punktuell verwendet werden. Natürlich gibt es Rot in zahlreichen schönen Nuancen. Wenn es zum Beispiel in die herbstliche Tönung geht, wird es ruhiger, weniger prägnant, wirkt gelassener und vermittelt nicht mehr die biologischen Signale von Fortpflanzung und Warnung. Man könnte also ganz vorsichtig mit zurückhaltenden Rotnuancen beginnen und sich peu à peu steigern – vielleicht sogar bis zur knallroten Mutprobe, die schreit: Hier bin ich! Zudem ist Rot die Farbe der Liebe, und davon kann man ja nie genug kriegen. Natürlich wollen wir hier niemanden zu einer bestimmten Farbe drängen, das Rot soll nur exemplarisch für all das Bunte um uns herum stehen. Ob Blau, Grün, Gelb, Orange, Rosa, Violett … wir sollten den Mut haben, sie und uns einfach mal auszuprobieren, und die Wirkung genießen. Wer nicht wagt, der nicht gewinnt – das gilt auch für Farben und zwar in jedem Alter.

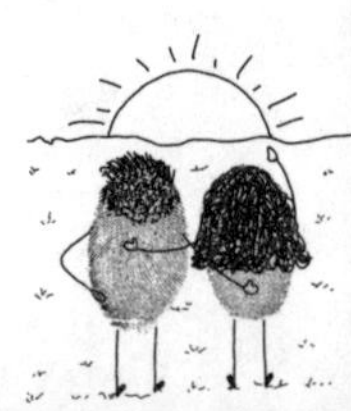

Sehen: Mehr als einen Versuch wert

Zugegeben, die Frage ist gemein: »Stellen Sie sich vor, Sie würden einen Ihrer Sinne verlieren. Welchen Sinn zu verlieren macht Ihnen am meisten Angst?« Aber was wäre Ihre Antwort? Sollten Sie wie die überwältigende Mehrheit (rund 74 Prozent) der Teilnehmer einer Online-Umfrage der Universität Regensburg »Den Sehsinn!« angeben, dann sind Sie auf den folgenden Seiten genau richtig. Und alle anderen sind natürlich auch eingeladen, ihren Sehsinn ganz neu kennen- und schätzen zu lernen. Denn er ist etwas besonders Wertvolles, und ihn zu pflegen und in seinem Können auszuschöpfen, ist eine gute Idee – vor allem, wenn es den Alltag mit wenig Aufwand auch noch bereichert. Das kann der Sehsinn, ganz unabhängig davon, an welcher Stelle er für uns in der Rangliste steht. Wir haben das am eigenen Auge erfahren und hoffen, Sie haben mit den folgenden Tipps, Versuchen und Übungen genauso viel Spaß wie wir.

Eine ganz besondere Entdeckungsreise

Auf dieses Kapitel haben wir uns besonders gefreut, weil wir Ihnen hier endlich unsere große Liebe ans Auge legen können, bei der der Sehsinn eine große Rolle spielt: den Flohmarkt. Dazu sei kurz erwähnt, dass einer von uns in Münster aufwachsen durfte, wo er dank eines der schönsten und größten Freiluftmärkte Europas sowie der Leidenschaft seiner Eltern für alte Schätze die Flohmarktliebe quasi in die Wiege gelegt bekam – seine Kinderstube bis zu ihrem heutigen Zuhause haben sie liebevoll mit ganz besonderen Augenfreuden eingerichtet und dekoriert. Und mit dieser Leidenschaft für Flohmärkte hat er die andere angesteckt, seit wir das erste Mal gemeinsam dieses großartige Fest für die Augen besucht haben. Denn ob in Münster oder anderswo, auf einem Flohmarkt gibt es eine unglaubliche Vielfalt unterschiedlichster Dinge zu entdecken: Kleidung, Geschirr, Spielzeug, Kunstwerke, Bücher, Schallplatten, Möbel, Dekoration, Gartengeräte, Fahrräder, Schmuck …

Es gab Zeiten, vor allem in der Jugend, da waren einem von uns vor allem Platten wichtig, wenn er auf einen Flohmarkt ging. Sie wissen schon, diese schwarzen Scheiben mit den eingepressten Rillen, bei denen einen das Kratzen immer nervte (das man nur durch den Abstand von Jahrzehnten und eine große Portion Wehmut inzwischen als »schön« erinnert). Und natürlich kamen nur bestimmte Bands infrage. Die Aufgabe war also herausfordernd: In dem ganzen Gewimmel musste man erst mal jemanden entdecken, der an seinem Stand Platten anbot, und dann standen sie häufig versteckt unter dem Tapeziertisch, den die meisten zum Platzieren ihrer Schätze nutzten, verborgen hinter Bilderrahmen, Töpfen oder Büchern. Hatte man sie jedoch erspäht, begann die Feinarbeit, das Durchblättern der vielen Cover, um die eine Scheibe zu finden, die man gut fand und noch nicht hatte, selten gab es noch eine zweite. Der Druck war dabei groß, von hinten drängten schon die nächsten Interessenten, die die Platten durchsuchen wollten. Und natürlich sollte der Flohmarkttag auch einigermaßen ertragreich sein. Die Augen hatten also nur Sekundenbruchteile, um ihre Aufgabe zu erledigen, dann wurde entschieden, ob man weiterblätterte oder zumindest einen kurzen (im wahrsten Sinne) Augenblick auf das Cover verwendete. Nach und nach wurde der Sehsinn dabei immer besser, immer schneller erkannte man etwa den typischen Schriftzug einer Band (manche werden sich an das zackige »The Cure« erinnern) oder ein paar Worte der Albentitel. Irgendwann hatte man eine Art Routine entwickelt und konnte ein Fünfzigerpack innerhalb einer knappen Minute durchrastern.

Inzwischen läuft ein Flohmarktbesuch deutlich gelassener ab. Aber noch immer geht es darum, mit einem kurzen Blick das Gute vom Schlechten zu unterscheiden, das Besondere zu entdecken und dem Belanglosen nicht zu viel Aufmerksamkeit zu widmen. Noch immer machen wir uns auf die Suche nach Schätzen, alten oder neuen, die man braucht oder die einfach nur glücklich machen. Auf der Entdeckungsreise entlang der Stände finden die Augen Dinge, die

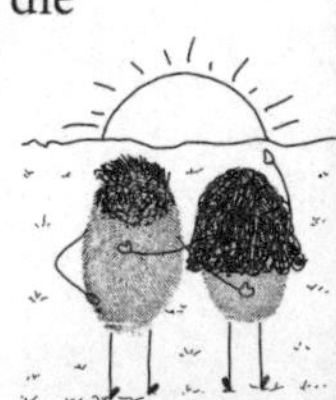

Erinnerungen und Emotionen wecken, Neugierde und Erstaunen hervorrufen, Kampfgeist und Nervenkitzel auslösen sowie Glücksgefühle und Freude schenken. Denn jedes Einzelstück, das wir mit unserem Sehsinn in der Masse aller Dinge entdecken, hat seine eigene Geschichte, die wir fortführen dürfen, wenn wir es erstanden haben.

Und selbst wenn wir gar nichts kaufen, ist dieses bewusste Hinsehen, das Unterscheiden von Farben, Formen, Mustern, Größen und Oberflächen, in denen wir Objekte und ihre Bedeutung für uns wiedererkennen, ein großes Erlebnis, das uns darüber hinaus auch noch mit anderen Menschen in Kontakt und auf neue Ideen bringt. Daher können wir Ihnen einen Besuch nur wärmstens empfehlen: Egal ob kleiner oder großer Flohmarkt, egal ob draußen oder drinnen, egal ob in Flensburg, München oder anderswo auf der Welt – gehen Sie doch einfach mal hin und schenken Sie ihm sowie all seinen verborgenen Schätzen nicht nur einen Blick, sondern vielleicht auch noch Ihr Herz.

Nur Mut zur Kunst

Ein wahres Erlebnis für die Augen ist auch der Besuch eines Museums, weil wir dort in Ruhe und ganz bewusst etwa Bilder betrachten und auf uns wirken lassen können. Wissenschaftler der Friedrich-Alexander-Universität Erlangen-Nürnberg haben zusammen mit dem Germanischen Nationalmuseum und dem Kunst- und Kulturpädagogischen Zentrum der Museen in Nürnberg untersucht, wie sich Kunst auf den Menschen auswirkt. Das Ergebnis: Wer sich damit beschäftigt oder selbst etwas künstlerisch gestaltet, verbessert nicht nur die Aktivität und Zusammenarbeit verschiedener Regionen im Gehirn, sondern fühlt sich auch wohler und kann besser mit Stress umgehen. Betrachten wir zum Beispiel ein Bild, das uns gefällt, dann wird im Gehirn das Belohnungssystem aktiviert, und wir bekommen ein gutes Gefühl. Wissenschaftler vergleichen das mit der Wirkung von Schokolade. Das allein kann dann schon dafür sorgen, dass wir etwa weniger Schmerzen empfinden. Und je häufiger wir Kunstwerke auf uns wirken lassen, desto mehr Feinheiten, Maltechniken und Unterschiede entdecken wir. Auch Kindern hilft das Betrachten oder Malen von Bildern, ihre Wahrnehmungs- und Gestaltungsfähigkeiten zu entwickeln – und es macht ihnen meist auch noch großen Spaß!

Welche Form von Kunst uns anspricht, ist natürlich ganz individuell – das kann von Gemälden über Fotos bis zu Skulpturen reichen, von der Klassik bis zur Moderne. Uns als Hamburger hat zum Beispiel die Ausstellung »Container« mit Holzskulpturen von Matthias Langenohl und Fotografien von Heiner Leiska sehr begeistert. Wegen der damals noch bestehenden Coronamaßnahmen konnten wir sie zwar nur in kleiner Gruppe, mit Mundschutz und viel Abstand besuchen, aber unsere Augen waren frei und haben uns die Skulpturen und Fotos der Containerschiffe in ihrer ganzen Schönheit – und vor allem Detailreiche – präsentiert. Das hat uns zudem noch ein intensives Gefühl von Freiheit und Fernweh vermittelt, das wir in der Zeit von Reiseverbot und Einschränkungen gut gebrauchen konnten.

Wer sich selbst künstlerisch betätigen möchte, aber noch nicht traut, etwas Eigenes aufs Papier zu bringen, dem könnten Mandalas zum Ausmalen helfen. Darüber hinaus gibt es auch Komplettsets mit Pinsel, Farben und Maltafeln, die in nummerierte Malfelder (jede Farbe hat ihre eigene Zahl) aufgeteilt sind. Nach und nach kreiert man damit ein vorgegebenes Bild. Falls Sie jetzt denken: »Das ist doch was für Kinder!«, müssen wir gestehen, dass es uns zuerst auch so ging, weil wir das begeisterte Malen nach Zahlen nur aus unseren eigenen Kindertagen kannten. Aber wir haben uns als Erwachsene noch einmal darauf eingelassen und hatten viel Spaß. Denn wir sind beim Malen nicht nur zur Ruhe gekommen, sondern haben nach und nach, Feld für Feld ein recht ansehnliches Bild entstehen sehen, das vor allem den einen mit seinen zwei linken Händen ein bisschen stolz gemacht hat. Und wenn man durch das Ausmalen Mut geschöpft und Farbe … äh … Blut geleckt hat, können wir nur raten, dranzubleiben

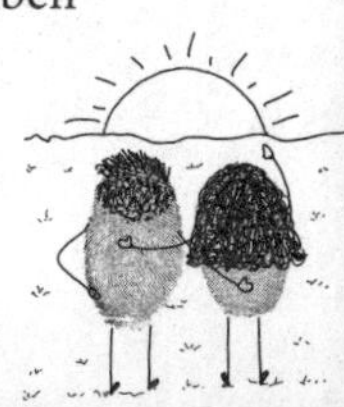

und sich mit eigenen Kreationen auszuprobieren – ob beim Nachzeichnen eines Stilllebens aus dem eigenen Haushalt, dem Abmalen eines Baumes vor dem Fenster oder dem Kreieren eines ganz eigenen Motivs. Man kann nichts falsch machen, nur gewinnen. Denn unabhängig vom Ergebnis schult allein das genaue Beobachten und künstlerische Umsetzen des Gesehenen auf Papier den Sehsinn samt Wahrnehmung von Farben und Formen, verbindet verschiedene Sinne und Motorik miteinander und ist dadurch ein tolles Sinnestraining!

Die Augen spielen mit

Falls Sie beim Bilderbetrachten auch noch Ihr Gedächtnis schulen wollen, können wir Ihnen ein altes Spiel empfehlen, das Sie vielleicht ebenfalls noch aus Kindertagen kennen: Memory. Das von William Hurter entwickelte Legekartenspiel, bei dem man durch Umdrehen verdeckt liegender Karten Paarungen identischer Motive erinnern und finden muss, erschien 1959 das erste Mal – und ist immer noch aktuell. Von Blumen über weltberühmte Bauwerke bis hin zu Dinosauriern: Es gibt das Spiel in unzähligen Ausführungen und Schwierigkeitsgraden. Mittlerweile kann man sich sogar mit eigenen Fotos sein ganz individuelles Memory gestalten lassen. Ein großer Vorteil ist, dass man es sowohl allein als auch mit vielen anderen spielen kann.

Gleiches gilt für Puzzles. Die haben darüber hinaus noch den Vorteil, dass man nicht nur Bilder, sondern auch noch Formen finden muss, die zueinander passen. Ganz generell bieten Gesellschaftsspiele viel fürs Auge (wir favorisieren »Mensch ärgere Dich nicht«), vor allem, wenn man sie mal wieder analog und nicht digital spielt.

Quälende Naharbeit

So wichtig und gut der digitale Fortschritt ist, so viel verlangt er auch unseren Augen ab. Die Arbeit vor dem Bildschirm hat in den letzten 30 Jahren die Anforderungen an unseren Sehsinn enorm verändert, und die Coronapandemie hat dem Ganzen durch erzwungenes

Homeoffice noch einen draufgesetzt. Zum einen, weil der Arbeitsplatz in Küche, Wohn- oder Schlafzimmer längst nicht so gut eingerichtet war wie der bei der regulären Arbeit. Zum anderen, weil man zu Hause noch länger vor dem Computer saß als schon zuvor, da zum Beispiel Meetings nicht analog, sondern digital stattfanden, der Weg zur und von der Arbeit wegfiel, genau wie Mittags- und Kaffeepausen mit den Kollegen. Über Monate wurden Millionen von Augen dadurch Tag für Tag stundenlang in Innenräumen zu dauernder Naharbeit gezwungen, obwohl die Evolution sie doch eigentlich für das freie Umherblicken draußen in der Natur vorgesehen hat. Experten empfehlen daher allen, vor allem aber denen, die beruflich viel vor dem Bildschirm sitzen müssen, den Augen etwas Gutes zu tun:

- Raus in die Natur, und zwar so oft wie möglich! Optimal sind mindestens zwei Stunden pro Tag, da sollten wir dann auch das Handy in der Tasche lassen. Vor allem zwei Effekte spielen draußen eine Rolle: zum einen die Luftfeuchtigkeit, die dort doppelt so hoch ist wie in Innenräumen, was die Augen vor dem Austrocknen bewahrt; zum anderen das natürliche Licht – selbst an einem bedeckten Wintertag bekommen wir draußen zehnmal so viel Licht ab wie drinnen in einem gut beleuchteten Raum. Es hilft unseren Augen also schon viel, wenn wir die Mittagspause draußen verbringen, mit dem Rad zur Arbeit fahren oder eine Station vorher aus Bus und Bahn steigen, um den Rest zu Fuß zu gehen, und nach Feierabend im Hellen noch eine Runde spazieren gehen.
- Blinzeln am Computer! Und zwar ganz bewusst und mehrfach, denn beim Starren auf den Bildschirm ist die Lidschlagfrequenz um mehr als die Hälfte reduziert. Das Blinzeln verteilt den natürlichen Tränenfilm gleichmäßig auf dem Auge, hält es feucht und entspannt. Und manch ein Kollege freut sich vielleicht, wenn Sie ihm immer mal wieder zuzwinkern.

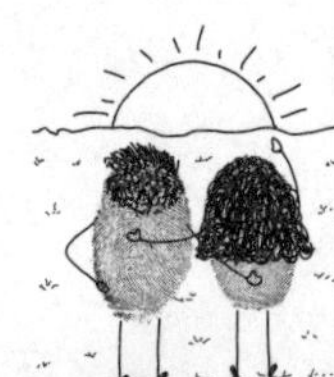

- Häufig in die Ferne schauen! Einen Blick aus dem Fenster zu werfen oder ihn im Raum schweifen zu lassen, reicht schon, um die Augenmuskeln zu entspannen – vor allem, wenn wir dabei einen Moment auf einem angenehmen Objekt verweilen, ohne es zu fixieren. Auch regelmäßiges Aufstehen und Bewegen sorgt für Entspannung, allein der Weg zur Toilette oder zur Kaffeemaschine kann schon Balsam für die Augen sein.
- Viel Tageslicht für den Arbeitsplatz! Wenn möglich, sollte er in Fensternähe stehen und hell beleuchtet sein. Ist der Monitor so ausgerichtet, dass Ihre Blickrichtung parallel zum Fenster ist und Blendungen oder Spiegelungen durch Lampen und Tageslicht vermieden werden, entlastet das die Augen enorm.
- Entfernung tut gut! Wir sollten versuchen, in einem Abstand von mindestens 50 Zentimetern vom Bildschirm zu sitzen, um unsere Augen beim Blick in die Nähe nicht zu überanstrengen.
- Mund auf, Augen zu! Wer die Möglichkeit hat, sollte am Schreibtisch immer mal die gute Etikette vergessen und so herzhaft gähnen, dass die Augen feucht werden. Das entspannt nicht nur Kiefer-, Gesichts- und Augenmuskeln und weitet die Tränenkanäle, sondern sorgt generell für einen Moment Entspannung. Sollten Sie in einem Großraumbüro in der Nähe anderer Kollegen arbeiten, die von einem aufgerissenen Mund schockiert sein könnten, kann auch die Toilette ein guter Ort für so eine Gähnübung sein.
- Regelmäßig frische Luft in den Raum lassen! Das sorgt nicht nur für neuen Sauerstoff am Arbeitsplatz, sondern erhöht auch die Luftfeuchtigkeit – und schützt so die Augen vor dem Austrocknen. Praktisch dabei ist: Um das Fenster zu öffnen, müssen wir kurz mal vom Schreibtisch aufstehen, uns bewegen, stehen im Tageslicht. Auch das tut den Augen gut.
- Karenz! Außer bei Bewegung und Nahrung: Wir helfen unseren Augen, wenn wir in der Freizeit immer mal auf Smartphone und Co verzichten, nicht rauchen, uns regelmäßig bewegen,

ausreichend trinken und uns ausgewogen und gesund ernähren. Experten empfehlen eine abwechslungsreiche Kost mit viel Obst und Gemüse. Vor allem Paprika, Karotten, Johannisbeeren und Zitrusfrüchte enthalten viele Vitamine und grünes Gemüse wie Spinat, Erbsen oder Grünkohl darüber hinaus auch noch einen Stoff, der eine Schutzwirkung für unsere Netzhaut besitzt: das sogenannte Lutein.

- Sonnenbrille tragen! Genauso wichtig wie für unsere Haut ist auch der UV-Schutz für unsere Augen. Dabei hilft eine gute Sonnenbrille, die das CE-Zeichen trägt und damit mindestens der europäischen Norm entspricht. Wenn möglich sollte sie mit dem Hinweis »UV400« gekennzeichnet sein, also vor diesem Lichtbereich schützen. Wer sich bei seiner Brille nicht sicher ist, kann einen Optiker fragen, ob er sie auf den UV-Schutz und die richtige Passform testen könnte. Kunststoffgläser sollten gut eingefasst sein, also bei leichtem Druck nicht nachgeben, und Gegenstände im Blick nicht verzerren. Auch die Brillenscharniere sollten fest sitzen und nicht wackeln.

Nachts sind alle Katzen grau

Dass wir genügend Licht brauchen, um gut sehen zu können, ist vielen bewusst. Wie wichtig Farben sind, damit wir Objekte voneinander unterscheiden und uns orientieren können, vergessen wir jedoch oft. Daher möchten wir Sie einmal zu einer ganz bewussten Nachtwanderung einladen. Es muss so dunkel sein, dass die für die Farbwahrnehmung zuständigen Zapfen in unserer Netzhaut nicht mehr funktionieren, aber so viel Restlicht geben, dass die Stäbchen noch arbeiten, die fürs Sehen in der Dunkelheit zuständig sind. Dafür eignet sich die Wohnung in der Stadt, in die das Licht der Straßenlaternen noch durch die Fenster fällt, oder der Garten auf dem Land, der vom Mondlicht erleuchtet wird. Ganz Mutige trauen sich nachts vielleicht auch mal raus in die Natur, in einen Park oder Wald. Wir haben uns für

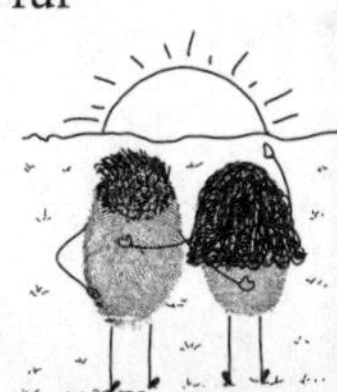

unsere Wohnung entschieden und im Dunkeln einen Rundgang durch jedes Zimmer gemacht. Dabei wurde uns das erste Mal bewusst, wie sehr wir Farben brauchen, um feine Details unterscheiden zu können: Nachdem sich unsere Augen an das wenige Licht gewöhnt hatten, konnten wir uns im bekannten Umfeld zwar noch gut orientieren, aber einzelne Dinge voneinander zu unterscheiden, fiel uns deutlich schwerer. Außerdem fehlte bei allem, was wir sahen, die Abwechslung, Lebendigkeit und Emotion. Dieser nächtliche Spaziergang durch die eigenen vier Wände hat uns vor Augen geführt, wie viel Licht vorhanden sein muss, damit wir Gegenstände und Personen farbig sehen können. Wir möchten Ihnen so einen nächtlichen Rundgang daher sehr ans Herz legen, um sich die Bedeutung des Lichts bewusst zu machen, ohne das alles um uns herum farblos oder sogar unsichtbar bliebe.

Ohne Worte

Da zum Licht auch Schatten gehört, kann man den ebenfalls für eine große Augenfreude verwenden. Dafür brauchen Sie nicht mehr als ein dünnes weißes Laken oder Tischtuch, einen Türrahmen, Reißzwecken (zum Befestigen) und eine helle Lampe – schon können die Schattenspiele beginnen. Mit den Händen oder verschiedenen Gegenständen lassen sich viele verschiedene Formen auf die weiße Fläche zaubern. Ein Trichter sieht, je nachdem wie er gehalten wird, mal wie ein Ball, mal wie Pinocchio, mal wie eine fliegende Untertasse oder eine Pfanne aus. Sehr lustig ist es auch, mit anderen zusammen Begriffe allein anhand von Schattengesten zu erraten. Das können Tiere, Berufe, Fernsehsendungen, Redewendungen oder Sprichwörter sein – der Fantasie sind keine Grenzen gesetzt. Einer steht hinter dem Laken und wird vom Licht beleuchtet, die anderen sitzen auf der anderen Seite im Dunkeln und raten. Wir hatten am meisten Spaß mit Redewendungen und Sprichwörtern, daher kommen hier jeweils unsere zehn Favoriten fürs Schattentheater:

Redensarten:

- Nur Bahnhof verstehen
- Butter bei die Fische
- Jemanden zum Mond schießen
- Den Faden verlieren
- Am Arsch der Welt
- Die erste Geige spielen
- Jemandem die Hammelbeine lang ziehen
- Der springende Punkt
- Blut und Wasser schwitzen
- Ein Brett vor dem Kopf haben

Sprichwörter:

- Jedes Böhnchen gibt ein Tönchen.
- Außen hui und innen pfui
- Der frühe Vogel fängt den Wurm.
- Gut gekaut ist halb verdaut.
- In der Not frisst der Teufel Fliegen.
- Einem geschenkten Gaul schaut man nicht ins Maul.
- Der dümmste Bauer erntet die dicksten Kartoffeln.
- Da liegt der Hund begraben.
- Pech im Spiel, Glück in der Liebe
- Vorsicht ist die Mutter der Porzellankiste.

Wer auf einer Party viele Menschen um sich versammelt hat und nach Abwechslung sucht, kann dieses Schattenraten auch mit den Silhouetten der Gäste machen: Eine Gruppe stellt sich nacheinander hinter das beleuchtete Laken, die andere Gruppe rät, um wen es sich handelt.

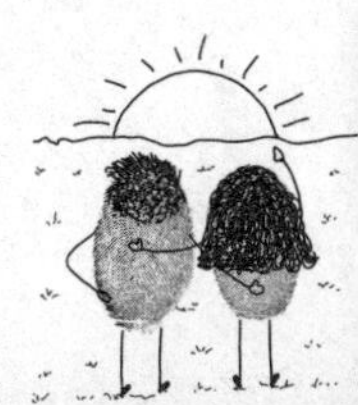

Grimassenparade

Wer keinen Aufwand betreiben will mit weißem Laken und Licht, kann auch einfach mit der Mimik spielen. Dafür brauchen Sie nur ein Gegenüber, das Lust hat mitzumachen, und schon kann sie losgehen, die Parade der emotionalen Gesichtsausdrücke: Einer verzieht seine Miene, der andere macht sie genau nach. Fangen Sie am besten mit etwas Einfachem an, mit Emotionen wie Freude, Überraschung, Angst, Ärger, Ekel und Traurigkeit, und steigern Sie sich langsam. Nehmen Sie sich zum Beispiel das Lächeln vor und zeigen oder spiegeln Sie ein freudiges, ein hinterlistiges, ein verschmitztes, ein angriffslustiges, ein peinlich berührtes, ein liebenswertes …

Auch Grimassen eignen sich wunderbar zum Schneiden und Nachmachen. Augen aufreißen, Lippen schürzen, Backen aufblasen, Zunge rausstrecken, mit den Augen zwinkern, Zähne zeigen – ob allein oder in Kombination: Alles ist erlaubt! Wichtig ist, die Rolle des Vor- und Nachmachers immer mal wieder zu tauschen. Uns hat das Spiel mit der Mimik nicht nur sehr belustigt und die Gesichtsmuskulatur gelockert, sondern auch insgesamt fröhlicher gestimmt. Und je häufiger wir geübt haben, umso mehr haben wir auch im Alltag angefangen, ganz bewusst auf die Mimik unseres Gegenübers zu achten.

Wer fliegt denn da?

Hervorragend geeignet, um unseren Sehsinn zu trainieren, ist natürlich die Natur. Dort können wir eine Vielzahl verschiedener Blumen, Bäume, Vögel unterscheiden und vieles mehr. Wir haben uns noch einmal den Vögeln gewidmet, denen wir ja im Hörkapitel schon unser Ohr geschenkt haben. Nun waren wir ganz Auge, was uns in unserem Garten und in Parks an Piepmätzen so vor die Linse kam. Und das sind selbst in einer großen Stadt wie Hamburg so einige. Unser großes Glück ist, dass wir einen liebenswerten Nachbarn haben, der winters wie sommers ein Futterhäuschen im Baum vor unserem Küchenfenster bestückt. Dieser All-You-Can-Pick-Imbiss hat sich bei so vielen Vögeln in der Nachbarschaft rumgesprochen, dass man tagsüber rund um die Uhr ein gefiedertes Spektakel beobachten kann, das so manche professionelle Vogelschau in den Schatten stellt. Buntspecht, Eichelhäher, Amsel, Blaumeise, Haussperling, Elster, Rotkelchen, Buchfink, Rabenkrähe, Zilpzalp, Grünfink, Kohlmeise, Ringeltaube – sie alle haben sich vor unseren Augen schon gelabt. Das können wir Ihnen allerdings nur deswegen sagen, weil wir kompetente Hilfe hatten: Der Naturschutzbund Deutschland (NABU) stellt auf seinen Internetseiten die 40 häufigsten Gartenvögel im Porträt vor, von A wie Amsel bis Z wie Zilpzalp. Inzwischen ist das Beobachten besonders für eine von uns eine große Freude, die damit sogar noch ihre langjährige Vogelphobie besiegen konnte (wir berichteten ja bereits davon). Und der NABU hat darüber hinaus eine tolle bundesweite Aktion, mit der wir nicht nur unseren Sehsinn schulen, sondern auch viel für die Natur und den Schutz der gefiederten Zweibeiner tun können: »Die Stunde der Gartenvögel«. Jedes Jahr ruft er am zweiten Maiwochenende dazu auf, vom Fenster, Balkon oder Garten aus eine Stunde lang Vögel zu beobachten und zu zählen – auch die mit eingerechnet, die nur vorbeifliegen. Man muss also wirklich gut hinsehen! Im Frühjahr 2021 haben mehr als 140.000 Menschen hierzulande daran teilgenommen und aus über 95.000 Gärten und Parks über 3,1 Millionen Vögel gemeldet. Damit haben sie ihrem Sehsinn etwas Gutes getan – und auch der Vogelwelt, deren Bestand in Städten und Dörfern dank der guten Beobachter jährlich erfasst und beurteilt werden kann. Wer nicht vogelbegeistert ist, kann natürlich seine ganz eigene Beobachtungs- und Zählaktion ins Leben rufen. Von Flugzeugen am Himmel und Autos auf der Straße über Schmetterlinge auf der Wiese oder Blumen im Garten – Hauptsache, man wirft ganz bewusst einen Blick auf die Dinge.

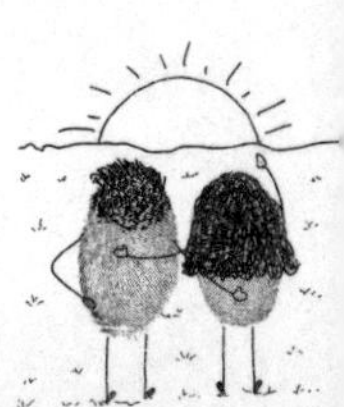

Ich sah etwas, was du nicht sahst

Apropos bewusst: Von der Unmenge an visuellen Informationen um uns herum nehmen wir nur einen Bruchteil bewusst wahr, weil unser Gehirn damit überfordert wäre, allen die gleiche Aufmerksamkeit zu schenken. Wie unterschiedlich die optische Wahrnehmung von Mensch zu Mensch ist, lässt sich sehr schön mit einem simplen Versuch zeigen. Gehen Sie mit Ihrem Partner, einem Freund oder auch Ihrem Kind einfach mal ein Stück durch einen Park, eine Straße oder einen Wald. Wichtig ist, dass Sie sich dabei nicht unterhalten, sondern sich nur umschauen. Nach ein paar Minuten bleiben Sie stehen und erzählen sich gegenseitig, was Sie auf dem Weg gesehen haben. Sie werden erstaunt sein, wie groß die Unterschiede dessen sein können, was Sie und Ihr Begleiter wahrgenommen haben, vor allem wenn es sich um ein Kind handelt. Jeder nimmt nämlich ganz bestimmte Dinge genauer in den Blick und analysiert sie, andere werden dafür übersehen. Wissenschaftler sprechen von »selektiver Aufmerksamkeit«.

Aufs Rad gekommen

Woran unser Sehsinn vor allem interessiert ist, ist Bewegung. Eine vorbeihuschende Katze werden wir daher sofort entdecken, während wir eine fest installierte Parkbank eher mal übersehen. Und auch Veränderung erregt seine Aufmerksamkeit: Die neue Brille der Freundin oder der umplatzierte Schrank im Wohnzimmer fällt uns sofort auf. Wenn wir unseren Sehsinn also begeistern wollen, sollten wir ihm immer mal etwas Abwechslung bieten, zum Beispiel einen anderen Weg zur Arbeit nehmen, Kleinigkeiten in den eigenen vier Wänden umstellen, lange nicht gesehene Freunde wiedertreffen oder eine neue Freizeitbeschäftigung wählen. Letzteres hat uns eine alte Liebe neu entdecken lassen: das Radeln. Vielleicht denken Sie jetzt: »Ach, Fahrrad fahre ich doch schon lange.« Das ging uns genauso. Für den Weg zur Arbeit, zum Einkaufen, zu Freunden, ins Café oder die Bar – schon immer haben wir das Fahrrad genommen. Doch seit der

Recherche zu den Sinnen haben wir uns auch mal für längere Touren draufgesetzt und waren erstaunt, welch wunderschöne Wege man fahren kann – egal ob in der Stadt oder auf dem Land. In Hamburg haben wir zum Beispiel Ecken entdeckt, die wir zu Fuß oder mit dem Auto nie gefunden hätten. Und so leihen wir uns jetzt auch auf Städtereisen immer ein Rad, haben schon Berlin und München mehrfach durchstrampelt und waren jedes Mal begeistert, was uns dabei so alles vor die Augen kam. In den Sommerferien haben wir uns sogar auf einen Radwanderurlaub in der Mecklenburgischen Seenplatte getraut mit – jetzt halten Sie sich fest – zwei pubertierenden Kindern! Das war zugegebenermaßen ein großes Risiko, von Dauergemecker über vorzeitigen Urlaubsabbruch bis hin zu lebenslanger Fahrradverweigerung bei beiden Kindern hatten wir mit allem gerechnet. Aber nichts dergleichen traf ein, die Reise war ein voller Erfolg – eines der Kinder sprach hinterher sogar von »einem der besten Urlaube«, die es bislang mit uns gemacht hatte. Radwandern ist so etwas wie ein Skiurlaub, nur im Sommer und auf der Straße: Man ist den ganzen Tag an der frischen Luft, powert sich aus, kehrt da ein, wo es einem gefällt, sieht eine großartige Landschaft und entspannt abends nach einer erfrischenden Dusche bei gutem Essen im Hotel oder in der Jugendherberge, bevor man in ein bequemes Bett fällt. Der Vorteil des Fahrrads ist auch, dass man beide Hände am Lenker haben muss und daher das Smartphone nicht bedienen kann. Ist man zu Fuß unterwegs, hat man es ja doch ständig vor der Linse. Wie sehr uns die Technik anfangs beim Radeln aber noch in ihrem Bann hatte, merkten wir, als wir auf der ersten Tagestour versuchten, die laminierten Karten auf dem Kartenhalter, den unser Urlaubsanbieter uns mit der täglichen Route ans Fahrrad gebaut hatte, mit zwei Fingern groß zu ziehen oder wischend die Seite umzublättern …

Mittlerweile radeln wir ganze Samstage zu zweit oder mit Freunden quer durch Hamburg und Umgebung, finden weite Strecken ohne elektronische Hilfsmittel, weil wir den Weg dank unseres Sehsinns

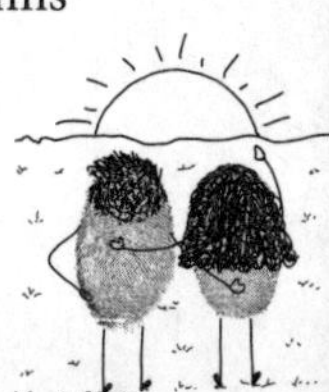

wiederkennen – einfach wunderbar. Und wenn wir zwischendurch eine Pause machen, dann setzen wir uns in der Natur auf eine Bank und lassen den Blick zum Beispiel in einem Baum wirklich *versinken*. Das funktioniert, indem man eine schöne Stelle, zum Beispiel die Rinde oder die Blätter, im Blick behält, ohne zu starren und zu fixieren – so, als würde der Blick mit dem Teil des Baumes verschmelzen. Das ist sehr beruhigend und entspannend. Oder wir schauen uns die Wolken am Himmel oder die Schatten am Boden an und fantasieren, was ihre Formen wohl darstellen könnten.

Auch die verschiedenen Jahreszeiten bieten unseren Augen viel Abwechslung, egal ob wir sie auf dem Rad oder zu Fuß erleben, in der Stadt oder auf dem Land. Denn deren unterschiedliche Farben zeigen sich nicht nur in der Natur, sondern auch im Licht, das auf Häuserfassaden, Straßen und Bauwerke fällt. Wir müssen nur mal genau hinsehen.

Genau hinsehen sollten wir auch, wenn nachts die Sterne am Himmel stehen. In der Stadt sind sie aufgrund der Straßenbeleuchtung nicht ganz so einfach zu erkennen wie auf dem Land. Aber auch in urbanen Parks oder Gärten lässt sich ein dunkles Plätzchen finden, das sie hell erstrahlen lässt. Oder man nutzt einen Urlaub am Meer oder in den Bergen, um sie in ihrer ganzen Schönheit zu bewundern. Es gibt die schönsten Sternbilder zu entdecken, ob großer oder kleiner Bär, wir sollten unsere Augen einfach mal auf die Suche schicken. Und wer Glück hat, sieht sogar eine Sternschnuppe vorbeihuschen und hat einen Wunsch frei.

Blau, blau, blau sind alle meine Hemden

Für alle, die sich beim Blick in den Kleiderschrank mehr Ordnung wünschen, haben wir einen Tipp, der auch noch den Sehsinn trainiert: das Farben- und Musterschema. Inspiriert dazu hat uns die unglaubliche Unordnung, die bei einem von uns vor allem auf der Kleiderstange herrschte: Etwa 50 Hemden waren dort auf kleinstem Raum so zusammengepfercht und durcheinandergehängt, dass jeden Morgen eine Suchaktion nötig war, um etwas Passendes zu finden. Also haben wir alle Hemden rausgeholt, dabei nicht nur alte Modesünden wiederentdeckt und endlich aussortiert, sondern vor allem die Hemden nach Farben und innerhalb der Farben nach Mustern geordnet: gestreift zu gestreift, kariert zu kariert. Der Anblick des Resultats war so überwältigend, dass wir gleich mit den Hosen weitergemacht und auch vor den T-Shirts nicht haltgemacht haben, bis wir schließlich selbst mit den Trainingsjacken und Pullovern fertig waren. Und als der eine von uns seine Garderobe auf Zack gebracht und farblich geordnet hatte, kam die andere an die Reihe. Deren Kleiderordnung gestaltete sich etwas mühsamer, da alles generell bunter und vielfältiger war (Männer tragen ja selten Kleider und Röcke) – nach Vollendung war sie aber nicht minder beeindruckend. Zugegeben, dieses Sehsinntraining bezüglich Farben, Mustern und Formen kostet Zeit. Und zugegeben, je nach Gewissenhaftigkeit und Ordentlichkeit des Klamottenbesitzers hält sein Ergebnis unterschiedlich lange an. Aber: Es lohnt sich, es mal auszuprobieren. Denn die farbliche Ordnung beschert einem nicht nur einen grandiosen Anblick, sondern erleichtert zudem die morgendliche Suche und den Alltag.

Wer nicht hören will, muss sehen!

Zum Schluss haben wir noch einen ganz besonderen Hinguckertipp für Familien mit Kindern in der Pubertät. Vielleicht funktioniert er auch schon bei jüngerem Nachwuchs – probieren können Sie es, denn es gibt keine Nebenwirkungen. Uns kam die Forschungsidee leider erst mit der Recherche zu diesem Buch, als unsere Kinder schon 13 und 16 Jahre alt waren, sodass wir nur diese Altersgruppe auswerten konnten.

Zum Versuchsaufbau sei kurz erklärt: Wir leben in einer 4-Zimmer-Wohnung – also quasi in einem Ökosystem von 105 Quadratmetern Fläche, das uns seit Pubertätsbeginn unseres Nachwuchses stark an das

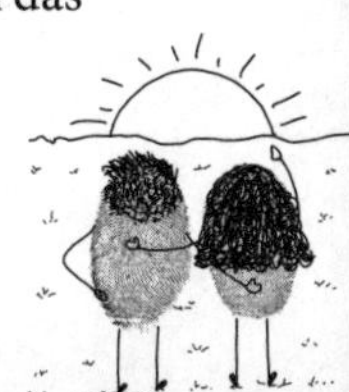

Leben in unseren Studenten-WGs der 90er-Jahre erinnerte. Schon damals gab es immer ein WG-Mitglied (meist ein weibliches), das durch Aufräumen und Saubermachen das Überleben der Gruppe ermöglichte, während die anderen vor sich hin hausten. In unserer Familie ist das heute nicht anders. Solange die Kinder klein waren, war die Nestpflege kein Problem und irgendwie auch selbstverständlich – welcher Zweijährige bringt schon von sich aus den Müll runter? Aber ab einem gewissen Alter wurde die (zumeist mütterliche) Brutpflege immer mehr zum unbezahlten Haushälterinnendasein. Ein Spruch, den uns eine Freundin mal per SMS schickte, brachte es auf den Punkt: »Ins Kinderzimmer zu gehen ist wie ein Besuch bei IKEA. Du willst eigentlich nur kurz reinschauen und kommst raus mit 6 Gläsern, 2 Tellern, 3 Schüsseln, 4 Handtüchern und noch etwas Kleinkram.« Das musste sich ändern und die Rundumversorgung des Nachwuchses einer Grundversorgung mit Eigenbeteiligung weichen. Doch alles Bitten und Fragen um Unterstützung wurde überhört, milde weggelächelt oder zugesagt, um dann auf unbestimmte Zeit verschoben zu werden. Selbst Schimpfen oder das Androhen von Konsequenzen wurde überhört und der Eimer voller Müll, die Spülmaschine voller sauberem Geschirr oder die Wäschebox voller dreckiger Klamotten konsequent übersehen. Also starteten wir unseren Feldversuch:

Wir führten eine Strichliste ein, in der jedes Familienmitglied genau festhalten konnte, wie oft es sich um Wäsche, Kochen, Spülmaschineausräumen und Müllrunterbringen kümmerte. Auf vier gut sichtbar in der Küche aufgehängten Tafeln notierten wir jeweils Name und Tätigkeiten mit Kreide, und jeder durfte einen Strich hinter das machen, was er erledigt hatte. Am Ende der Woche sollte abgerechnet werden, damit auch der Faulste noch die Chance hatte aufzuholen, wenn er es wollte. Und siehe da: Die ersten Ergebnisse waren überwältigend! Nachdem wir uns monatelang den Mund fusselig gebeten hatten, kamen unsere Kinder langsam, aber sicher in den »Helfen im Haushalt«-Modus, ohne dass wir noch etwas sagen mussten. Ein Blick auf die Tafeln reichte. Denn wie jeder sehen konnte, lag Mama ganz schnell in allen Kategorien vorn, gefolgt von Papa – der sich vor allem beim Müllrunterbringen und Spülmaschineausräumen hervortat. Und das konnten unsere Kinder nicht auf sich sitzen lassen, schließlich liebten sie es schon von klein auf, sich zu messen. So schielten sie auch jetzt heimlich immer mal wieder auf die Strichlisten. Bis zur Mitte der ersten Woche blieben ihre Tafeln beide jungfräulich, doch als Paul triumphierend seinen ersten Strich beim Spülmaschinenausräumen setzte, wurde auch Friedas Ehrgeiz geweckt. Plötzlich hängte sie unaufgefordert die Wäsche auf, worauf Paul den Müll runterbrachte, was Frieda mit Kochen konterte. So nahm der geschwisterliche Konkurrenzkampf im Pingpong-Verfahren Fahrt auf. Dass es dabei um ätzende Hausarbeit ging, war beiden völlig egal, sie belohnten sich mit Strichen und freuten sich diebisch, wenn sie mehr hatten als der und vor allem die andere. Die Auswertung der Tafeln am Ende der ersten Woche zeigte, dass sich die Teilnahme unserer Kinder an häuslichen Tätigkeiten signifikant verbessert hatte – ganz nach dem Motto: »Wer nicht hören will, muss sehen.« Wären wir doch schon eher auf diese Forschungsidee gekommen! In der Langzeitbetrachtung ließ sich der Erfolg allerdings nicht bestätigen. Nach nur drei Wochen wich der Konkurrenzkampf dem visuellen Gewöhnungseffekt: Die Tafeln wurden ebenso wie volle Mülleimer, Wäscheboxen oder Spülmaschinen von unserem Nachwuchs kaum mehr wahrgenommen. Trotzdem werten wir den Familienversuch insgesamt als Erfolg und können das geschwisterliche Wettrüsten mit Hausarbeit jeder Wohngemeinschaft zur Nachahmung empfehlen. Denn mal ganz ehrlich: Was gibt es Schöneres für elterliche Augen, als die eigenen Kinder den Müll runterbringen, die Wäsche aufhängen oder die Spülmaschine ausräumen zu sehen.

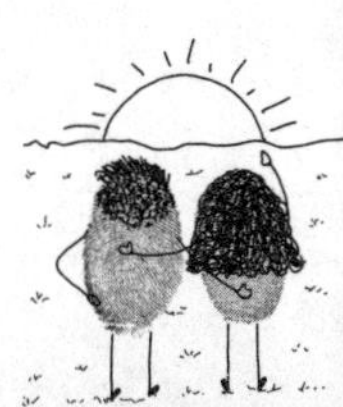

Tasten
Ich fühle, also bin ich

Die Basis des Tastens

Sie schützt uns vor Kälte und Wärme, vor Nässe und dem Austrocknen, vor Keimen und vor der Sonne mit ihrer UV-Strahlung: Die Haut schirmt uns vor der Umwelt ab – und ermöglicht gleichzeitig den Kontakt zu ihr. Fast zwei Quadratmeter stehen ihr dafür zur Verfügung und Hunderte Millionen kleiner Fühler. Das ist hier nicht metaphorisch gemeint: Die Fühler sind tatsächlich fürs Fühlen zuständig, also für Berührungen oder fürs Tasten. Weil beides nicht ganz unkompliziert ist, hat die Natur dafür etwa zehn verschiedene Rezeptoren entwickelt. Die wichtigsten stellen wir hier vor.

Wundern Sie sich nicht: Viele von ihnen haben besondere Namen, einige auch Doppelnamen, denn mit diesen sogenannten Mechanorezeptoren ist es ein wenig wie mit Inseln – ihre Entdecker sind meist auch ihre Namensgeber, und nicht immer war es nur ein Forscher, der den Fund gemacht hat.

Jeder Rezeptor hat eine Spezialaufgabe. Der eine ist zuständig für Bewegung auf der Haut, der andere reagiert auf Druck und wieder ein anderer auf Vibration. Sie reagieren auch auf unterschiedliche Art und Weise: bei einigen geht es sehr schnell, bei anderen vergleichsweise eher langsam.

Extrem empfindlich

Nehmen wir die Vater-Pacini-Körperchen, benannt nach dem deutschen Mediziner Abraham Vater, der sie Mitte des 18. Jahrhundert als Erster fand, und Filippo Pacini, einem italienischen Anatomen, der sie im 19. Jahrhundert wiederentdeckte (da waren sie schon wieder vergessen). Sie sind mit einem halben Millimeter Länge und einem Durchmesser von einem Fünftel Millimeter der wohl größte Tastrezeptor, bestehen aus 50 Lamellen, die eine Nervenfaser umfassen, und kommen vor allem in der Unterhaut vor. Dort werden die Vater-Pacini-Körperchen durch Beschleunigung erregt, wie sie etwa bei Vibrationen vorkommen. Dabei reicht schon die Auslenkung von weniger als einem Mikrometer, also weniger als einem Tausendstel Millimeter, damit sie reagieren und einen Reiz an das Gehirn senden – sie sind also extrem empfindlich. Allerdings nicht allzu lange: Relativ schnell tritt ein Gewöhnungseffekt ein, und die Rezeptoren senden keine Signale mehr ans Gehirn.

Ganz anders die Ruffini-Körperchen (ja, Sie haben recht, der Entdecker ist wieder ein Italiener, Angelo Ruffini): Die senden nach oben in die Zentrale, solange der entsprechende Reiz ausgeübt wird, nämlich eine Verformung der Haut, eine Dehnung etwa. Aufgrund dieser Eigenschaft wird ihnen eine Schutzfunktion zugeschrieben. Das Gehirn wird informiert, wenn etwas lange auf die Haut einwirkt und sie verletzen könnte, es kann dann die entsprechenden Reaktionen einleiten.

Nur in bestimmten Arealen befinden sich die Meissner-Tastkörperchen (der deutsche Anatom Georg Meissner, der im 19. Jahrhundert lebte, ist ihr Entdecker). Die sogenannte Leistenhaut ist ihr Zuhause, ein Hauttyp, den man nur auf etwa 5 Prozent der Körperoberfläche findet, an den Fingerspitzen, den Handinnenflächen oder den Fußsohlen. Die Meissner-Körperchen sind sehr kompliziert aufgebaut, vielleicht sind sie deswegen so empfindlich: Es reicht ihnen schon, wenn die Haut nur zehn Mikrometer eingedrückt wird. Eine

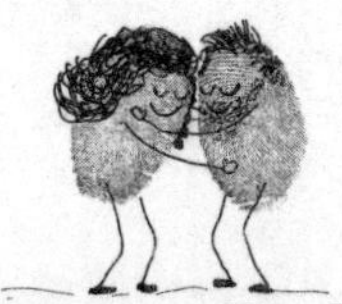

weitere Besonderheit: Sie fühlen jeweils nur in kleinen Bereichen der Haut, die im Durchmesser nicht länger sind als fünf Millimeter. So bieten sie eine hohe Auflösung: Wenn etwas zum Beispiel die Fingerkuppe berührt, kann mithilfe der Meissner-Körperchen schnell und genau lokalisiert werden, wo das ist. Allerdings beenden sie ihre Aktivität recht schnell wieder, auch wenn der Reiz weiter besteht – die Dauer einer Stimulation können sie also nicht anzeigen.

Ein Mikrometer reicht schon

Ein weiterer verbreiteter Rezeptortyp sind die Merkel-Zellen (nein, keine Politikerin ist die Namensgeberin, sondern wieder ein deutscher Anatom, Friedrich Sigmund Merkel, der sie 1875 entdeckte), die ebenso vor allem in der Haut der Hand zu finden sind. Sie sind relativ klein, messen etwa ein Fünfundzwanzigstel der Vater-Pacini-Körperchen, sind aber sehr zahlreich: Auf einen Quadratmillimeter Haut kommen etwa 50 Merkel-Rezeptoren. Und auch sie leisten Besonderes: Sie können einerseits auf lang anhaltenden Druck reagieren und anderseits auch feine Vibrationen registrieren. Damit sind sie prädestiniert dafür, auch äußerst kleine Unterschiede auf einer Oberfläche zu erkennen, wenn man mit einem Finger darüberstreicht. Dabei wird die Haut nur minimal, aber für die Merkel-Rezeptoren eben messbar eingedrückt. Ein Mikrometer Erhebung reicht hier schon. Deswegen sind sie auch beim Ertasten von Gegenständen besonders wichtig, sie reagieren besonders gut auf Kanten und weniger gut auf glatte Oberflächen.

Erwähnenswert ist noch die Pinkus-Iggo-Tastscheibe (benannt nach dem deutschen Hautarzt Felix Pinkus, der vor den Nazis in die USA floh, und dem neuseeländischen Neurophysiologen Ainsley Iggo), weil es sich dabei um jeweils etwa 50 Merkel-Zellen handelt, die sich in der behaarten Haut ansammeln.

Hochsensible Haare

Die Körperbehaarung spielt ohnehin eine wichtige Rolle beim Empfinden von Reizen. Etwa fünf Millionen Haare bedecken 80 Prozent der Körperhaut. Sie sind nicht nur an der Temperaturregelung des Körpers beteiligt (Schweiß kann über sie etwa leichter abgegeben werden), sie wirken auch als Verstärker von Berührungen. Die Haare sind über sogenannte Follikel in der Haut verankert, um die sich jeweils etwa 50 verschiedene Tastrezeptoren sammeln. Und die reagieren, sobald das Haar bewegt wird. Landet etwa eine federleichte Blüte auf den Körperhaaren, dann registrieren wir das sofort. Trifft sie direkt auf die Haut, bekommen wir das hingegen nicht mit. Für diese große Empfindlichkeit der Haare sind vor allem sogenannte freie Nervenendigungen verantwortlich. Etwa 200 Millionen von ihnen gibt es in der Haut. Sie haben keine Gebilde an ihrem Ende wie die gerade erwähnten Meissner-Körperchen und all die anderen Spezialfühler in der Haut, aber sie sind so etwas wie das Schweizer Taschenmesser unter den Rezeptoren: Sie reagieren nicht nur auf Berührungen, sondern auch auf viele andere Reize, etwa Temperaturen oder auf chemische Einflüsse.

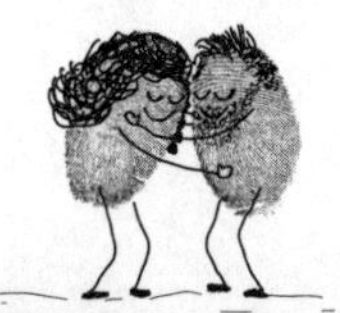

Warum spüren wir eine landende Mücke auf der Haut, aber nicht unsere Kleidung?

An unseren Körperhaaren kommt unbemerkt nicht einmal ein Insekt vorbei, das wir gerade noch mit den Augen erkennen können. Denn verbiegt es beim Landen auch nur ein einziges dieser Haare, ist unsere Aufmerksamkeit geweckt. Wer das nicht glaubt, kann einfach mal mit einer Pinzette ein Haar an seinem Unterarm vorsichtig bewegen: Das ist im Bereich seiner Verankerung in der Haut von einer Vielzahl von Tastrezeptoren umgeben, und die reagieren so sensibel auf das feinste Haarkrümmen, dass wir die Pinzettenbewegung oder die landende Minifliege spüren, ohne dass sie die Haut berühren müssen. Dieses hochempfindliche Warnsystem ist im Hinblick auf die Minifliege vielleicht übertrieben, bei einer Stechmücke hingegen schon sehr sinnvoll. Denn die können wir mit seiner Hilfe verscheuchen, noch bevor sie Blut saugt und ein lästiges juckendes Andenken hinterlässt. Was aber ist mit der Kleidung, die wir jeden Morgen anziehen? Müsste die nicht durch die Berührung der Haare einen Daueralarm auslösen, bis wir sie abends wieder abgelegt haben? Hier hat sich die Natur eine praktische Lösung überlegt: die sogenannte Adaptation der Sinneszellen, eine Art Gewöhnung. Die Zellen reduzieren ihre Aktivität, wenn ein Reiz lange anhält und sich nicht verändert, weil er dann biologisch als uninteressant und ungefährlich eingestuft wird. Die Adaptation hilft, die Menge an Reizinformationen, die unser Gehirn auswerten muss, deutlich zu verringern, und schützt es dadurch vor einer nicht zu bewältigenden Reizüberflutung. Kommt es jedoch zu einer Reizveränderung, ist das Warnsystem sofort alarmiert. So kann das Gehirn auf die wirklich wichtigen Reize reagieren, etwa das plötzliche Kribbeln am Arm, das eine landende Mücke auslöst, wird aber nicht durch die permanente gleichbleibende Berührung der Kleidung belästigt.

Im Körper ist die ganze Bandbreite an Mechanosensoren unterschiedlich verteilt, sowohl was die Art der Rezeptoren angeht als auch ihre Häufigkeit. Das führt dann auch zu ganz unterschiedlichen Ergebnissen, ob und wie wir Berührungen empfinden. Experten haben sogenannte Schwellen eingeführt, um klar zu definieren, wann ein Reiz bemerkt wird. Dabei unterscheiden sie zwischen einer Intensitätsschwelle und einer räumlichen Unterschiedsschwelle. Bei der ersten geht es darum zu bestimmen, ab welcher Druckintensität eine Berührung gespürt wird, bei der zweiten darum, wie groß der Abstand zwischen zwei Druckpunkten sein muss, damit man sie als getrennt wahrnimmt.

Am wenigsten Druck ausüben muss man im Gesicht und an Oberarmen und -schenkeln. Dort ist der Mensch also am empfindlichsten. Weniger empfindlich ist er am Fuß und, etwas überraschend, an den Fingerspitzen. Letzteres liegt an der Hornschicht, die sich hier häufig findet. Allerdings kann man dort zwei getrennte Druckpunkte gut unterscheiden, genauso wie an der Zunge und den Lippen: Auch wenn sie nur einen Millimeter auseinanderliegen, registriert man dort zwei verschiedene Reize auf der Haut. Am Rumpf funktioniert das erst ab

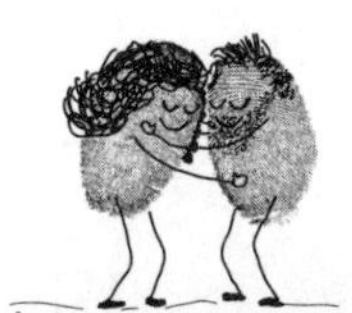

etwa vier Zentimetern. Wird zeitlich versetzt auf zwei verschiedene Hautareale gedrückt, kann man die Punkte viel besser auseinanderhalten. Und wenn die Haut gestreichelt wird, dann fällt es recht leicht, die Richtung zu benennen.

Nerven leiten all die Reize von der Haut dann zunächst ans Rückenmark, dort kreuzen sie teilweise auf die andere Seite (Eindrücke der linken Hand wechseln also nach rechts), und es geht nach einer Umschaltung auf einen weiteren Nerven ins Gehirn, zum Thalamus. Nach einer weiteren Verschaltung gelangen die Reize dann in die Hirnrinde, zum sogenannten primären somatosensorischen Cortex. Dort hat jedes Hautareal einen eigenen Bereich. Die Größe richtet sich dabei nach der Menge an Nervenfasern, die aus der Haut kommen: Je mehr Rezeptoren ein Areal hat, desto größer ist der Bereich im Gehirn. Das führt zu ulkigen, verzerrten Größenverhältnissen, wenn man die repräsentierten Hautareale nach der Menge ihrer Nervenzellen abbildet, etwa zu einem großen Gesicht mit riesigen Lippen, dafür zu einem sehr kleinen Hals und Rumpf – »Homunculus« (Menschlein) wird diese Gestalt genannt, wir hatten es schon erwähnt. In diesem Gehirnbereich kommt es zu einer ersten intensiveren Verarbeitung der eingehenden Informationen, die Bewegungsrichtung einer Berührung wird erkannt, Kanten werden registriert. Weiter geht es dann im sekundären somatosensorischen Cortex, wo Objekte identifiziert und lokalisiert werden.

Eine bemerkenswerte Besonderheit bietet das Gehirn noch: Seine rechte Hälfte ist besser darin, Objekte zu erkennen, deswegen sollte man seine linke Hand benutzen (die Nerven kreuzen ja im Rückenmark), wenn es nur geringe Unterschiede zu ertasten gibt. Bei unseren Tastversuchen können Sie den Unterschied ja mal ausprobieren. Aber natürlich passiert im Gehirn nichts isoliert, die Eindrücke von den anderen Sinnen wirken bei der Einordnung einer Tast- oder Berührungsempfindung mit, damit wir uns selbst und unsere Umwelt erleben können.

Erlebnis Tasten

Schon Einzeller wie die Pantoffeltierchen reagieren auf mechanische Reize und besitzen damit eine sehr einfache Form des Tastsinns: Berühren sie zum Beispiel ein Hindernis, ändern sie so lange ihre Schwimmrichtung, bis sie an ihm vorbeikommen. Manch einer wird dieses typische Manövrieren noch aus dem Biologieunterricht vor Augen haben, die anderen müssen sich einfach einen Staubsaugerroboter vorstellen, der Möbel registriert und ihnen ausweicht, während er das Zimmer abfährt. Diese rudimentäre Art des »Fühlens« ist für Pantoffeltierchen seit Urzeiten überlebenswichtig. Und auch wir Menschen könnten ohne den Tastsinn nicht leben. Er gibt uns nicht nur ein Gespür für unsere Umgebung, indem wir Gegenstände und Lebewesen fühlen, sondern vor allem auch für unseren eigenen Körper und ist die erste Sinnesempfindung, die wir entwickeln: »Der Mensch fühlt, lange bevor er hört oder gar sieht. Bereits in der achten Schwangerschaftswoche reagiert ein 2,5 Zentimeter großer Fötus auf Reize im Lippenbereich mit heftigen Bewegungen. Nur wenige Wochen später kann das Ungeborene Greifbewegungen ausführen, die Nabelschnur umfassen oder beginnt, am eigenen Daumen zu lutschen«, sagt der Tastsinnexperte Martin Grunwald, Gründer und Leiter des Haptik-Forschungslabors an der Universität Leipzig, in *Spektrum der Wissenschaft Kompakt*. Indem der Fötus seinen eigenen Körper sowie die Wand der Gebärmutter intensiv berührt und fühlt, lernt er schon im Mutterleib zu unterscheiden: Das bin ich, und das ist die Welt um mich herum.

Sozialer Klebstoff

Nach der Geburt dann braucht das Neugeborene engen Körperkontakt und Berührungen von anderen, um sich psychisch und körperlich gesund zu entwickeln. Denn wir Menschen gehören zu den Säugetieren, die von Natur aus in sozialen Gruppen leben und über körperliche Berührungen miteinander kommunizieren und interagieren. Körperliche

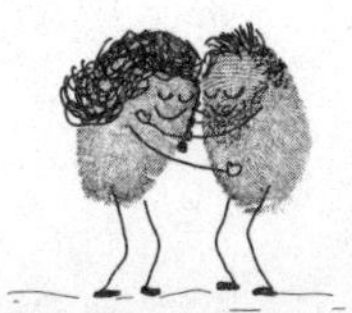

Nähe ist daher die Grundlage menschlicher Beziehungen, sie ist quasi der soziale Klebstoff, auf den wir nicht verzichten können – das gilt für unser ganzes Leben, aber vor allem für die Kindheit. In den ersten drei Lebensjahren entwickeln wir Menschen uns besonders schnell, tiefgreifend und komplex, werden vom völlig abhängigen Säugling zum sprachlich, motorisch und kognitiv hoch entwickelten Kind, das stabile emotionale Bindungen aufbauen, Regeln einer sozialen Gruppe verstehen und aktiv daran teilnehmen kann. Voraussetzung dafür und generell für eine gesunde körperliche und psychische Entwicklung in allen Wachstumsphasen ist intensiver Körperkontakt zu anderen, also Berührungen durch Eltern und Bezugspersonen. Denn die vermitteln uns nicht nur ein Gefühl für den eigenen Körper, sondern wirken auch beruhigend, geben Sicherheit, reduzieren Stress und stabilisieren die Beziehungen zu unseren Mitmenschen. Fehlen diese körperlichen Reize und die körperliche Kommunikation hingegen, können die Folgen gravierend sein – für die Kleinsten von uns im schlimmsten Fall sogar tödlich. Erschütternd sind die Beispiele von Kindern, die 1989 psychosozial völlig vernachlässigt in rumänischen Waisenhäusern gefunden wurden. Die mangelnde Nähe und Zuwendung hatte ihr körperliches und hirnorganisches Wachstum vermindert, zu kognitiven Problemen geführt, Sprechen und Sprachverständnis verzögert und soziale Verhaltensauffälligkeiten verursacht, von Unaufmerksamkeit und Hyperaktivität über Bindungsstörungen bis zu einem Syndrom, das dem Autismus ähnelt. Fanden die Kleinen vor dem Alter von zwei Jahren ein neues Zuhause in Pflegefamilien, konnten sie die Defizite in der körperlichen Entwicklung und der des Gehirns wieder etwas aufholen. Wer hingegen länger in den lieblosen und kontaktarmen Zuständen des Waisenhauses leben musste, hatte dazu später kaum mehr eine Chance.

Was ist der Ungezieferwahn?

Schon seit dem Altertum weiß man, dass Seele und Haut vielfältig zusammenhängen, seelische Störungen können sich also auch an der Haut bemerkbar machen. Etwa die krankhafte Angst, von Wanzen, Läusen, Fliegen, Würmern, Flöhen, Zecken und anderen Tieren befallen zu sein. Mediziner nennen diese Fehlbeurteilung der Wirklichkeit »Dermatozoenwahn«, zu Deutsch Ungezieferwahn. Das eigentümliche Krankheitsbild gibt es vermutlich schon so lange wie die Menschheit, aber erst 1938 hat ihm der schwedische Neurologe Karl-Axel Ekbom einen Namen gegeben. Es ist so quälend, dass es Betroffene in den Wahnsinn und sogar in den Selbstmord treiben kann. Denn neben Juckreiz fühlen sie auch ein Kribbeln, Kriechen, Hüpfen oder Stechen, weil sie der unerschütterlichen Überzeugung sind, dass sich Tiere in, auf oder unter ihrer Haut befinden – auch Ärzte können sie von dieser Vorstellung nicht abbringen. Um ihren Verdacht zu verifizieren, rücken die Betroffenen ihrer Haut mit Messer, Pinzette oder sogar Chemikalien zu Leibe. Schließlich wollen sie die Tiere aufspüren, fangen und töten, um sie in Gefäßen oder auf Klebeband Ärzten, Partnern, Familie und Freunden vor Augen zu führen. Dieses angebliche »Beweismaterial« entpuppt sich aber meist schon auf den ersten Blick als Hautstückchen, Schuppen, Sand, Staub oder Schorf. Die

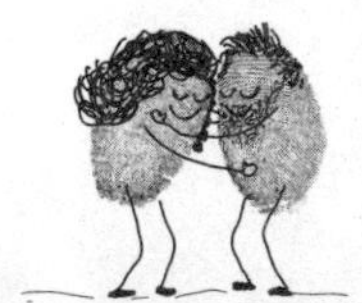

zum Teil blutige Suche und das ständige Reinigen der Haut hinterlassen meist deutliche Spuren wie Ausschläge und Verletzungen, die sich entzünden. Die aber verstärken die Vermutung des Tierbefalls noch, ein Teufelskreis entsteht. Was den Wahn auslöst, lässt sich oft gar nicht sagen. Er kann aber Folge echter Krankheiten sein wie Durchblutungsstörungen im Gehirn, Zuckerkrankheit, Nierenerkrankungen oder psychiatrischer Krankheiten. Auch Rauschmittel und Medikamente können einen Ungezieferwahn auslösen. Sie alle können nämlich zu echten Empfindungsstörungen der Haut führen, die dann allerdings nicht mit der auslösenden Grunderkrankung in Verbindung gebracht, sondern fälschlich als Tierbefall der Haut wahrgenommen werden. Auffällig ist, dass sich bei 15 Prozent der Personen, die Menschen mit Ungezieferwahn nahestehen, dieselbe Wahnvorstellung nachweisen lässt – es erfolgt quasi eine »psychotische Ansteckung«.

Um einen Ungezieferwahn zu diagnostizieren und vor allem auch einen echten Tierbefall sicher auszuschließen, sollten Ärzte mehrerer Fachrichtungen zusammenarbeiten. Parasiten können nämlich unglücklicherweise nach Fernreisen tatsächlich vorkommen: Lebewesen nisten sich in die menschliche Haut ein und treiben dort lange unbemerkt ihr Unwesen, etwa der Medinawurm. Die Larven dieses tropischen Fadenwurms gelangen über verunreinigtes Trinkwasser in den Körper, wachsen heran und wandern bis in die Haut, wo sie sich erst etwa ein Jahr später durch Juckreiz und Schmerzen bemerkbar machen. Traditionell wurde der bis zu einem Meter lange Wurm um einen Stock geschlungen, sobald sein vorderes Ende in aufgeplatzter Haut sichtbar wurde, und durch vorsichtiges Ziehen und Wickeln entfernt. Und so lautet heute eine Hypothese, dass der Äskulap-Stab, das Symbol des ärztlichen Standes, auf diese Behandlungsmethode zurückgeht. Aber allen, die in den Urlaub fahren, sei gesagt: Es passiert nur sehr selten, dass man einen Medinawurm als ungewolltes Souvenir mit nach Hause bringt.

Rettender Neoprenanzug

Natürlich findet man auch bei Familien große Unterschiede, von liebevoll dauerkuschelnden Mamas und Papas bis zu Müttern und Vätern, die den Körperkontakt zu ihrem Nachwuchs auf das Nötigste wie Körperpflege und Füttern beschränken. Letztere haben selbst oft in der Kindheit negative körperliche Erfahrungen gemacht oder leiden unter psychischen Erkrankungen und können daher dem kindlichen Nähebedürfnis ihres eigenen Nachwuchses nicht gerecht werden. Und so kann es auch in Familien an liebevoller Berührung mangeln, was ebenfalls schwere Folgen haben kann. Forscher vermuten, dass zum Beispiel bei der Entstehung der Magersucht, der Anorexia nervosa, mangelnder Körperkontakt in bestimmten Phasen der kindlichen Entwicklung eine Rolle spielen könnte. »Wir wissen, dass in Familien häufiger Fälle von Anorexia nervosa auftreten, in denen es emotional eher kühler zugeht, eher kognitiv, eher leistungsorientiert. In Familien also, in denen Körperlichkeit und Berührungen eher zu kurz kommen«, erklärt Grunwald in *Stern Gesund Leben.* Ein Heranwachsender entwickele kein angemessenes dreidimensionales Bild von sich selbst,

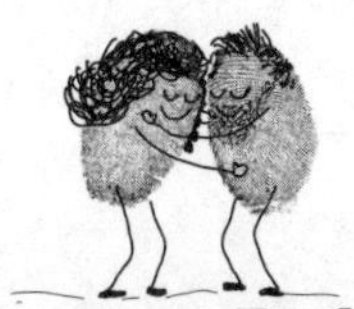

wenn er zu wenig seine eigene Körperlichkeit durch den körperlichen Kontakt zu anderen erlebe. Und diese Störung der Körperwahrnehmung kennzeichnet die Magersucht: Obwohl die Betroffenen völlig abgemagert sind, erleben sie ihren Körper als fett. Auch jahrelange Psychotherapie kann daran in der Regel nichts ändern – die Wahrnehmungsstörung bleibt, die zur Verzerrung des Körperschemas führt, sodass den Betroffenen oft auch jegliche Krankheitseinsicht fehlt.

In der Wissenschaft kamen daher berechtigte Zweifel daran auf, die Magersucht rein psychologisch zu erklären, und Forscher begannen immer mehr, auch zu neurobiologischen, anatomischen und funktionalen Unterschieden im Gehirn von Magersüchtigen zu forschen. Und sie wurden fündig: Bildgebende Untersuchungsverfahren ergaben, dass bestimmte Hirngebiete bei Magersüchtigen im Vergleich zu gesunden Menschen strukturell verändert sind und auch anders funktionieren. Die Folge: Reize werden im Gehirn fehlerhaft verarbeitet, diese Fehler aber entziehen sich dem Bewusstsein der Betroffenen, die sie dann wiederum nicht bewusst korrigieren können. Demnach haben es Psychotherapien allein wohl so schwer, das krankhafte Körpererleben und Verhalten der Patienten zu heilen. Grunwald, der seit rund 25 Jahren den menschlichen Tastsinn erforscht, und seine Kollegen von der Universität Leipzig suchten daher nach einem Weg, das verzerrte Körperbild der Magersüchtigen an seiner neuronalen Wurzel zu packen. Im Hinterkopf hatten sie dabei, dass sich die Biologie des Menschen durch real gelernte Erfahrungen beeinflussen lässt. »Wir haben uns überlegt, dass es komplexe Körperreize und Körpererfahrungen braucht, die dem Gehirn helfen, den Körper angemessen wahrzunehmen. Daraus entstand die Idee, mit maßgeschneiderten Neoprenanzügen zu arbeiten«, erklärt Grunwald in *Spektrum der Wissenschaft Kompakt*. Der Anzug ist bei jeder Bewegung auf der Haut zu spüren. Wenn Betroffene ihn tragen, erfahren sie daher oft zum ersten Mal die Grenzen ihres Körpers und lernen, seine tatsächlichen Ausmaße wahrzunehmen und ihr verzerrtes Körperschema zu korrigieren. Mittlerweile setzen mehrere

Kliniken die Methode bei Patienten mit Magersucht und anderen psychischen Störungen erfolgreich ein. Von einer Selbstbehandlung mit einem Neoprenanzug rät Grunwald in seinem lesenswerten Buch »Homo hapticus« jedoch dringend ab, hat aber einen Tipp parat: »Wer sich der milden Form dieser Körperstimulation annähern möchte, sollte auf enge Unterbekleidung zurückgreifen.«

Mehr als tausend Worte

Die Beispiele der Waisenkinder und Magersüchtigen verdeutlichen, wie groß unser Bedürfnis nach Körperlichkeit ist, wie sehr wir also den Tastsinn und den körperlichen Kontakt mit unseren Mitmenschen brauchen. Er begleitet uns vom Embryo bis zum Greis, ist nicht nur der erste Sinn, den wir entwickeln, sondern auch der letzte, den wir verlieren. Berührung ist essenziell für unser Leben, sie vermittelt Gemeinschaft, Schutz und Sicherheit. Körperlicher Kontakt zu anderen beruhigt, fördert das Hirnwachstum, stärkt das Immunsystem und lindert Schmerzen. Oft sagt eine Berührung sogar mehr als tausend Worte. »Das vermehrte Ausschütten von Hormonen durch Berührung, insbesondere dem auch als Bindungshormon bekannten Oxytocin, ist der Grund, dass ein körperlicher Trost durch das tröstende Wort nicht ersetzbar ist. Je enger die Verbindung der Personen ist, desto mehr wird ausgeschüttet«, sagt die Tastsinnexpertin Claudia Winkelmann von der Alice Salomon Hochschule Berlin. Je näher wir einem Menschen stehen, desto schneller wird Oxytocin bei körperlichem Kontakt freigesetzt – da reicht es schon, den anderen in den Arm zu nehmen oder die Wange zu streicheln, um dank der Hormone Stress abzubauen und sich zu beruhigen. Und nicht nur das: Studien zeigen, dass liebevolle Berührungen dazu beitragen, dass Partnerschaften Bestand haben und Paare ihre Bindung als sicherer empfinden. Je häufiger sie zärtlich miteinander umgehen, sich verspielt necken oder mit Umarmungen trösten, je mehr sie sich Streicheln, Küssen oder Kuscheln, desto größer ist die Liebe, Zuneigung und Zufriedenheit bei Paaren – auch noch in der

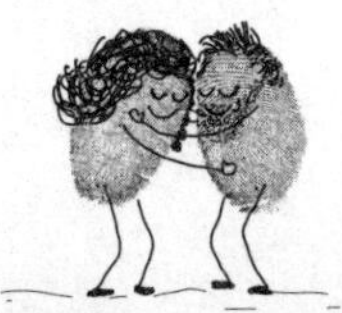

Ehe. Und generell helfen Berührungen uns Menschen, hochwertige soziale Bindungen zu entwickeln und aufrechtzuerhalten, die für unsere Gesundheit und unser Überleben seit Urzeiten entscheidend sind.

Ob und wann wir eine Berührung mögen oder nicht, ist allerdings ganz individuell und wird beeinflusst durch unsere Kultur, persönlichen Erfahrungen und Gewohnheiten, Rollenbilder und natürlich die Beziehung zu unserem Gegenüber und die Situation, in der sie erfolgt: Streichelt uns der Partner die Wange, erleben wir das als liebevoll; tut es der Chef, ist es äußerst unangenehm.

Zwei grundlegende Dinge weiß man inzwischen sicher: Kinder haben einen sehr hohen Bedarf an körperlicher Nähe, und Körper und Seele können krank werden, wenn den Menschen körperlicher Kontakt zu anderen für längere Zeit genommen wird. Schlaf- und Konzentrationsstörungen, Rücken- und Gelenkschmerzen, Panik- und Angststörungen können die Folge sein sowie psychische Erkrankungen bis hin zu einer Depression.

Warum sollten wir das Küssen nicht vergessen?

Wir können unseren Vorfahren sehr dankbar sein, dass sie sich irgendwann auf die Hinterbeine gestellt und ihr Leben auf zwei Beinen fortgesetzt haben. Denn dieser aufrechte Gang hat uns etwas sehr Schönes beschert: das Küssen. Das ist zumindest eine Theorie zu seinem Ursprung. Während unsere Urahnen noch im Vierfüßlergang unterwegs waren und sich gegenseitig am Hinterteil geschnüffelt und geleckt haben, wie viele andere Tiere auch, hat das Aufrichten dieses Balz- und Begrüßungsritual nach oben auf den Mund verlagert, so die These. Und da kann leidenschaftliches Küssen ein Feuerwerk der Gefühle zünden und einen regelrechten Rauschzustand verursachen, weil die Lippen pro Quadratzentimeter sehr viele Sinneszellen besitzen. Leidenschaftliches Küssen setzt im Gegensatz zu Sexualität voraus, dass zwei Menschen große Sympathie füreinander empfinden, und ist auch für eine Beziehung enorm wichtig. Psychologen zufolge tun frisch verliebte Paare vor allem zweierlei: miteinander lachen und sich küssen. Durch diese stärkste Form der Annäherung spüren sie am intensivsten, dass sie zusammengehören, und nehmen sich Zeit füreinander. Die Thailänder Ekkachai und Laksana Tiranarat haben Letzteres sehr wörtlich genommen und halten mit 58 Stunden, 35 Minuten und 58 Sekunden den Rekord für den längsten Kuss der Welt. Leider verlieren Küsse ihre Leidenschaft,

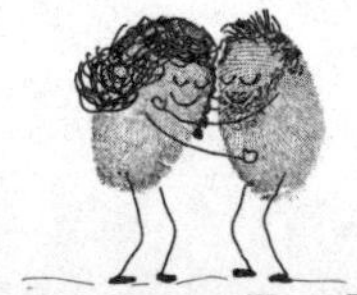

je länger ein Paar zusammen ist, verkommen zu geschwisterlichen Ritualen oder verschwinden irgendwann sogar gänzlich aus einer Beziehung. Aber es ist nie zu spät, sie sich zurückzuerobern, solange man sich noch vertraut, nahesteht und Lust darauf hat. Experten raten, sich einfach mal wieder drei, vier, fünf Minuten zu küssen, dann werden jede Menge Glückshormone frei, der Blutdruck steigt, das Herz schlägt schneller – eine aufregende Begegnung allein durch die Berührung von Lippen und Zunge.

Übrigens kommt nicht in allen Kulturen das romantische Küssen vor, zum Beispiel in afrikanischen Volksstämmen nicht, die sich noch von Mund zu Mund füttern. Dieses evolutionär verankerte Verhalten zwischen Mutter und Kind stärkt die soziale Bindung. Eine zweite weitverbreitete Hypothese lautet daher, dass das Küssen irgendwann einmal aus dieser Mund-zu-Mund-Fütterung hervorgegangen ist. Für alle, die einen Anlass zur Rückeroberung des Küssens brauchen: Am 6. Juli ist Weltkusstag.

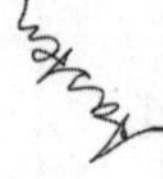

In Zeiten von Corona mussten die Menschen Abstand voneinander halten und Kontakte auf ein Minimum reduzieren. Gerade vertraute zwischenmenschliche Berührungen im Alltag wie Umarmungen, Begrüßungsküsschen, Händeschütteln oder Schulterklopfen mussten sie sich von heute auf morgen verbieten. Wie schwer es fiel, sie zu unterdrücken, und wie quälend die körperliche Zurückhaltung war, hat eine von uns schmerzlich erfahren – bis sich ein Schlupfloch der Berührung auftat:

Seit ich, Ragnhild, denken kann, liebe ich es, Menschen zu umarmen. Ob zur Begrüßung, zum Gratulieren oder einfach nur so: Ich nehme alles in den Arm, was nicht bei drei auf den Bäumen ist. Wahrscheinlich liegt das daran, dass ich ein Zwilling bin und mich schon eng an meine Schwester gekuschelt habe, bevor ich auf die Welt kam. Meine Freunde, Familie, Kinder und mein Mann kennen es nicht anders, aber weniger gute Bekannte kann meine Umarmung schon mal irritieren. Etwa die Grundschullehrerin unserer Kinder, die ich bei einem Sommerfest vor versammelter Schüler- und Elternschaft an mein Herz gedrückt habe, als sie nach einer langen Krankheit zum ersten Mal wieder auf das Schulgelände kam. Ich war so froh, sie gesund und munter wiederzusehen, dass ich mich einfach vergessen habe. Ein Fehler, den ich erst bemerkte, als ich sie bereits umklammert hielt: Nicht nur die ältere Dame stand stocksteif und erschrocken da, ohne meine Umarmung zu erwidern. Auch die Welt schien für einen Moment stillzustehen, zumindest hielten alle um uns herum vor Schreck den Atem an. Lehrer sind Respektspersonen, die umarmt man nicht, zumindest nicht in der Öffentlichkeit. Diese unangenehme Erfahrung hielt mich aber nicht davon ab, weiterhin die Arme um meine Mitmenschen zu schließen (die Lehrer meiner Kinder ausgenommen, ich bin ja lernfähig) – bis Corona dem jäh ein Ende setzte. Dass ein kleines Virus es schaffen kann, uns Menschen auf Abstand zu halten, uns Streicheleinheiten und Umarmungen zu versagen, hätte ich nie für möglich gehalten. Aber natürlich hielt auch ich mich konsequent an die Abstandsregeln, kam außer meinem Mann und meinen Kindern niemandem mehr näher als 1,5 Meter, obwohl das Verbot, jemanden in die Arme zu nehmen, für mich anfangs wie ein Entzug war. So müssen sich Raucher fühlen, die von jetzt auf gleich auf Zigaretten verzichten müssen.

Meine Freunde nicht mehr drücken zu können war schon sehr schlimm, aber am meisten belastete es mich, dass ich meine Mutter nicht mehr umarmen durfte. Mit ihren 84 Jahren mussten wir sie besonders vor Corona schützen und hielten daher bei jedem Besuch großen Abstand. Für meine Mutter war dieser fehlende Körperkontakt am

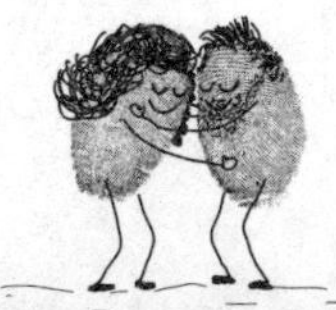

schlimmsten, sie lebt seit dem Tod meines Vaters allein. Während mein Mann und ich uns und unsere Kinder ja weiterhin herzen konnten, zwang Corona meine Mutter dauerhaft auf Abstand zu allen anderen Menschen. Daher musste eine Lösung her, um sie aus dieser körperlichen Isolation zu befreien und ihr liebevolle Berührungen zukommen zu lassen. Zum Glück hat die Evolution uns Erwachsenen ja meist eine Beinlänge von mehr als einem Meter mitgegeben und auch die Arme mit mehr als 50 Zentimeter Länge versehen. So konnte ich die 1,5 Meter Abstand einhalten, die in der Coronazeit Pflicht waren, und meine Mutter trotzdem mit Streicheleinheiten verwöhnen: an ihren Füßen. Die massierte ich bei jedem Besuch, um meiner Mutter, die ich vor Corona ja mein Leben lang so oft und so viel ich wollte geknutscht, umarmt und gestreichelt hatte, wenigstens ein bisschen körperlich nah zu sein. Unser Hände-Füße-Kontakt konnte eine Umarmung natürlich nicht ersetzen, war aber immerhin besser als nichts. Und wer schon mal eine Fußmassage bekommen hat, weiß, wie gut sie meiner Mutter jedes Mal getan hat. Und nicht nur ihr, auch mir hat es viel bedeutet, ihr (zumindest an den Füßen) körperlich nah zu sein in dieser schweren Zeit voller Abstand, Mundschutz und Hygieneregeln. Not macht erfinderisch!

Jeder war plötzlich eine Gefahr

Die Coronapandemie war eine besondere Notlage für die Menschheit – nicht nur wegen ihres Ausmaßes. Denn im Gegensatz zu anderen Krisensituationen wie Kriegen, Erdbeben oder Flutkatastrophen konnten wir dieses Mal nicht zusammenrücken und uns Seite an Seite unterstützen. Anderen zu helfen und sie zu schützen bedeutete in Coronazeiten: auf Abstand gehen und Kontakte beschränken! Das Virus zwang die Menschen in einen noch nie da gewesenen Ausnahmezustand, weil plötzlich jeder Fremde eine mögliche Gefahr war anstatt einer Hilfe. Selbst Freunden zu begegnen konnte Angst, Besorgnis und Ablehnung auslösen. Von Unbeschwertheit, Neugierde und Urvertrauen im Umgang mit anderen war nichts mehr zu spüren.

Welche Folgen Corona durch die Vermeidung von Berührungen für uns Menschen hat, vor allem für Alleinstehende, Kranke, Ältere und auch Kinder, wird sich erst in Jahren oder womöglich Jahrzehnten zeigen.

Für die Forschung aber war Corona eine einmalige Gelegenheit: Die Wissenschaftler konnten die spezielle Situation nutzen, um das Ausmaß von Kontaktarmut auf alle Teile der Bevölkerung im realen Leben zu untersuchen – und nicht wie sonst im Labor. Winkelmann zufolge sei es das erste Mal in der Evolution gewesen, dass Menschen in der Form separiert würden und angehalten seien, sich nicht zu berühren. Und dass wir den monatelangen Dauerstress der Pandemie nicht durch beruhigenden körperlichen Kontakt vermindern konnten, hatte wohl auch Folgen: »Für die fehlende Berührung sucht das Gehirn auch unbewusst einen Ausgleich, Belohnung findet es durch mehr Essen, Rauchen, Trinken, digitalen Medienkonsum«, erklärt die Tastsinnexpertin.

Mit Kopfklatschen zum Erfolg

Wie sehr die erzwungene körperliche Zurückhaltung unserer Natur als Kontakt suchendem Säugetier widersprach und wie sehr wir den körperlichen Kontakt zu anderen brauchen, machen all die Begrüßungsalternativen deutlich, die wir anstelle von Umarmung und Handschlag in der Coronapandemie gefunden haben, vom Berühren der Ellenbogen oder der Fäuste bis zum Abklatschen mit den Füßen.

Allein diese kurzen körperlichen Berührungen können nämlich das Vertrauen, die Zusammenarbeit und das Funktionieren in einer sozialen Gruppe verbessern. So sind zum Beispiel Basketballer sowohl als Einzelspieler als auch im Team erfolgreicher, wenn sie ihre Mannschaftskollegen häufiger anfassen. Das konnten der Psychologe Michael Kraus und seine Kollegen von der University of California in einer Studie zeigen: In der Saison 2008–2009 analysierten sie, wie oft und wie lange absichtliche Berührungen in jedem der 30 Teams der nordamerikanischen Basketball-Profiliga NBA auftraten. Dabei

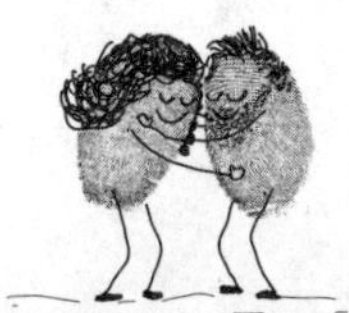

konzentrierten sie sich vor allem auf feiernde Berührungen (zum Beispiel nach einem Korb) wie Faust- und Bruststöße, hüpfende Schulterstöße, Brustschläge, Kopfklatschen und -grapschen, High Fives, niedrige Fives, hohe Zehner, volle und halbe Umarmungen und Team-Umarmungen. Obwohl die nur kurz waren – im Durchschnitt berührte ein Spieler andere Teamkollegen während des Spiels insgesamt etwas weniger als zwei Sekunden –, hatten sie große Auswirkungen auf die Leistung von Einzelspielern und Teams. Und genauso helfen uns schon seit Urzeiten alltägliche kurze Berührungen, um unsere Mitmenschen emotional einzuschätzen und vertrauensvoll mit ihnen umzugehen. So haben Studien ergeben, dass Servicemitarbeiter in Restaurants mehr Trinkgeld bekommen, wenn sie die Gäste kurz berühren, etwa an der Hand oder der Schulter. Und französische Forscher um Nicolas Guéguen konnten zeigen, dass eine Kellnerin in einer Bar ein Trinkgeld bekam, wenn sie die Gäste kurz am Unterarm berührt hatte, während sie die Bestellung aufnahm (ohne Berührung hingegen nicht). Das Besondere daran: In Frankreich ist es generell unüblich, Trinkgeld zu geben, insbesondere in einer Bar. Denn laut französischer Gesetzgebung muss eine Servicegebühr bereits in den Kosten jedes Postens auf der Speisekarte enthalten sein, sodass der Gast weiß, dass die Servicemitarbeiter diese auch garantiert erhalten. Die Forscher schlossen daraus, dass der körperliche Kontakt kulturübergreifend eine mächtige Methode ist, um nicht nur in Form von Geld, sondern auf verschiedenste Art Hilfe von anderen zu erhalten. Denn Berührung ruft Dankbarkeit und Wertschätzung für Bemühungen hervor. So werden Kellner, die Kunden berühren, nicht nur mit mehr Trinkgeld bedacht, sondern auch deutlich besser bewertet als ihre Kollegen, die das nicht tun. Und tatsächlich zeigen Untersuchungen, dass Menschen eher zur Mithilfe bereit sind, wenn sie berührt werden, zum Beispiel eher an einer Straßenumfrage teilnehmen und mehr Antworten geben, sogar zu sehr provokanten Themen. Auch den Konsum kann körperlicher Kontakt beeinflussen: Berühren Mitarbeiter Kunden direkt am

Eingang des Geschäfts, dann verbringen die nicht nur mehr Zeit im Laden und bewerten ihn besser, sondern kaufen auch mehr ein.

Die rettende Idee

Körperlich miteinander zu kommunizieren ist also entscheidend für unser soziales Miteinander. Kein Wunder, dass wir auch in Coronazeiten so erfinderisch waren, um uns trotz Abstandsregeln körperlich zu begegnen. Eine große Herausforderung in der Pandemie war für viele von uns auch eine weitere Empfehlung: Die Finger möglichst aus dem eigenen Gesicht zu lassen, um das Virus nicht über die Hände auf die Schleimhäute von Mund und Nase zu übertragen. Herausforderung deswegen, weil diese Selbstberührungen von Natur aus unbewusst stattfinden – und zwar bei Menschen jeden Alters und Geschlechts. Schon der Fötus im Mutterleib fasst sich ins Gesicht, und wir befingern es dann bis zu 800 Mal am Tag – vor allem den Bereich von Mund und Nase. Studien zeigen, dass diese unbewussten Berührungsreize von etwa 1,3 Sekunden Dauer wichtig sind, um uns emotional auszugleichen. »Im Alltag gibt es immer wieder Situationen, wo wir aus dem Konzept gebracht werden, weil Störreize unser Kurzzeitgedächtnis und unser Emotionssystem aus dem Gleichgewicht bringen. Die Funktion der Selbstberührung kann man sich wie eine Art Reset vorstellen. Das Gehirn besinnt sich wieder auf die Aufgaben, womit es vor dem Störreiz beschäftigt war beziehungsweise beschäftigt sein sollte«, sagt Berührungsforscher Grunwald in *Spektrum der Wissenschaft Kompakt*, der auch zu diesem Thema forscht. Ob es sich um positive Störfaktoren wie große Freude oder um negative wie Trauer, Angst oder Wut handelt, ist dabei egal – wir fassen uns ins Gesicht, um unseren ins Wanken gebrachten emotionalen Zustand wieder auszubalancieren und dann eine optimale Leistung zu bringen. Das Paradebeispiel dafür ist wohl Wickie, der rothaarige Wikingerjunge aus Flake, der seit den 70er-Jahren Kinder vor dem Fernseher begeistert. Ihm kommt in Stresssituationen immer dann die rettende Idee, wenn er sich mit dem Zeigefinger ein paarmal die

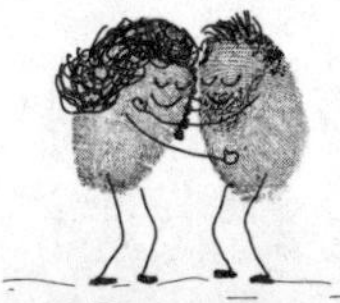

Nase reibt. Und auch in der Realität beruhigen uns diese unbewussten spontanen Bewegungen und bauen Stress ab. Sie sich bewusst zu verbieten, wie in Coronazeiten gefordert, ist Experten zufolge daher so gut wie unmöglich. Denn der Versuch, sie aktiv zu kontrollieren, verursacht Stress, der wiederum den Drang erhöht, sich ins Gesicht zu fassen – ein Teufelskreis also, der viele Menschen in der eh schon stressigen Corona-Ausnahmesituation noch zusätzlich belastet hat.

Tasten Tasten

Warum können wir uns nicht selbst kitzeln?

Es kann beglücken, belustigen oder belästigen, je nachdem in welcher Situation, an welcher Körperstelle und in welchem Ausmaß wir es erfahren: Kitzeln. Allerdings muss es von jemand anderem kommen – sich selbst zu kitzeln funktioniert nicht. Das ist auch kein Wunder, denn evolutionär betrachtet ist es ganz wichtig, zwischen Fremd- und Selbstberührung unterscheiden zu können. Schließlich kann Erstere einerseits Gefahr bedeuten, ist andererseits aber auch unverzichtbar für das Zusammenleben in sozialen Gruppen. Das Gehirn reagiert daher auch ganz unterschiedlich. Fassen wir uns selbst an, sind zum Beispiel nicht nur Hirnareale für das Belohnungsempfinden deutlich weniger aktiv, sondern auch solche, die uns helfen, Absichten anderer zu erkennen. Berührt uns etwas Fremdes, wissen wir vorher nicht unbedingt, wie sich das anfühlen wird. Es hat also etwas Überraschendes, das es in dem Moment zu verarbeiten gilt. Im Gegensatz dazu ist es nie überraschend, wenn wir uns selbst anfassen, schließlich hat das Gehirn ja den Befehl dazu gegeben, dass etwa unsere Hand über unseren Arm streichelt, und das dazu passende Gefühl abgespeichert. So kann es die Wahrnehmung von Sinnesreizen vorhersagen und gezielt abschwächen. Also ignoriert es auch das Kitzelgefühl, wenn wir uns selbst kitzeln. Das Gleiche gilt übrigens fürs Massieren.

Flauschige Hilfe

Forschungsergebnisse zeigen darüber hinaus: Bewusste Selbstberührungen, die auf Anweisung erfolgen, haben keine emotional stabilisierenden Effekte wie die spontan ausgeführten. Auch ob ein Mensch sich selbst anfasst oder angefasst wird, macht einen Unterschied. »Berührt man sich, sind Hirnareale zum Erkennen von Absichten, Gedanken und Plänen anderer sowie für das Belohnungsempfinden deutlich inaktiver. Das Hirn schaltet quasi auf Energiesparmodus, da wir wissen, dass keine Gefahr besteht«, erklärt Tastsinnexpertin Winkelmann. Selbstberührungen können daher den körperlichen Kontakt zu anderen nicht ersetzen, und soziale Vereinsamung über einen längeren Zeitraum kann schwere Folgen für Körper und Psyche haben. Die körperliche Zurückhaltung, die wir während der Coronapandemie von anderen erfahren haben und selbst einhalten mussten, hat viele Menschen in so eine isolierte Situation gebracht.

Da hatte Glück, wer als Alleinstehender einen vierbeinigen Mitbewohner hatte. Denn Hund, Katze, Kaninchen und Co sind Säugetiere wie wir, sie stehen uns so nahe, dass sie den fehlenden Kontakt zu anderen Menschen bis zu einem gewissen Grad ausgleichen können. Stofftieren gelingt das langfristig leider nicht, sie können eine

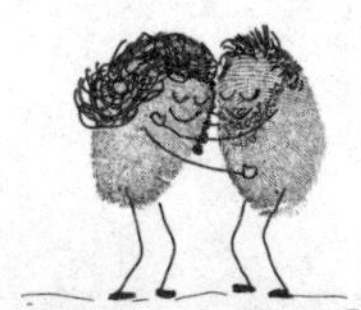

persönliche Begegnung einfach nicht ersetzen. Denn zu der gehört mehr als nur Berührung, vor allem die Reaktion des Gegenübers und wie wir sie bewerten, aber auch die Körperwärme. Trotzdem können Kuscheltiere zumindest kurzfristig helfen, Einsamkeitsmomente oder belastende Situationen zu überwinden. Schließlich stehen sie seit frühester Kindheit für Nähe und Geborgenheit. Sie wecken Emotionen in uns, weil sie mit ihren Kulleraugen und dem großen Kopf dem Kindchenschema entsprechen, mit ihrem flauschigen Äußeren unserem Tastsinn schmeicheln und einen tröstenden Geruch haben, wenn sie uns schon lange gehören. »Kuscheltiere haben für kleine Kinder eine besondere emotionale Bedeutung. In der Bindungstheorie gelten sie als ein sogenanntes Übergangsobjekt, das die frühe Mutter-Kind-Beziehung repräsentiert. Es erinnert das Kind an die Mutter und stellt eine Brücke zwischen ihm und der Außenwelt dar«, erklärt der Psychologe Markus Kiefer, der mit seinem Team am Universitätsklinikum Ulm zu Kuscheltieren im Zusammenhang mit Persönlichkeitsstörungen forscht. Der Stoffkamerad hilft dabei, sich von den Eltern zu lösen. Aber auch Erwachsene müssen kein schlechtes Gewissen haben, wenn sie ihren Teddy ab und zu noch mal aus dem Schrank holen, um mit ihm im Arm einsame Momente zu überbrücken, sagen Experten.

Aus der Forschung kommt nun ein ganz neuer Ansatz: ein großes auf die Haut geklebtes Pflaster oder überziehbare Jacken und Pullover zum Beispiel, in die Elektrodeneinheiten eingefasst sind, die kabellos mit einem Computer verbunden sind und Vibrations- und Druckempfinden auslösen, sobald der Nutzer den Bildschirm berührt. Natürlich kann das eine reale Berührung nicht ersetzen, aber es ist auch eher eine Technik für die Zukunft, mit der Menschen virtuell mehr Reize erleben können als nur visuelle und akustische. Denkbar ist etwa, dass sich Teilnehmer einer Videokonferenz damit gegenseitig auf die Schulter klopfen. Manch ein Arbeitnehmer hätte sich in der Coronapandemie sehr über diese Möglichkeit gefreut.

Die Welt begreifen

Noch mehr gebraucht aber hätten wir in dieser Zeit reale Erfahrungen für unseren Tastsinn, die durch Homeoffice und -schooling, Ausgangssperren und Kontaktbeschränkungen oft zu kurz gekommen sind. Schon vor der Viruspandemie hat die zunehmende Digitalisierung dazu geführt, dass wir viel Zeit vor dem Bildschirm von Computer, Tablet und Smartphone verbrachten – aber Corona hat dem ganzen noch einen draufgesetzt. Experten sehen die zweidimensionale digitale Welt vor allem für Kinder kritisch, weil sie durch visuelle und akustische Reize geprägt ist und der Tastsinn wenig zu tun hat, abgesehen von wischenden Zeigefingern und tippenden Daumen. Dabei ist es gerade für Kinder wichtig, dass sie ihre Umgebung im wahrsten Sinne des Wortes begreifen und dabei intensiv beide Hände benutzen. Schließlich sollte das heranreifende Gehirn die Möglichkeit bekommen, die dreidimensionale Welt auch dreidimensional mit dem Tastsinn zu erkunden. Zumindest hat das die Evolution so vorgesehen: Schon bevor Säuglinge gezielt etwas greifen und halten können, untersuchen sie ihre Hände und Finger, betasten eine Hand mit der anderen und nehmen sie in den Mund – machen sich quasi mit ihnen und mit ihren Fähigkeiten vertraut. Sobald sie dann Gegenstände festhalten können, ertasten, erfühlen und erlernen sie deren Beschaffenheit mit den Fingern und auch mit dem Mund, erkunden auf diese Weise deren Form, Oberfläche, Gewicht und Material. Durch intensives Fühlen lernen sie, was weich, hart, schwer, leicht, rund, kantig, glatt oder rau ist und bekommen so eine Vorstellung von den Dingen um sie herum. Gerade in den ersten drei Lebensjahren haben Kinder den Drang, Gegenstände zu erkunden und mit ihnen zu experimentieren. Dadurch erfahren sie etwas über Objekt- und Materialeigenschaften, dass sich etwa zwei gleich große Schachteln nicht ineinanderstecken lassen oder ein Glas kaputtgeht, wenn man es auf den Boden wirft. Auch einen Ball zu halten, zu werfen oder zu schießen ist eine viel tiefgreifendere Erfahrung, als ihn nur zweidimensional auf einem

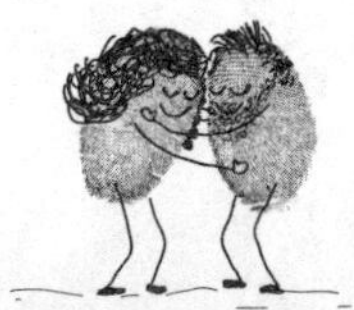

Bildschirm mit dem Finger zu bewegen. Selbst für das Sprechenlernen ist es Experten zufolge wichtig, dass Lebewesen und Objekte für Kinder eine Bedeutung bekommen, indem sie sie körperlich erfahren.

Natürlich ist die digitale Welt faszinierend für die Kleinen, belohnt sie doch einfache Berührungen mit dem Zeigefinger durch akustische oder visuelle Ereignisse – schnell und mühelos. Das Entdecken der echten Welt braucht hingegen viel mehr Zeit und Arbeit. »So sind selbst für vermeintlich einfache Materialveränderungen, wie zum Beispiel beim Zeichnen eines Kreises auf Papier, mehr kognitive, motorische und zeitliche Ressourcen notwendig als für eine vergleichbare Anforderung auf einer elektrisch funktionalen Oberfläche«, schreibt Grunwald in seinem Buch »Homo hapticus« und erklärt darin auch, dass aus biologischer Perspektive selbst das Nichtstun eines gelangweilten und nörgelnden, mit sich selbst unzufriedenen Kindes in seiner kognitiven und emotionalen Komplexität reichhaltiger sei als jedes Touchpad-, Maus- oder Tastaturangebot ohne die sprichwörtliche Tiefe.

Aber die Coronapandemie ließ Eltern oft keine Wahl, sie mussten schon Kleinkinder jeden Tag stundenlang vor dem Bildschirm parken, weil die Kita geschlossen war und sie während des Homeoffice nicht stören durften – andere Möglichkeiten gab es kaum. Schulkinder verbrachten im Homeschooling nicht nur den kompletten Vormittag vor Smartphone, Tablet oder Computer, sondern oft auch noch viele Stunden danach. Und bei einigen Erwachsenen ging der digitale Arbeitstag im Homeoffice nahtlos über in den Feierabend vor dem Fernseher. Selbst die Großeltern und Freunde traf man auf einem zweidimensionalen Bildschirm, anstatt sie in die Arme zu schließen oder zum Sport und Spielen zu treffen.

Futter für den Tastsinn

Experten empfahlen in der Pandemie daher, sich ganz bewusst vom Bildschirm zu lösen und sich vor allem innerhalb der Familie körperliche Nähe zu gönnen, allen voran den Kindern, die sie am nötigsten brauchen. Außerdem rieten sie, in der Zeit eingeschränkter körperlicher Kommunikation möglichst viele Sinne anzuregen. Zum Beispiel durch eine morgendliche Runde um den Block, um der Natur und anderen Menschen zu begegnen, oder durch mittägliches oder abendliches Kochen, um dem Tastsinn und auch allen anderen Futter zu geben. Und beim Gärtnern, Handwerken oder Basteln mit verschiedenen Materialien zu hantieren, konnte ebenfalls die Sinne aus der digitalen und körperlosen Einöde befreien. All das gilt natürlich auch ganz unabhängig von Corona. Schon kleine Dinge bringen Abwechslung für den Tastsinn, zum Beispiel die Seiten einer Werbungsbeilage in Zeitschriften zu befühlen und genau zu inspizieren. Die sind übrigens oft ganz bewusst in dem Wissen konzipiert, dass wir Menschen sehr empfindlich für tastbare Reize sind: Dickeres Papier und eine Lasche zum Aufklappen erregen sofort unsere Aufmerksamkeit. Experten zufolge erinnern wir uns besser an Werbebotschaften, wenn sie unseren Tastsinn aktivieren und uns animieren, Hand anzulegen, also zu drehen, zu wenden, zu falten, oder zu klappen, um optische oder strukturelle Überraschungen aufzudecken. Denn dadurch wird der Spieltrieb aktiviert, und wir beschäftigen uns länger damit. Unser Gehirn führt all die Sinnesempfindungen und emotionalen Aspekte dieser spielerischen Handlungen zusammen und speichert sie relativ stabil in unserem Gedächtnis. Und so schaffen es Werbestrategen, dass sich sogar Menschen mit zwei linken Händen den Namen eines Baumarktes merken, einfach weil sie von einem Werbeprospekt spielerisch verführt wurden. Auch wir haben unsere ganz persönliche Erfahrung mit so einer »spielerischen« Überraschung gemacht, deren Hersteller wir nie vergessen werden – obwohl wir handwerklich komplett unbegabt sind:

Oma und Opa hatten es doch nur gut gemeint – sie wollten nichts als Freude schenken. Vielleicht wäre es auch eine solche geworden, wenn wir nicht wieder bis zur allerletzten Sekunde gewartet und schon beim Kauf die Beschreibung auf der Rückseite gelesen hätten. Aber nun erwischte es uns eiskalt am Vorabend des 1. Dezember 2010, kurz nach dem

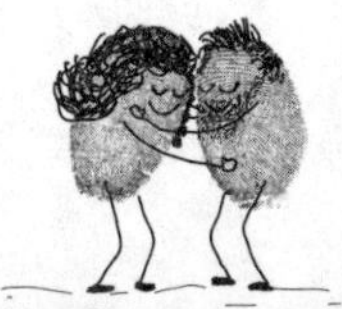

Zubettbringen der Kinder: Paul (damals 7 Jahre alt) hatte sich den Playmobil-Adventskalender »Kaiserliches Ritterturnier« mit Spielfiguren, Pferden und reichhaltigem Zubehör gewünscht. Die Großeltern hatten großzügig das Geld gespendet, und wir Eltern hatten den Adventskalender besorgt, ohne – wie schon erwähnt – auf das Kleingedruckte zu achten. Ein Fehler, denn es reichte längst nicht, ihn nur aus seiner Plastikhülle zu befreien und hinzustellen, wie wir es von anderen Kalendern kannten. Nein, wir mussten mit Schrecken feststellen, dass er noch zusammengebastelt werden musste: 24 Schachteln mussten gefaltet, 24 Tüten mit Spielzeug nach einem vorgegebenen Plan darin verstaut und die 24 Kästchen im zurechtgefalteten Kalender richtig platziert werden. Schon das Lesen der Aufbauanleitung brachte uns ins Schwitzen, das Falten der Schachteln an unsere Grenzen. Während wir für die ersten noch fast fünf Minuten brauchten und dabei unsere vier linken Hände verfluchten, geschah etwas Unglaubliches: Trotz unserer gering ausgeprägten Bastelfähigkeiten und -begeisterung wurden wir von Schachtel zu Schachtel nicht nur besser, sondern fanden auch noch Spaß daran! Zum Glück war das Prinzip immer dasselbe, nur die Größe der Schachteln variierte, und so gingen uns die Exemplare irgendwann ganz leicht von der Hand. Eine echte Meisterleistung für zwei Bastel-Legastheniker wie uns. Nach gut einer Stunde hatten wir den Ich-zwing-dich-zum-Basteln-obwohl-du-es-gar-nicht-willst-Kalender tatsächlich fertig, lagen uns weinend in den Armen und platzten am nächsten Morgen fast vor Stolz, als Paul das erste Türchen öffnete, ohne dass das von uns gebaute und von den Großeltern spendierte Geschenk in sich zusammenbrach. Und sollen wir ehrlich sein? Rückblickend hatte das gemeinschaftliche Falten sogar etwas so Entspannendes, Erfüllendes und Erfolgreiches, dass (zumindest bei einer von uns beiden) eine regelrechte Leidenschaft fürs Basteln geboren wurde. Dank der Leistungs- und Lernfähigkeit unserer Sinne entstehen so übers Jahr ganz freiwillig und mit viel Freude Do-it-yourself-Dekorationen vom Rundkopf-Wäscheklammer-Hasen bis zum Fröbelstern. Wer auch aus Unvermögen eine Leidenschaft machen möchte: Den Playmobil-Adventskalender gibt es heute immer noch und »Heidis Winterwelt«, die »Piraten-Schatzhöhle«, die »Dino-Expedition« sowie viele andere Herausforderungen warten nur darauf, zusammengesetzt zu werden.

Ressourcen nutzen

Ob wir nun beim Basteln Materialien fühlen und bearbeiten oder andere Dinge mit den Händen tun, ist ganz egal – Hauptsache, wir widmen uns mal wieder ganz bewusst unserem Tastsinn und trainieren ihn damit. Die Dichte der Tastrezeptoren nimmt nämlich schon ab dem 40. Lebensjahr ab, und eine Verschlechterung der Wahrnehmung der aktiven Tastsinnesleistung wird meist ab dem 65. Lebensjahr bemerkbar, abhängig von individueller Disposition, beruflichen Anforderungen, Erkrankungen und Training. Dass die Tastrezeptoren dem normalen Alterungsprozess zum Opfer fallen, können wir zwar nicht verhindern, aber wir können durch lebenslanges bewusstes Fühlen, Berühren und den intensiven Gebrauch unseres Tastsinns die verbleibenden Rezeptorressourcen effektiv nutzen und dadurch eine Abnahme seiner Leistung verhindern. Bestes Beispiel sind Krankengymnasten, die jeden Tag ihres Berufslebens die Patienten mit ihren Händen bearbeiten, deren Körper fühlen und aktiv abtasten: Sie zeigen in Untersuchungen auch im Alter kaum Einbußen ihrer Tastsinneswahrnehmung. Und der Mensch kann sogar einen verlorenen Tastsinn wiedererlangen. Jeder zweite Patient, der einen Schlaganfall überlebt, hat Probleme mit dem Tastsinn, zum Beispiel Schwierigkeiten, Berührungen zu empfinden und zu interpretieren oder Alltagsobjekte durch Berührung zu erkennen. Während es gesunden Erwachsenen gelingt, alltägliche Dinge allein mithilfe des Tastsinns in 96 Prozent richtig zu benennen, und das meistens in weniger als drei Sekunden, kann die Hand eines Schlaganfallpatienten quasi »blind« sein. Doch Studien zeigen, dass Betroffene durch rasch beginnende Rehabilitationsmaßnahmen mit elektrischer Stimulation der Finger

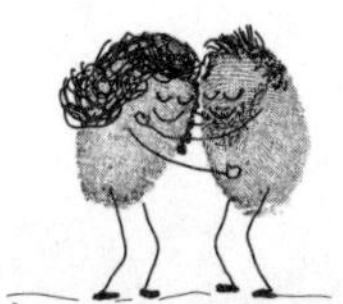

und intensivem Training von Tastsinn, Wahrnehmung und Motorik wieder lernen können, Berührungen zu empfinden, Materialien zu unterscheiden und Objekte tastend zu erkennen. Und so kann es manchem Patienten auch wieder gelingen, Alltagsgegenstände wie eine Tasse zu greifen, zu halten und daraus zu trinken, was die Selbstständigkeit und Lebensqualität deutlich verbessert. Diese Trainingsmöglichkeiten der Tastsinneswahrnehmung haben wir der lebenslang vorhandenen Plastizität des Gehirns zu verdanken.

Und die macht sich auch die Forschung zunutze: Winkelmann untersucht gemeinsam mit Grunwald und seinem Team am Haptik-Forschungszentrum der Universität Leipzig Trainingsmöglichkeiten des Tastsinns, und zwar bei Menschen in Gesundheitsberufen. »Wir wissen aus Forschungsarbeiten, dass der aktive Tastsinn individuell sehr unterschiedlich, aber auch trainierbar ist«, sagt Winkelmann. Die Wissenschaftler bemängeln, dass Auszubildende in Gesundheitsberufen, dazu zählen auch Medizinstudenten, zwar neben Geweben und Strukturen des Körpers auch Tastbefunde und handwerkliche Techniken vermittelt bekämen, aber dass nicht geprüft werde, wie gut ihr Tastsinn dabei funktioniert, ob sie etwa in der Lage sind, kleinste Veränderungen zu fühlen. Winkelmann bringt die Problematik mit einem Vergleich auf den Punkt: »Das ist so, als würde man die Verkehrszeichen und -regelungen auswendig lernen und am Straßenverkehr teilnehmen, ohne die Seh- und Hörfähigkeiten überprüft zu haben.« Aus diesem Grund haben die Forscher unter anderem ein mobiles Labor eingerichtet, in dem die aktive Tastsinnesleistung der Studierenden geprüft und gezielt mit speziellen Tests und Sets trainiert werden kann. Diese lassen sich auch außerhalb der Laborsituation verwenden, sodass Studierende sie sich nach einer Einweisung ausleihen und zu Hause damit trainieren können. Ein neues, vielversprechendes Konzept, das nun in seiner Wirksamkeit untersucht wird, um irgendwann entsprechende Tests und Trainings zu einem festen Bestandteil in der Aus- und Weiterbildung in Gesundheitsberufen werden zu lassen.

Tasten Tasten

Warum brauchen Ärzte einen guten Tastsinn?

Früher blieb den Ärzten keine andere Wahl, sie mussten sich auf ihre eigenen Sinne verlassen, um Erkrankungen auf die Spur zu kommen. Auch heute noch gehört die körperliche Untersuchung zum wichtigsten Handwerkszeug des Mediziners, obwohl sich viele inzwischen lieber auf die modernen technischen Verfahren verlassen. Die sind auch tatsächlich sehr gut und hilfreich, aber seinen Tastsinn sollte ein Arzt nicht unterschätzen: Allein mit seiner Hilfe kann er schon viele Diagnosen stellen, die dann durch den Einsatz von Apparaten nur noch bestätigt werden müssen. Der medizinische Fachbegriff für die Tastuntersuchung des Körpers heißt Palpation. Sie kann ein- oder beidhändig erfolgen, mit den Fingerspitzen oder mit der ganzen Hand. Dabei tastet der Arzt die Konsistenz, Verschieblichkeit, Temperatur, Beweglichkeit, Größe, Elastizität und Schmerzempfindlichkeit von Körperstrukturen. Er tastet zum Beispiel vergrößerte Organe wie die Schilddrüse, Leber oder Prostata, fühlt Verletzungen der Haut, findet vergrößerte Lymphknoten und tastet einen rasenden Arterienpuls oder stoßenden Herzschlag. Oder er spürt verspannte Muskeln, gebrochene Knochen oder gerissene Sehnen auf, wie der ehemalige Teamarzt der deutschen Nationalmannschaft und von Bayern München, Hans-Wilhelm Müller-Wohlfahrt. Ihm werden »heilende Hände« nachgesagt,

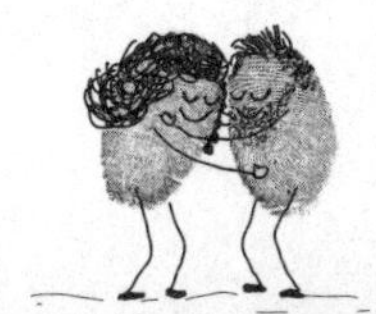

er selbst würde wohl sagen, er könne »mit den Händen sehen«, zumindest trägt sein Buch diesen Titel. Was tatsächlich an seinen Fähigkeiten dran ist, weiß man nicht, allerdings spielten seine Hände eine sehr wichtige Rolle bei der Untersuchung von zahlreichen Sportlern, darunter prominente wie die vielen Fußballer, aber auch 100-Meter-Weltrekordler Usain Bolt. Mit wie viel Gefühl er seine Diagnosen gestellt hat, zeigt die Geschichte vom Nationalspieler Sami Khedira, dem Müller-Wohlfahrt mit seinen sehenden Händen das Finale der Weltmeisterschaft 2014 nahm. Beim Warmmachen habe er gesehen, dass bei Khedira was nicht stimme, zitiert ihn die Internetseite *ran*. Er habe dann »in seiner Wade gespürt, dass ein Muskel zu viel Tonus hatte«. Als Bundestrainer Jogi Löw ihn gefragt habe, was los sei, habe er ihm gesagt: »Wenn er spielt, ist es nach zehn Minuten vorbei, oder es knallt sogar.« Der Rest ist Geschichte: Statt Khedira spielte Christoph Kramer im Finale, der auch bald ausgeknockt wurde, allerdings von einem Gegenspieler.

Schwere Bretter und heiße Tassen

Die obigen Beispiele zeigen, wie viel wir für unseren Tastsinn tun können, wenn wir ihn bewusst benutzen und wahrnehmen – nicht nur im Job, sondern vor allem auch in der Freizeit. Leider vergessen wir das im Alltag oft und unterschätzen seine Präzision und Leistungsfähigkeit: Während unsere Augen in normalem Licht Partikel erst ab einer Größe von 50 bis 100 Mikrometern wahrnehmen können, ertasten unsere Fingerspitzen bereits Unterschiede von 20 bis 30 Mikrometern. Unser Tastsinn kann also Feinstes aus unserer Umwelt aufdecken, das unserem Sehsinn verborgen bleibt. Darüber hinaus ist er immer präsent und liefert bei allem, was wir berühren, viele weitere Informationen unserer Außenwelt, zum Beispiel über das Gewicht, die Temperatur, die Form und die Materialbeschaffenheit. Das ist uns oft gar nicht bewusst, beeinflusst uns aber in der Beurteilung und Bewertung unserer Umwelt. In welchem Ausmaß das geschieht, konnten wissenschaftliche Untersuchungen zeigen. So bekamen Probanden zum Beispiel die Lebensläufe eines Jobkandidaten entweder auf schweren oder auf leichten Klemmbrettern in die Hand – und die Gruppe mit den schweren Brettern schätzte ihn als besser und als ernsthafter an der Stelle interessiert ein. Das Gewicht des Bretts hatte also Einfluss darauf, wie die Studienteilnehmer die Leistung und Ernsthaftigkeit des Kandidaten bewerteten. In einer anderen Untersuchung fügten Probanden ein fünfteiliges Puzzle zusammen, das entweder aus Teilen mit glatter oder rauer Oberfläche bestand. Anschließend bekamen sie einen Text zu lesen, der eine mehrdeutige Situation sozial interagierender Personen beschrieb. Die Teilnehmer, die das raue Puzzle gelöst hatten, schätzen die Interaktion als schwieriger und weniger koordiniert ein.

In Studien zeigte sich auch, dass die Berührung eines rauen Materials nicht nur die Aufmerksamkeit und Sensibilität für das Unglück anderer erhöht, sondern auch die Empathie und Hilfsbereitschaft. So waren Studienteilnehmer, die ein raues Klemmbrett mit Informationen einer Hilfsorganisation in den Händen hielten, eher bereit zu spenden als diejenigen, die ein glattes bekamen. Auch die Temperatur spielt unbewusst eine Rolle dabei, wie wir andere beurteilen: Probanden, die ganz nebenbei gebeten wurden, kurz eine Tasse entweder mit heißem oder eisgekühltem Kaffee zu halten, und anschließend eine Person einschätzen sollten, bewerteten sie als wärmere Persönlichkeit (großzügig und fürsorglich), wenn sie etwas Heißes in den Händen hatten. Mehr zum Thema Temperaturempfinden erzählen wir Ihnen später.

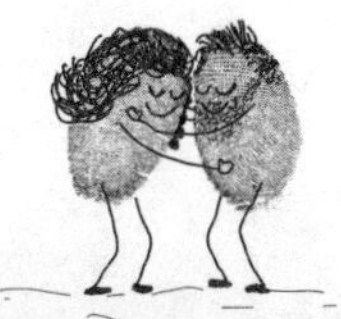

Aber nicht nur das aktive Tastempfinden unserer Hände beeinflusst unser Urteilsvermögen und Handeln unbewusst – unser Hinterteil kann es auch, sogar ganz passiv: Probanden, die auf einem harten Stuhl sitzen und nicht auf einem weich gepolsterten, während sie eine Person beurteilen oder eine Verhandlung führen, schätzen nicht nur die Persönlichkeit eines anderen als strenger, stabiler und weniger emotional ein, sondern verhandeln selbst auch starrer. Das heißt, sie weichen weniger von ihrem Standpunkt ab, wenn ihr Allerwertester ungepolstert sitzt. Experten raten deswegen, wichtige Verhandlungen oder kontroverse Diskussionen auf einer weichen Sitzgelegenheit mit einem warmen Getränk in der Hand zu führen. Gleiches gilt auch für Streitgespräche in der Familie. Die können in den eigenen vier Wänden vielleicht sogar umgangen werden, wenn man Probleme im warmen und weichen Bett anspricht. Und die Automobilindustrie hätte laut Experten die Chance, die Rücksichtslosigkeit und Aggressivität mancher Fahrer zu reduzieren und den Straßenverkehr sicherer zu machen – sie müsste ihre Modelle nur mit weicheren Sitzen ausstatten. Dass ein weich gebettetes Hinterteil Aggressionen verhindert, kann einer von uns ohne Zweifel bestätigen:

Ich, Jan, weiß ja nicht, wie es Ihnen geht – und dabei spreche ich jetzt wahrscheinlich eher die Männer an: IKEA-Besuche sind für mich schlimmer als die beim Zahnarzt. Das war schon immer so, aber mit den Jahren bin ich noch mürber geworden. Schuld ist sicher auch meine Frau, ein echter IKEA-Fan, manche sagen, das Möbelhaus sei ihr eigentliches Zuhause. Schon auf der Fahrt zum Einrichtungshaus ist ihre Vorfreude neben mir auf dem Beifahrersitz zu spüren, ohne dass ich sie ansehen muss. Der Weg vom Parkplatz zum Eingang wird meist leicht gehüpft, und spätestens ab dem Betreten der heiligen Hallen macht sich ein Lächeln auf ihrem Gesicht breit, das erst beim Einladen der Einkäufe auf dem Parkdeck wieder verschwindet, weil der ganze gekaufte Kram nicht ins Auto passt. Es ist aber auch unglaublich, was sie in einer Stunde Bummel so alles in einen einzigen Einkaufswagen laden kann, obwohl wir doch eigentlich nur nach einem neuen Schreibtisch gucken wollten. Vasen, Bilderrahmen, Zimmerpflanzen … nichts ist vor ihr sicher. Am schlimmsten ist die »Kurzwarenabteilung« mit der »Meterware« – allein diese Worte! Kommt die in Sicht, kriecht die Aggressivität schon in mir hoch, weil meine Frau dort, ich sage mal: eine unglaubliche Beharrlichkeit an den Tag legt. Mein Problem: Beraten kann ich nicht, weitergehen darf ich nicht – es ist eine schier ausweglose Situation. Zum Glück bekamen wir irgendwann Kinder. Mit denen konnte ich mich, als sie noch zu klein fürs Kinderparadies Småland waren, wenigstens in der Kinderzimmerabteilung aufhalten, wo es Anfang der 2000er-Jahre noch eine Rutsche und ein kleines Bällebad für die Kinder gab und, nicht unwichtig, eine Sitzgelegenheit für mich. Am Ende trafen wir dann an der Kasse oder im Restaurant wieder auf meine Frau, die wir nicht immer gleich hinter ihrem vollgepackten Einkaufswagen erkannten. Doch nun sind unsere Kinder groß, wenn überhaupt nur noch ohne uns bei IKEA – und ich bin meiner Frau und dem Möbelhaus wieder ganz allein ausgeliefert. Der Unterschied zu damals aber ist: Ich habe jetzt eine Strategie! Eine Strategie, die mich gelassen bleiben und Aggression gar nicht erst aufkommen lässt. Und das habe ich meinen Sinnen zu verdanken – allen voran meinem Tastsinn. Harte oder weiche Sitzgelegenheiten haben ja einen großen Einfluss darauf, wie wir die soziale Situation wahrnehmen, wie empathisch, nachgiebig oder aggressiv wir anderen gegenüber sind, wir haben es beschrieben. Seit ich das weiß, führt mich mein erster Weg nach Betreten des Einrichtungshauses zum weichsten und bequemsten Sessel, den ich finden kann (und ganz ehrlich, es kann doch kein Zufall sein, dass die Abteilung mit den Wohnzimmern die erste auf dem Rundgang ist). Dort sitze ich dann eine Weile, spiele meiner Frau echtes Interesse an all dem vor, was sie mir zeigt, damit sie nicht schon gleich weiter in die Küchenabteilung peitscht, und merke, wie ich mich entspanne. Einmal saß mir ein Mann in einem Ohrensessel gegenüber, und es reichte ein Blick von ihm, um zu wissen, dass wir beide das gleiche Schicksal teilten. Von der Wohnzimmerabteilung aus ziehe ich dann weiter durch die möblierten Gänge, immer auf

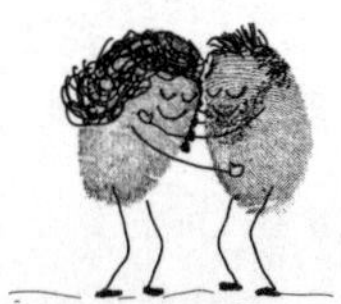

der Suche nach einer weichen Sitzgelegenheit. Höhepunkt ist die Bettenabteilung. Mittlerweile habe ich meinen Blick für weiche Sitz- und Liegeplätze schon so geschult, kenne jeden ihrer Standorte, dass ich auch schwierige Etappen wie die Geschirrabteilung meistern kann, in freudiger Erwartung des gepolsterten Esszimmerstuhls, der um die nächste Ecke ja schon auf mich wartet. Brenzlig wird es nur, wenn IKEA umdekoriert hat oder mein Männerparkplatz schon besetzt ist. Dann merke ich, wie die Aggressivität in mir versucht, die angesessene Milde zu verdrängen, und ich zu schwitzen anfange, weil ich mir für meinen Hintern eine neue weiche Bleibe suchen muss. Doch bis jetzt bin ich zum Glück immer noch fündig geworden, man glaubt gar nicht, wie viele weiche Sitzmöglichkeiten IKEA (für Männer) so zu bieten hat! Wenn Sie also irgendwann mal bei IKEA in Hamburg sind und sich über einen Mann wundern, der entspannt lächelnd irgendwo sitzt – dann bin ich das.

Berührendes Genusserlebnis

Gut zu sitzen erhöht die Zufriedenheit aber nicht nur im Einrichtungshaus, sondern auch an einem Ort, den viele eher nicht mit dem Tastsinn verbinden: dem Restaurant. Dabei spielt er gerade hier eine sehr große Rolle für das Genusserlebnis – das ist uns nur nicht bewusst. Es passiert ganz nebenbei, aber wir werden von Gewicht, Temperatur, Form und Materialbeschaffenheit all dessen beeinflusst, was uns beim Restaurantbesuch begegnet. Angefangen von der Härte des Stuhls über die Materialeigenschaften von Tischdecke und Servietten, dem Gewicht von Speisekarte, Tellern, Gläsern und Besteck bis hin zur Temperatur und Textur von Speisen und Getränken hat alles, was wir fühlen, Auswirkungen auf unser Erleben. Viele Gastronomiebesitzer wissen inzwischen um die Bedeutung des Tastsinns und beschäftigen nicht nur Köche und Servicepersonal, sondern auch Designer, Architekten und Künstler, um ihren Gästen ein ganz besonderes Essenserlebnis zu präsentieren. Sie nutzen die Erkenntnisse der Wissenschaft, die mehr und mehr herausfindet, wie der Tastsinn zum Genusserlebnis beiträgt, wie er es verbessern, uns aber auch manipulieren kann. Der Psychologe Charles Spence von der University of Oxford und seine Forscherkollegen haben in ihrem Übersichtsartikel »A touch of gastronomy« viele Studienergebnisse zusammengetragen, die den großen Einfluss deutlich machen, den der Tastsinn auf die Wahrnehmung von Speisen und Getränken hat. Und die sind zum Teil sehr überraschend.

Viele Menschen bevorzugen beim Kauf zum Beispiel Wein, der in schweren Flaschen abgefüllt ist, und sie sind auch bereit, dafür mehr zu bezahlen. Die Forscher vermuten daher, dass Hersteller mit schwereren Flaschen unentschlossene Käufer manipulieren möchten, weil die das höhere Gewicht mit einem besseren Preis-Leistungs-Verhältnis oder besserer Qualität gleichsetzen. Am Beispiel eines Weinladens in Oxford konnte gezeigt werden, dass das Gewicht der Flasche mit jedem britischen Pfund, das der Wein mehr kostete, um acht Gramm anstieg. Forscher wogen dafür alle Flaschen mit der Standardfüllmenge von 750 Millilitern in leerem Zustand: Während die leichteste 340 Gramm wog, brachte die schwerste mit 1180 Gramm dreimal so viel auf die Waage. Die Vorliebe für schwere Flaschen gilt übrigens längst nicht nur für Wein, sondern auch für andere Getränke. Generell setzen wir schwere Produkte unbewusst mit höherem Wert und höherer Qualität gleich, weil wir schon als Kinder gelernt haben, dass etwas, das schwer ist, auch mehr Inhalt enthält: Eine Dose mit 30 Bonbons etwa ist schwerer als eine mit zehn Bonbons. Und so füllen auch Kosmetikhersteller winzige Mengen teurer Cremes oder Parfüms in schwere Glastiegel bzw. Flakons, um nicht nur den Eindruck eines wertvollen Produktes zu vermitteln, sondern auch ein gutes Preis-Leistungs-Verhältnis vorzugaukeln. Genauso verhält es sich mit dem Gewicht von Geschirr und Besteck und der Bewertung von Essen. Studienteilnehmer, die – ohne es zu wissen – die gleiche Speise einmal mit einem leichten Löffel und einmal mit einem schweren Löffel essen, bewerten sie anschließend als wohlschmeckender und hochwertiger, wenn sie das schwere Besteck benutzten. Das Gleiche gilt für

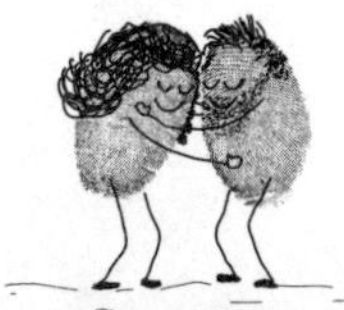

eine schwere im Vergleich zu einer leichten Schale, aus der jeweils, ohne es zu wissen, die gleiche Speise probiert wird. Und bekommen Probanden Gebäck einmal in einem rauen mit Sandpapier beschichteten Behälter serviert und einmal in einem glatten, bewerten sie Ersteres als knuspriger und härter, obwohl es sich um ein und dasselbe Produkt handelt.

Tasten kann Leben retten

Auch bei vielen anderen Alltagsgegenständen spielt das Fühlen eine große Rolle, das ist uns nur nicht bewusst. Denn geht es ums Design, denken viele sofort an die Optik der Sachen. Die Funktionalität ist aber genauso wichtig, und die beurteilt nicht unser Sehsinn, sondern unser Tastsinn. Und so kommt auch ein Produktentwickler und Designer mittlerweile nicht mehr daran vorbei, die Handhabung von Formen sowie Größe und das Spüren von Oberflächen sowie Materialien in seine Entwürfe miteinzubeziehen – vor allem in Zeiten zunehmender Technisierung und Digitalisierung. Natürlich wünscht sich kaum einer mehr die Wählscheibe beim Telefon zurück, aber dass wir heute auf dem Smartphone so gut wie nichts mehr spüren, wenn wir eine Telefonnummer wählen, finden auch viele befremdlich. Manche Menschen stellen sich daher, wenn vorhanden, die Tastenvibrationsfunktion auf ihrem Endgerät ein, um beim Tippen wenigstens noch ein bisschen spürbares Feedback zu bekommen. Wie wichtig das ist, wissen Flugzeugpiloten nur zu gut. Bevor es nämlich weitestgehend zum Standard in der Flugzeugindustrie wurde, zentrale Steuereinheiten wie die Hebel für Fahrwerk und Landeklappen so zu gestalten, dass ihre Handknäufe fühlbar deutlich voneinander zu unterscheiden sind, konnte es zu schweren Unfällen kommen. Piloten passierten Fehler bei Start und Landung, weil in einigen Flugzeugtypen die Steuerhebel so ähnlich konzipiert und so dicht beieinander angebracht waren, dass sie sie miteinander verwechselten. Ob die Autoindustrie das bedenkt, wenn sie heute Hebel, Tasten und

Knöpfe verbannt und sich nur noch durch Tippen auf einem einzigen Display das Fenster öffnen, das Radio einschalten, die Klimaanlage umstellen oder der Scheibenwischer bedienen lässt? Durch die fehlende Fühlbarkeit der Armaturen kann es nicht nur zu Verwechslungen und Fehlhandlungen kommen. Manch ein potenzieller Käufer wird vielleicht auch eher die Finger von so einem modernen Fahrzeug lassen, denn der Tastsinn spielt auch eine große Rolle dabei, ob wir uns mit einem Produkt wohlfühlen und uns zum Kauf entscheiden. Das haben mittlerweile viele Industriebereiche erkannt und beschäftigen heute Designer und Forschungslabore, die sich ganz gezielt mit dem Tastsinn, der Handhabung, Ergonomie und dem Fühlen von Produkten beschäftigen und dabei kultur-, geschlechts- und altersabhängige Effekte untersuchen. Das ist derzeit bereits Standard bei der Herstellung von Fahrzeugen, Verpackungen, Papier, Kosmetik und Textilien bis hin zu Lebensmitteln.

Brennendes Eis

Die Einflüsse unseres Tastsinns auf das Erlebnis beim Essen und Trinken vermitteln zu einem großen Teil die Hände. Manche Restaurantbesitzer servieren ihren Gästen die Speisen daher direkt in den Mund, um ihnen die Möglichkeit zu geben, sich auf das reine Mundgefühl, den Geruch und Geschmack zu konzentrieren. Und es gibt sogar kulinarische Erlebnisse, bei denen Köstlichkeiten an dünnem Anglerdraht von der Decke hängen und von stehenden Teilnehmern mit dem Mund eingefangen werden müssen.

Wie sehr Produkteigenschaften mit Lippen, Zunge, Mund- und Rachenraum gefühlt werden können und das Genusserlebnis beeinflussen, weiß jeder, der schon einmal abgestandenen Prosecco, altes Brot oder eine überreife Tomate probiert hat. Die Psychologin Kathrin Ohla vom Institut für Neurowissenschaften und Medizin des Forschungszentrums Jülich macht das im Interview mit dem Lebensmittelverband Deutschland an einem noch eindrücklicheren Beispiel

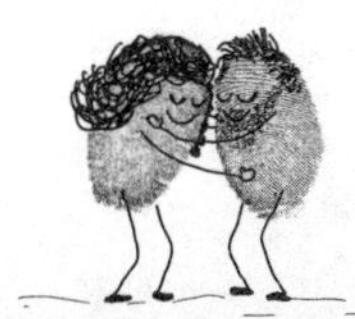

klar: »Wir haben eigentlich eine ganz genaue Vorstellung, was die Textur eines jeden Lebensmittels angeht, wir werden uns dessen aber selten bewusst. Stellen Sie sich vor, Sie beißen in eine Banane, und die ist plötzlich nicht weich und feucht, sondern da ist irgendwas Knuspriges in der Mitte drin. Da denken Sie sofort an Parasitenbefall, und das löst eine sehr negative Emotion aus.« Die Wahrnehmung, die der Tastsinn im Mundraum vermittelt, ist vielfältig: Eigenschaften der Textur wie klebrig, cremig, fettig, mehlig, sandig, zähflüssig; Eigenschaften des Zubeißens wie knackig oder spröde, des Zerkauens wie knusprig oder krümelig, der Temperatur wie warm oder kalt und des Schmerzes wie brennend oder prickelnd werden uns durch Berührung vermittelt. Darüber hinaus erfühlen wir mit Lippen und Zunge die Form und Größe, können so zum Beispiel eine Kirsche von einer Pflaume unterscheiden. Das alles sind Höchstleistungen unseres Tastsinns, die zum Genuss von Speisen und Getränken beitragen, uns aber nur selten bewusst sind. Die Nahrungsmittelindustrie investiert viel Geld und Mühe, um unerwünschte Textureigenschaften wie pelzig oder mehlig aus Produkten zu eliminieren, beliebte wie knusprig und cremig zu optimieren und neue zu kreieren. Köche und Food-Designer entwickeln immer neue Rezepturen, die dank des Tastsinns überraschen, wie zum Beispiel Paprika-Chili-Eis, das bei jedem Löffel im Mund brennt. Mit groß angelegten Tests und Marktforschungen versuchen sie herauszufinden, welche Produkteigenschaften Menschen als wichtig empfinden, um diese Erwartungen dann zu erfüllen.

Die werden übrigens von dem bestimmt, was wir von klein auf in unserer Familie und Kultur lernen, und durch eigene Koch- und Backerlebnisse ergänzt. Nehmen wir zum Beispiel die Temperatur: Hierzulande erwarten wir, dass eine Gemüsesuppe heiß ist, wenn sie uns serviert wird. In südlichen Ländern wie Portugal oder Spanien kommt Gemüsesuppe aber oft kalt auf den Tisch, als sogenannte Gazpacho. Es kann daher zwar ganz individuell sein, welches Gefühl Menschen im Mund beim Essen mögen, trotzdem ist alles auch eine Sache der

Gewohnheit. Forscherin Ohla verdeutlicht das an einem sehr beliebten Nahrungsmittel: »Wenn man Pommes frisch frittiert, sind sie im besten Fall außen kross und innen weich. So mögen wir Pommes am liebsten. Wenn Pommes liegen bleiben, werden sie labbrig – und das verbinden wir automatisch mit einer schlechteren Qualität.« Aber man könne sich an alles gewöhnen – zum Beispiel wenn wir irgendwann keine knusprigen Pommes mehr bekommen sollten, weil eine Verordnung zur Verminderung gesundheitsschädlicher Stoffe regeln würde, dass Lebensmittel nicht mehr so intensiv frittiert werden dürften. Denn dann »haben wir uns in ein paar Jahren an die neue Konsistenz gewöhnt und auch den Qualitätsbegriff neu definiert«.

Neu definiert worden ist zum Glück auch das Essverhalten, zum Beispiel das Speisen mit den Fingern. Während es in unseren Breitengraden sozial erwünscht ist, mit Besteck zu essen, gilt das Essen mit den Fingern in vielen östlichen Kulturen hingegen als sinnliche Erfahrung. Doch mittlerweile ist es für Menschen weltweit ganz normal, Pizza, Fish and Chips, Hamburger oder Fingerfood wie Tapas mit den Händen zu essen. Experten sehen abgesehen vom Genuss, den das Anfassen von Lebensmitteln für das Essenserlebnis mit sich bringt, noch einen weiteren Vorteil: Die Textur einer Speise schon mit den Fingern zu fühlen und zu bewerten, bevor wir sie in den Mund stecken, kann deutliche Hinweise zu Frische oder Knusprigkeit liefern. Selbst in gehobenen Restaurants wird Essen immer mehr zu einem spielerischen und abenteuerlichen Event, bei dem die bloßen Hände eine große Rolle spielen.

Öfter mal unten ohne

Darüber hinaus erfreut es den Tastsinn, wenn wir zwei weitere Körperteile häufiger mal in bloßem Zustand nutzen: die Füße. Die zwängen wir nämlich wider unserer Natur von klein auf in Schuhe und versagen uns damit ein ganz intensives Berührungserlebnis. Während unsere Vorfahren Millionen Jahre »unten ohne« unterwegs waren,

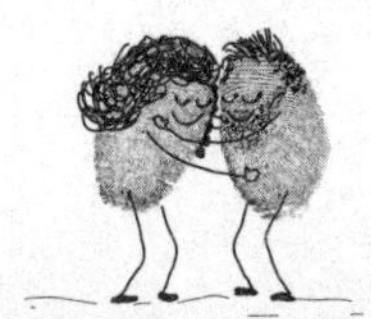

wurden Fußbekleidungen in Form von Sandalen und Mokassins laut archäologischen Aufzeichnungen wohl erst vor etwa 45.000 Jahren erfunden. Experten zufolge ist das Barfußgehen daher aus evolutionärer Sicht so natürlich wie das Stillen von Säuglingen. Der menschliche Körper wurde über unzählige Generationen so geformt, dass er mit den Bedingungen der Steinzeit zurechtkommt – dazu zählt auch, mit bloßen Füßen auf unebenem und rauem Untergrund zu laufen. Das haben wir nur vergessen und sind heute mehr in Schuhen unterwegs als ohne, sperren die Füße teilweise sogar noch zu Hause in Pantoffeln und gönnen ihnen nur in der Dusche oder nachts im Bett kurze Momente der Freiheit. Das Problem: Sneakers, Stiefeletten, Sportschuhe und Co schränken durch Dämpfung und höhere Absätze die Rückmeldung von Tastsinnrezeptoren in der Fußsohle ein. Die sind darauf spezialisiert, Bodeneigenschaften wie Härte, Rauheit, Unebenheiten präzise wahrzunehmen und potenziell gefährliche Objekte aufzuspüren, etwa spitze Dornen oder scharfe Steine. Können sie ihre Arbeit nicht verrichten, werden weniger Reflexe aktiviert, die uns normalerweise helfen, auf Unebenheiten und Belastungen zu reagieren, die Stabilität zu sichern und Verletzungen zu vermeiden. So zeigen Studienergebnisse, dass die Füße von Volleyballern, die dauerhaft in Sportschuhen stecken, eine deutlich schlechtere Vibrationsempfindlichkeit haben als die von Turnern, die barfuß Sport treiben. Darüber hinaus engen Schuhe die Füße ein und belasten sie einseitig durch Absätze: Muskeln, Bänder und Sehnen bilden sich nicht richtig aus bzw. zurück, weil der Großteil ihrer Arbeit durch spezielle Eigenschaften des Schuhwerks reduziert wird, zum Beispiel natürliche Abrollbewegungen kaum mehr stattfinden. Knick-, Senk- und Spreizfüße können die Folge sein, die Probleme bei der Bewegung und Schmerzen verursachen können. Studien haben auch gezeigt, dass die heutigen Schuhgewohnheiten sich auf die Entwicklung der motorischen Fähigkeiten im Kindes- und Jugendalter auswirken: Sind die Kleinen vor allem im Alter von sechs bis zehn Jahren regelmäßig barfuß aktiv, bilden sich

Gleichgewicht und Sprungfähigkeiten besser aus. Tragen Kinder und Jugendliche hingegen ständig stark stützende Schuhe, entwickeln sie schwache Muskeln, Bänder und Sehnen in den Füßen, was sich negativ auf das Gangbild, die Stabilität und andere Funktionen des Körpers auswirken kann. Und Forscher der University of California konnten nachweisen, dass Barfußlaufen nicht nur die Fußgesundheit verbessern, sondern auch Stress und Schmerzen reduzieren kann.

Es spricht also vieles dafür, häufiger mal ohne Schuhe zu gehen. Und das führt uns zum Schluss noch einmal zu den Pantoffeltierchen vom Anfang zurück. Denn auch unter uns Menschen gibt es einige, die diesen Namen verdienen – weil sie dauerhaft Hausschuhe an den Füßen tragen. Wir hoffen, dass gerade die nach der Lektüre ihren Tastsinn und seine Bedeutung etwas mehr kennen- und schätzen gelernt haben, ihm etwas mehr Aufmerksamkeit schenken, öfter mal vom Sofa aufstehen und mit bloßen Füßen durch die Welt oder zumindest die Wohnung gehen – und alle anderen natürlich auch. Was beim neu entdeckten Barfußlaufen zu beachten ist und dem ganzen Körper schöne Tastsinneserlebnisse beschert, erfahren Sie auf den nächsten Seiten.

Tasten: Mehr als einen Versuch wert

Am Anfang haben wir eine ganz besondere Herausforderung für Ihre Fingerspitzen: Den Briten Will Cutbill im Stapeln von M&Ms zu schlagen und mit sechs übereinander balancierten Schokolinsen ins Guinnessbuch der Weltrekorde einzuziehen. Ja, Sie haben richtig gelesen: sechs reichen, um sich den Titel zu holen! Wir konnten es auch nicht glauben, bis wir das Video des Bauingenieurs sahen. »Für diesen Rekord habe ich furchtbar lange gebraucht – Gott sei Dank waren wir in einem Lockdown. Es braucht Zeit, aber wenn man dranbleibt, findet man einen Weg, es zu schaffen«, sagt er auf guinessworldrecords.com,

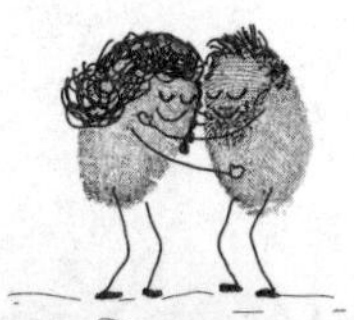

nachdem er es am 31. Januar 2021 in seiner Heimatstadt Solihull geschafft hat, mit fünf M&Ms den höchsten Stapel der Welt zu bauen, und damit den gemeinsamen Rekord eines Italieners und eines Australiers von vier M&Ms gebrochen hat. Uns hat das Beispiel des Briten inspiriert, auch mal eine Tüte zu kaufen und es zu versuchen. Wir gaben unser Bestes, aber es ist wirklich verdammt schwer. Denn ein M&M ist nicht so flach, wie man denkt. Das sagt auch Cutbill selbst, er vergleicht die Schokolinse sehr treffend mit einem Football. Wir merkten zwar sehr schnell, welcher M&M sich aufgrund seiner Form besonders gut stapeln lässt, da gibt es nämlich durchaus sehr kleine, aber feine Unterschiede, die man fühlen kann – der eine ist flacher, ebenmäßiger und liegt fester auf dem Boden als der andere. So versuchten wir durch ganz bewusstes Fühlen, einige dieser besser geeigneten Kandidaten zu identifizieren und wurden auch fündig. Trotzdem schafften wir beide trotz unzähliger Versuche nicht mehr als zwei übereinanderliegende M&Ms. Und weil wir den alten Werbeslogan »M&M – die Milchschokolade: Schmilzt im Mund, nicht in der Hand« bei unserem Rekordversuch fast ins Gegenteil verkehrt hätten, haben wir es dann dabei belassen – manchmal muss man einfach wissen, wann man verloren hat. Was natürlich nicht heißen soll, dass Sie es nicht doch schaffen können …

Wer Schokolade aber lieber isst, als einen Turm damit zu bauen, kann auch mit anderen Dingen zum Hochstapler werden. Von Münzen über Knöpfe und Kronkorken bis hin zu leeren Tetra Paks oder Joghurtbechern lässt sich zu Hause vieles finden und sammeln, das stapelbar ist. Auch die Natur hat dafür einiges im Repertoire, von Steinen und Muscheln am Strand, über Kastanien, Eicheln und Bucheckern im Wald, bis zu Blättern, Blüten und Stöcken in Gärten und Parks. Und wer weiß, vielleicht kreiert der eine oder andere ja mit Geduld und Geschicklichkeit seinen ganz eigenen verrückten Stapel, der es neben den von Will Cutbill ins »Guinness World Records«-Buch schafft.

Den Stein ins Kippen bringen

Auf der Suche nach stapelbaren Objekten sind wir in unserer Wohnung auf etwas längst Vergessenes gestoßen, das ganz besonderes Fingerspitzengefühl erfordert: Dominosteine. Die lagerten aus der Grundschulzeit unserer Kinder noch in einer Kiste unter dem Bett, und wir waren sehr froh, sie nach Jahren wiederzusehen. Denn schon damals war es ein großer Spaß, alle 400 Steine in einem Parcours aufzustellen, der vom Flur aus einmal durchs ganze Wohnzimmer führte, um dann am ersten Stein wieder zu enden. Den durften früher meist die Kinder anstoßen, in der Hoffnung, dass alle anderen auch umfallen. Und so stellten wir uns nun nach zehn Jahren noch einmal dieser Challenge – jetzt allerdings nur noch zu zweit (unsere Kinder sind im Gegensatz zu ihren Eltern aus dem Alter raus). Und die war schwerer als gedacht, nicht nur, weil unsere fast 50-jährigen Knie nach kurzer Zeit auf dem Holzboden streikten, sondern auch, weil unsere Finger sich erst einmal wieder an die 5 x 2,5 x 0,8 Zentimeter großen Steine gewöhnen mussten. Die hochkant in einer Reihe und in engem Abstand zueinander aufzustellen, war daher anfangs alles andere als leicht. Ständig fiel einer um, allerdings ohne viel Schaden anzurichten. Denn wir kannten ja unsere vier linken Hände und hatten schon vor zehn Jahren leidvoll erfahren und gelernt: Nach etwa zehn Steinen muss eine große Lücke bleiben, damit nicht alle bis dahin mühselig aufgestellten dem Ungeschick zum Opfer fallen und wir wieder ganz von vorn anfangen müssen. Nach und nach hatten wir uns aber so eingefingert, dass wir mutig wurden und die Lücke erst nach 30 Steinen setzten. Und so war er nach knapp einer Stunde und vielen verschiedenen Sitzpositionen am Boden (Knieschmerzen machen erfinderisch) fertig: unser Zwei-Mann-Parcours. Von oben gesehen hatte er ein bisschen was von einer Ente – wir waren sehr stolz. Und endlich durften wir jetzt mal den ersten Stein ins Rollen … äh … Kippen bringen. Also schnipsten wir »auf drei« gemeinsam den ersten Stein an und waren noch stolzer, als wirklich alle bis zum letzten der Reihe

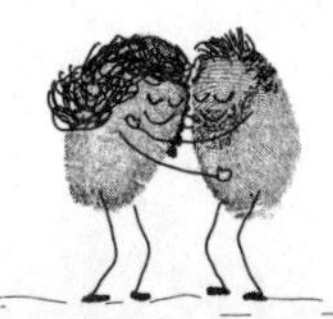

nach umfielen. Das war nicht nur ein schönes Erfolgserlebnis, sondern auch ein tolles Sinnestraining, das wir mit oder ohne Kinder sehr empfehlen können.

Mit Händen und Füßen sehen

Unser Tastsinn ermöglicht uns aber natürlich mehr als das Platzieren von Dominosteinen. Er ist immer aktiv – ob wir das Gesicht in den Wind halten, mit dem Knie ans Tischbein stoßen, mit einem Stift schreiben, von einer Mücke angeflogen oder von einem Freund umarmt werden – und kann uns dabei feinste Nuancen vermitteln. Und so gelingt es uns mit seiner Hilfe, selbst mit geschlossenen Augen Objekte zu identifizieren. Wie gut wir dabei sind, lässt sich ganz einfach testen.

Man braucht nichts weiter als einen Schal oder ein Tuch und ein paar Gegenstände aus dem Haushalt. Wir haben uns für den Versuch an den Esstisch gesetzt, man kann ihn aber auch auf einem glatten Boden machen (wenn die Knie mitspielen), dabei verschiedene Varianten und Schwierigkeitsgrade ausprobieren und Hände sowie Füße einsetzen.

Variante 1: Was ist das?

- Einer bekommt die Augen verbunden.
- Der andere legt zehn Gegenstände vor ihn auf den Tisch. Wir haben im ersten Durchgang einen Knopf, eine Büroklammer, eine 2-Euro-Münze, einen Kugelschreiber, ein Radiergummi, einen Flaschenöffner, einen Kronkorken, eine Schraube, einen Schlüssel und eine Briefmarke genommen.
- Einen Gegenstand nach dem anderen in die Hände nehmen, genau tasten und dem anderen nennen, was man erkannt hat.
- Dann wird gewechselt.

Variante 2: Paare finden und erkennen

- Gleiches Prozedere wie oben, nur dass jetzt von jedem Gegenstand zwei benötigt werden. Um bei unserem Beispiel zu bleiben: zwei Knöpfe, zwei Büroklammern, zwei 2-Euro-Münzen …
- Die Gegenstände auf zwei identische Gruppen verteilen und so auf dem Tisch platzieren, dass die eine Gruppe für die linke Hand, die andere Gruppe für die rechte Hand gut erreichbar ist. Wichtig ist, dass genug Platz zwischen den einzelnen Gegenständen ist und die beiden Gruppen deutlich voneinander getrennt sind. Eine bestimmte Ordnung muss es nicht geben, die beiden Seiten sollten sogar gerne in der Reihenfolge der Objekte variieren.
- Mit beiden Händen gleichzeitig nach den Gegenständen tasten, Paare finden, benennen und gemeinsam zur Seite legen.

Variante 3: Ähnliches unterscheiden

- Gleiches Prozedere wie bei Variante 2, nur etwas schwieriger, weil jetzt Paare aus Gegenständen einer Art ertastet und unterschieden werden müssen. Dafür eignen sich zum Beispiel zehn verschiedene Knöpfe, zehn verschiedene Münzen oder zehn verschiedene Schrauben.
- Wer schon sehr gut trainiert ist, kann sich auch mal an Schleifpapier unterschiedlicher Körnung wagen. Das gibt es im Baumarkt zum Handschleifen in Form einzelner Blätter zu kaufen, auf deren Rückseite hinten die Zahl der Körnung vermerkt ist – je grober die Körnung, umso kleiner die Zahl. Wir haben fünf Schleifpapierblätter gekauft, sie zu Hause in 3 x 3 Zentimeter große Stücke geschnitten und auf der Rückseite gekennzeichnet. Dann haben wir den Paarversuch mit oben beschriebener Methode gemacht, und es war gar nicht so einfach, die zueinander passenden Stücke mit rechter und linker Hand tastend zu finden. Je geringer man die

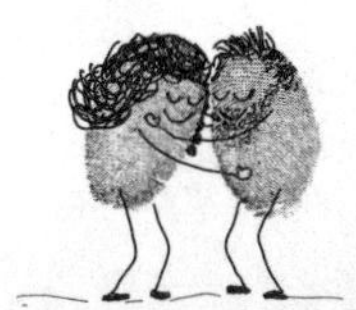

Unterschiede in der Körnung der Schleifpapierblätter wählt, desto schwieriger ist es.

Die Versuchsvarianten lassen sich natürlich auch mithilfe der Füße machen, denn die sind ebenfalls sehr tastempfindlich und können Formen, Oberflächen und Größen unterscheiden und helfen, Gegenstände zu erkennen und zu benennen. Allerdings sollte man es ihnen mit kleinen Gegenständen und Schleifpapier nicht zu schwer machen, sondern einfache Objekte nehmen, wie Stift, Murmel, Wäscheklammer, Schlüssel, Kronkorken, Stein, Radiergummi oder Flaschenöffner …

- Am besten auf einen Stuhl setzen, der auf einem glatten Boden steht, und die Füße von Schuhen und Socken befreien.
- Am Anfang ist es gut, wenn man gesagt bekommt, welche Dinge zu erkennen sind bzw. sich selbst Gegenstände auf dem Boden zurechtlegt.
- Die Gegenstände so platzieren, dass man sie einzeln gut mit den Füßen erreichen kann und genug Platz zwischen ihnen ist.
- Die Augen mit einem Schal oder Tuch verbinden.
- Ganz bewusst jeden Gegenstand einzeln mit dem Fuß greifen und befühlen, erkennen und benennen.
- Wer möchte, kann auch die Paar-Variante mit den Füßen machen und versuchen, zwei gleiche Gegenstände zu erkennen, mit den Zehen zu greifen und nebeneinander zur Seite zu legen.

Bohnen, Erbsen, Linsen lassen die Finger grinsen

Unsere Kinder hatten beide das Glück, in ihrer Kita-Gruppe mehrere Jahre mit zwei Erzieherinnen verbringen zu dürfen, die sich sehr um den Tastsinn ihrer Schützlinge gekümmert haben. Mit Händen und Füßen ließen sie die Kleinen vieles erleben, vom Rasierschaumatelier über Obstkernemuseum bis hin zum Bohnenbad. Letzteres hat uns

Eltern damals besonders beeindruckt: Es bestand aus einer Wanne voller getrockneter Bohnen unterschiedlichster Größe und Farbe. In dieses Meer aus Hülsenfrüchten konnten die Kinder mit den Händen eintauchen, mit bloßen Füßen oder sogar mit dem ganzen Körper. Außerdem haben sie die Bohnen in Becher und andere Gefäße umgefüllt, einzeln mit den Fingern sortiert und mit den Zehen vom Boden aufgehoben – ein Ganzkörper-Tasterlebnis der besonderen Art, das wir hier auf eine Version für die Hände reduziert und um weitere Hülsenfrüchte und auch Mais ergänzt haben.

- Kidneybohnen, weiße dicke Bohnen, Kichererbsen, grüne Erbsen, Tellerlinsen und Maiskörner (alle in getrockneter Form) gut durchmischen und auf zwei Müslischalen verteilen.
- Die Augen mit einem Schal oder Tuch verbinden.
- Je eine Hand in eine Schüssel stecken und intensiv die unterschiedlichen Größen, Formen und Oberflächen spüren.
- À la Aschenputtel nun nur mit den Fingern rechts und links die Bohnen, Erbsen, Linsen und den Mais unterscheiden, benennen und so sortieren, dass auf jeder Seite sechs getrennte Haufen entstehen.
- Wem das gleichzeitige Sortieren zu schwierig ist, der kann auch die rechte und die linke Hand nacheinander arbeiten lassen.
- Anschließend die Augenbinde abnehmen und das Resultat à la böser Stiefmutter kontrollieren.
- Vorteil dieser Übung: Man kann sie beliebig oft wiederholen, und wenn man genug vom Aschenputtelspielen hat, aus dem Mais noch Popcorn in der Pfanne zaubern und aus den Hülsenfrüchten leckere Beilagen oder Suppen.
- Herausforderung für Profitaster: Wer sehr gut im Erfühlen der verschiedenen Hülsenfrüchte ist, kann seinen Tastsinn auch mal an einen Mix aus verschiedenen Linsenarten wagen. Die sind nämlich allein durch Berührung nur sehr schwer anhand minimaler Größen-, Form- und Oberflächenunterschiede voneinander zu trennen.

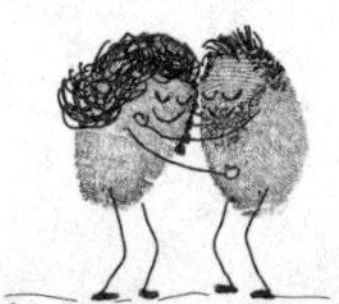

Darüber hinaus können Linsen Händen und auch Füßen ein besonderes Sinneserlebnis bescheren, wenn man sie erwärmt und dann in sie eintaucht wie in ein Bad.

- Wir haben ein Kilogramm getrocknete rote Linsen verwendet. Tellerlinsen gehen auch, sie sind allerdings etwas grober.
- Die Linsen im Ofen oder der Mikrowelle ein paar Minuten auf etwa 38 Grad Celsius erwärmen. (Die Temperatur sollte so angenehm empfunden werden wie ein warmes Badewannenwasser.)
- Die Linsen in eine Schüssel oder kleine Wanne geben und die Hände hineintauchen. Die Linsen greifen, durchmischen, durch die Finger gleiten lassen, rühren und intensiv Wärme, Form, Oberfläche, Größe und Gewicht der Hülsenfrüchte auf sich wirken lassen.
- Interessant ist auch, kleine Gegenstände im Linsenbad zu versenken und mit geschlossenen Augen herauszufischen. Kronkorken, 1-Euro-Münze, Murmel und Schlüssel sind noch relativ einfach zu finden, viel schwieriger sind Büroklammer, Schraube, Schraubenmutter, 1-Cent-Stück und Hemdknopf.
- Alternativ oder ergänzend kann man auch mit den Füßen in den Linsen baden. Allerdings sollten die versteckten Gegenstände dabei etwas größer sein, um von den Füßen erspürt zu werden. Wir haben eine Murmel, einen Bleistiftanspitzer, eine Wäscheklammer, einen Stein und einen Schlüssel genommen.
- Wieder lassen sich die Linsen mehrfach verwenden, ob sie sich nach Hand- und/oder Fußbädern allerdings noch zum Kochen eignen, muss jeder selbst entscheiden. Wichtig ist dann nur, vorher alle Gegenstände zu entfernen und die Linsen gründlich zu waschen.

Freiheit für die Füße

Wie intensiv unsere Füße tasten können (oder auch nicht), lässt sich in einem Barfußpark erleben – wir haben über unsere Erfahrung ja bereits berichtet. Unter www.barfusspark.info lässt sich vielleicht auch einer in Ihrer Nähe finden. Und wer möchte, kann sich seinen ganz eigenen Barfußpark im Garten aufbauen oder ihn in der Wohnung mithilfe von kleinen Plastikwannen nachstellen.

- Für den Garten eignet sich ein wasserdurchlässiges Drainage- oder Gartenvlies mit etwa 1,5 Meter Breite als Unterlage. Darauf können voneinander getrennt verschiedene Materialien wie Kleintierstreu, Sand, Blätter, Kastanien, Eicheln, Steine, Gras, Stroh, Moos oder Fichtenzapfen verteilt werden. Vieles davon kann man in der Natur sammeln oder auch im Baumarkt kaufen.
- Wir haben unseren Barfußpark drinnen aufgebaut, weil es jahreszeitenbedingt draußen schon zu kalt dafür war. In acht Wannen mit etwas höherem Rand, die genug Platz für beide Füße boten, haben wir jeweils eine Art von Materialien gefüllt, die wir im Herbst im Garten, Wald und am Strand gesammelt hatten, wie Eicheln, Kastanien, Gras, Blätter, Moos, Fichtenzapfen, Steine und Sand. Die Wannen haben wir hintereinander in der Küche aufgestellt, sind barfuß von einer zur anderen spaziert und haben mit geschlossenen Augen ihren Inhalt intensiv auf unsere Fußsohlen wirken lassen – einfach großartig, so etwas mitten in der Küche zu erleben!
- Wer nicht in der Natur sammeln gehen möchte, kann die Wannen auch mit Materialien aus dem Haushalt füllen: leere Toilettenpapierrollen, Watte, Stoff, Eierkartons, Wolle, Zeitungspapier, Stoffreste, Filz, Plastiktüten – der Fantasie sind keine Grenzen gesetzt.

Apropos Füße: Wir haben ja schon beschrieben, wie wichtig es ist, häufiger mal Schuhe und Strümpfe abzulegen und »unten ohne« unterwegs zu sein. Menschen, die kaum barfuß laufen, empfehlen Experten wie Nanette Erkelenz, Sport- und Bewegungswissenschaftlerin von der Universität Ulm, allerdings, die Füße langsam an die ungewohnte Nacktheit heranzuführen:

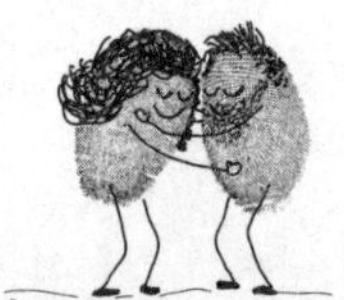

- Am besten erst einmal in den eigenen vier Wänden damit beginnen, immer mal auf Schuhe und Strümpfe zu verzichten und mit bloßen Füßen herumzulaufen. Dadurch wird das Tastempfinden der Fußsohlen schonend aktiviert, und Muskeln, Bänder und Sehnen, die sich über die Jahre zurückgebildet haben, können sich langsam an die ungewohnte Belastung gewöhnen, ohne überbeansprucht zu werden. Denn Füße, die nach jahrelangem Schuhgefängnis zu schnell und zu lang in Freiheit unterwegs sind, können durch die Überbelastung durchaus Schaden an Muskeln, Bändern und Sehnen nehmen.
- An warmen Tagen dann auch nach und nach immer mehr draußen barfuß laufen, zum Beispiel im Garten, im Park oder am Strand. Dort möglichst auf weichen Böden wie Sand oder Gras beginnen. Generell ist der Untergrund draußen im Vergleich zur Wohnung eher uneben, was die Fußmuskulatur am besten trainiert, weil sie ständig Unregelmäßigkeiten ausbalancieren muss. Auf diese Weise wird sie gestärkt.
- Wer die Möglichkeit hat, sollte auch am Arbeitsplatz ruhig mal die Schuhe ablegen und entweder in der Mittagspause draußen kurz barfuß sein oder sogar unter dem Schreibtisch, solange es die Kollegen nicht stört.
- Sportarten wie Gymnastik oder Tanzen eignen sich ebenfalls für bloße Füße, allerdings nur, wenn sie dann schon ein bisschen trainiert sind, um nicht überlastet zu werden.
- Wer ohne den Schutz der Schuhsohlen unterwegs ist, sollte natürlich ein besonderes Auge auf Dornen, Scherben, spitze Steine, Wespen und anderes haben, was schmerzhaft sein oder zu Verletzungen führen kann.

Der Unterschied macht den Unterschied

Zwei Versuche rund um Tasten und Wasser haben uns sehr überrascht, sodass wir sie auch Ihnen an die Hand geben möchten:

Versuch Nr. 1

- In drei Schalen Wasser aus der Leitung mit unterschiedlichen Temperaturen füllen: in eine heißes Wasser (Achtung, nicht verbrühen!), in eine lauwarmes Wasser und in eine eiskaltes Wasser.
- Die Schalen in eine Reihe stellen: links die eiskalte, in die Mitte die lauwarme und rechts die heiße.
- Für gut eine Minute gleichzeitig den linken Zeigefinger in das eiskalte, den rechten Zeigefinger in das heiße Wasser halten.
- Anschließend beide Finger gleichzeitig in die Schale mit lauwarmem Wasser tauchen und ganz bewusst fühlen.
- Spüren Sie den Unterschied in beiden Fingern? Der linke fühlt warmes Wasser und der rechte kaltes, obwohl beide doch in ein und demselben Wasser stecken.
- Und merken Sie, dass nach zwei bis drei Minuten kein Unterschied zwischen den beiden Fingern zu fühlen ist?

Die Sinnesexperten Stephan Frings und Stephan Müller erklären dieses Phänomen in ihrem lesenswerten Buch »Biologie der Sinne« damit, dass die Temperatursensoren in den Fingern nicht die genauen Grad Celsius des Wassers an das Gehirn melden können, sondern es nur darüber informieren, dass sich die Temperatur verändert hat: beim Wechsel von der kalten zur lauwarmen Schale also eine wärmer werdende Temperaturwahrnehmung im linken Finger, beim Wechsel von der heißen zur lauwarmen Schale hingegen eine kälter werdende Temperaturwahrnehmung im rechten Finger. Bleibt die Temperatur dann konstant, wie in der mittleren Schale, lässt auch die Aktivität der Temperatursensoren irgendwann nach, weil sie sich anpassen. Dieses Phänomen kann man auch sehr schön beim Urlaub am Meer beobachten, wenn man aus der heißen Sonne kommt und sich kaum ins Meer traut, weil man das Wasser als eiskalt empfindet – der Temperaturunterschied ist sehr groß, die Sensoren sind sehr aktiv. Hat man sich allerdings überwunden und ist

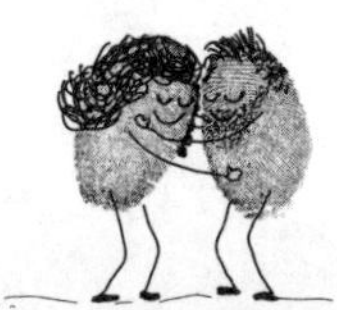

schon etwas im Wasser geschwommen, dessen Temperatur sich ja kaum verändert, dann kommt es einem fast lauwarm vor, weil die Aktivität der Sensoren nachlässt und sie sich angepasst haben. Die Temperaturfühler in unserer Haut können also nicht genau messen, wie viel Grad das Wasser hat, dafür aber sehr präzise melden, wenn sich etwas verändert. So warnen sie das Gehirn und geben ihm die Möglichkeit, adäquat zu reagieren. Und diese Alarmfunktion war in der Evolution überlebenswichtig, um potenzielle Gefahren zu bemerken und sich davor zu schützen. Mehr zum Temperatursinn erfahren Sie im »Exoten«-Kapitel.

Versuch Nr. 2

Und wenn wir mit den Händen schon mal im Wasser sind, können wir auch gleich den zweiten interessanten Versuch anschließen. Allerdings ist dafür ein Topf oder Eimer nötig, in den wir die ganze Hand eintauchen können, sowie ein dünner Einmalhandschuh.

- Den Topf mit kaltem Wasser füllen.
- Die Hand gut abtrocknen und den Handschuh anziehen.
- Die Hand ins Wasser tauchen, ohne dass etwas in den Handschuh laufen kann.
- Spüren Sie, dass sich die Hand nass anfühlt, obwohl sie keine Feuchtigkeit abbekommt und im Handschuh völlig trocken bleibt?
- Durch das Gewicht des Wassers entsteht Druck, der den Handschuh von allen Seiten an die Hand drückt, was wir deutlich spüren können. Zeitgleich melden die Temperatursensoren einen Temperaturunterschied, und beides zusammen vermittelt das Gefühl von Nässe, obwohl die Hand trocken ist.

Ein Hauch von Papier

Ein Versuch hat uns bei unserer Recherche schon durch alleiniges Lesen so begeistert, dass wir ihn zu Hause gleich nachgemacht haben und

Ihnen unbedingt ans Herz, oder eher: an die Haut legen wollen. Er zeigt sehr eindrucksvoll, wie minimal ein passiver Berührungsreiz sein kann, um von uns bewusst wahrgenommen zu werden, und wie empfindlich verschiedene Körperstellen darauf reagieren.

Das Experiment haben Martin Grunwald und seine Kollegen am Haptik-Forschungslabor der Universität Leipzig im Rahmen ihrer Forschung zum Tastsinn durchgeführt, die Grunwald in seinem Buch »Homo hapticus« sehr anschaulich beschreibt. Wir haben den Versuch auf unsere laienhafte Art nachgemacht und fanden auch das schon sehr beeindruckend.

- Das Tastsinntraining beginnt mit etwas Bastelei: Aus einem ganz normalen Papierlocher ein paar von den kleinen runden konfettiähnlichen Papierschnipseln nehmen und sie in ein Schälchen legen. Drei oder vier davon mit einer feinen Nagelschere in vier Viertel teilen (gerne ein paar in Reserve haben, sie verflüchtigen sich schnell mal).
- Einer legt sich mit geschlossenen Augen und nackten Armen entspannt aufs Bett, der andere lässt in einem ersten Schritt einen runden, ganzen Schnipsel aus etwa zehn Zentimeter Höhe auf das Gesicht des Liegenden segeln (falls nötig eine Pinzette zu Hilfe nehmen, um den Schnipsel besser greifen zu können).
- Sobald der Liegende eine Berührung spürt, hebt er die Hand oder sagt »Jetzt«.
- An mehreren Stellen des Gesichts, der Unterarme, Handrücken sowie -flächen und Fingerspitzen das Prozedere wiederholen.
- In einem zweiten Schritt die kleineren Viertel der Schnipsel verwenden (Achtung, sie sind sehr winzig und wehen leicht weg). Eines der kleinen Viertel mit einer Pinzette greifen und damit den Versuch noch einmal machen.
- Was haben Sie wo gespürt?

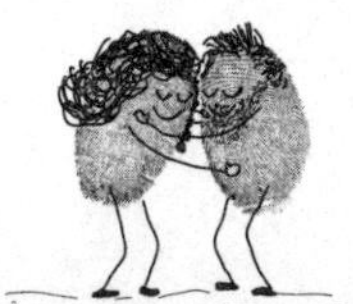

Wir wollen Sie nicht beeinflussen, lesen Sie unsere Erfahrung vielleicht erst, wenn Sie den Versuch gemacht haben.

Fertig? Also dann: Uns hat sehr überrascht, dass wir sowohl den runden Papierschnipsel, der ja schon nicht besonders schwer ist, als auch das winzige Viertelstückchen überall im Gesicht eindeutig spüren konnten, am stärksten im Bereich der Stirn. Laut Grunwald wiegt das Viertel des Papierschnipsels nur 2,5 Milligramm, das sind 0,0025 Gramm – ein Hauch von Papier. An Unterarm und Handrücken spürten wir ebenfalls beide Formen, allerdings das Viertel etwas schwächer und etwas unsicherer als im Gesicht. In der Handfläche und auf den Fingerkuppen war der landende ganze Papierschnipsel deutlich zu fühlen, aber schwächer als auf Unterarm, Handrücken und Gesicht. Beim Viertel waren wir beide uns manchmal an der Handfläche unsicher, ob wir seine Landung überhaupt wahrnahmen, am ehesten konnten wir es noch auf dem Daumenballen erahnen, auf den Fingern spürten wir nichts. Die Unterschiede in der Wahrnehmung hängen unter anderem damit zusammen, wie viele Haare die jeweilige Körperregion besitzt, weil die die Empfindung verstärken (der eine von uns hat da Standortvorteile, was den Fellbesatz angeht), aber natürlich auch von der Ausstattung mit Rezeptoren an der entsprechenden Stelle (wir haben bereits darüber geschrieben). Beides ist individuell.

Mit der Ellenbeuge raten

Als unsere Kinder klein waren, haben sie sich oft gewünscht, dass wir ihre Hände kitzeln. Vom Daumenballen über die Handfläche bis in die Fingerspitzen sollten wir streicheln, kitzeln oder mit den Fingernägeln leicht kraulen, während die beiden mit geschlossenen Augen vor uns saßen oder lagen und schweigend genossen. Es ist aber auch wirklich sehr angenehm, genauso wie das Ellenbeugen-Spiel, das zudem noch sehr lustig ist:

- Einer schließt die Augen, der andere streichelt sanft und langsam mit den Fingerspitzen in kreisenden Bewegungen über die Innenseite des Unterarms vom Handgelenk aus nach oben Richtung Ellenbeuge.
- Sobald der Gestreichelte das Gefühl hat, dass der Streichler die Ellenbeuge erreicht hat, sagt er »Stopp«.
- Dann öffnet er die Augen und kontrolliert, auf welcher Höhe sich die streichelnden Finger befinden.
- Oft ist die Überraschung groß, wie sehr man sich verschätzt hat.
- Überraschend ist auch, dass man das Selbststreicheln des Unterarmes völlig anders empfindet als das Gestreicheltwerden.

Mit dem Rücken lesen

Nicht ganz so tastempfindlich wie die Innenseiten der Unterarme, aber empfindlich genug, um uns zu überraschen, ist unser Rücken. Das kann ein einfaches Spiel zeigen:

- Einer setzt sich auf einen Hocker oder legt sich auf den Bauch, sodass der Rücken frei zugänglich ist.
- Am besten funktioniert es auf bloßer Haut, aber auch ein T-Shirt lässt noch genug Tastempfinden zu.
- Ein anderer schreibt langsam und deutlich mit dem Finger nacheinander Buchstaben auf den Rücken, die ein Wort ergeben. Das muss der Gestreichelte erraten.
- Am besten mit einzelnen Versalien in deutlicher Größe und mit kurzen einfachen Worten beginnen. Je nach Alter und Können des Gestreichelten, Groß- und Kleinschreibung ausprobieren und die Wortlänge steigern bis zu Wortgiganten wie Geburtstagskartenbriefumschlag, Hochzeitstortenzuckerguss oder Donaudampfschifffahrtsgesellschaft.

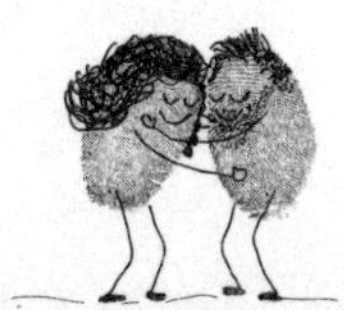

Gänsehaut garantiert

Generell dankt einem nicht nur der Rücken angenehme Streicheleinheiten eines nahestehenden Menschen oder eine sanfte Massage, sondern auch der ganze Körper entspannt sich. Denn die Berührung bewirkt, dass Botenstoffe ausgeschüttet werden wie das Glückshormon Oxytocin, Atmung und Herzschlag ruhiger werden, die Muskeln sich entspannen, Stress abgebaut wird und sich insgesamt ein Wohlgefühl einstellt. Tastsinnexperte Grunwald zufolge öffne man mit jeder adäquaten Berührung quasi eine hauseigene Apotheke ganz ohne Nebenwirkungen. Und sehr eindrücklich ist auch sein Vergleich: Man müsse 30 verschiedene Pillen einwerfen, um die Wirkung einer zehnminütigen Massage zu erreichen. Der stressige Alltag lässt es einen oft vergessen, anderen körperlich nah zu sein. Aber wir versuchen jetzt, unseren Lieben zwischendurch ganz bewusst Berührungen zu schenken und müssen feststellen: Für eine Umarmung, ein Streicheln über den Kopf, ein Schulterklopfen oder ein Rückenkraulen ist eigentlich immer Zeit, man muss nur daran denken.

Apropos Kraulen: Eine Berührungserfahrung hat uns so verwundert, dass wir sie mit Ihnen teilen möchten. Unsere Tochter brachte voller Begeisterung ein ganz besonderes Massagegerät (manche nennen es Kopfkrauler) mit nach Hause, das ihr eine Freundin geschenkt hatte. Es erinnert ein bisschen an eine Spinne: Aus einem metallenen Haltegriff ragen zwölf leicht gebogene Drähte, die am Ende mit einer kleinen Kunststoffkugel abgerundet sind. So unscheinbar dieses Gerät auf den ersten Blick aussah, so groß war seine Wirkung. Denn nachdem es unsere Tochter einem nach dem anderen von oben langsam wie eine Mütze auf den Kopf gesetzt und wieder hochgezogen hatte, machte sich ein wohliges Kribbeln samt Gänsehaut nicht nur am Kopf breit, sondern auch am ganzen Körper – das war unglaublich!

Genuss im Dunkeln

Bei Speisen und Getränken ist das Tastempfinden etwas komplexer, denn neben den Händen fühlen auch Lippen, Zunge, Mund- und Rachenschleimhaut, zudem kann man die anderen Sinne, vor allem den Geruchs- und Geschmackssinn, dabei nicht umgehen. Aber schon den Sehsinn mithilfe eines Schals und geschlossener Augen mal auszuschalten, lässt einen nicht nur die Textur von Lebensmitteln viel intensiver erleben, sondern auch ihren Geschmack im Hinblick auf das Mundgefühl. Schalten wir das Sehen nämlich aus, können wir uns mehr auf Textur und Geschmack von Speisen und Getränken konzentrieren. Denn die Kapazitäten für unsere Aufmerksamkeit sind begrenzt, und der Sehsinn ist so dominant, dass er dazu neigt, einen Großteil unserer verfügbaren neuronalen Ressourcen für sich zu beanspruchen. Die anderen Sinne bekommen daher unbewusst nicht so viel Aufmerksamkeit, wie sie sollten. Oft bestimmt daher das, was wir sehen, auch das, was wir wahrnehmen, gerade wenn es um Essen und Trinken geht. Die Augen mal nicht mitessen zu lassen, kann daher sehr überraschen. Viele Restaurants bieten so ein »Dinner in the Dark« an. Es ist aber auch ganz leicht zu Hause nachzustellen, indem einen der Partner oder Freund bekocht, man mit verbundenen Augen an den Tisch geführt wird und sich überraschen lässt. Experten vermuten, dass es das Gefühl des ständig Unerwarteten ist, das die Erfahrung eines Essens im Dunkeln so interessant, so groß macht.

Warum wir uns dabei sogar im Dunkeln einen Schal um die Augen binden sollten, hat einen einfachen Grund. Er soll sicherstellen, dass wir die Augen wirklich geschlossen halten, weil mit offenen Augen selbst in völliger Dunkelheit die Aufmerksamkeits- und Sehsysteme des Gehirns noch aktiv sind. Auswirkungen auf Textur- und Geschmackswahrnehmung zeigen sich Wissenschaftlern zufolge beim Essen im Dunkeln daher eher mit geschlossenen Augen als mit offenen Augen in einem komplett abgedunkelten Raum.

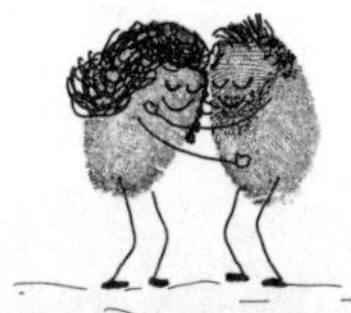

Wer nicht kochen oder bekocht werden möchte, kann die Wirkung der Textur unter Ausschaltung des Sehsinns auch einfach an einem einzigen Lebensmittel testen: Schokolade. Ihre Besonderheit gegenüber anderen Speisen ist nämlich, dass sie bei Raumtemperatur fest ist und bei Mundtemperatur schmilzt. Nur leider achten wir kaum auf diese hohe Kunst des Chocolatiers, sondern essen sie oft schnell nebenbei und kauen dabei, anstatt uns mal ganz bewusst ein Stück im Mund zergehen zu lassen. Daher haben wir zu Hause mal einen »Schokolade-in-the-Dark-Versuch« gestartet:

- Wir haben uns fünf Tafeln mit deutlich ausgewiesenen Texturunterschieden gekauft: reine Vollmilchschokolade, Luftschokolade, weiße Crisp-Schokolade, Vollmilchschokolade mit ganzen Mandeln und Vollmilchschokolade mit harten Karamellsplittern.
- Von jeder Schokolade haben wir uns je zwei Stücke abgebrochen und als Paar vor uns hingelegt.
- Dann haben wir uns mit einem Schal die Augen verbunden, gut eine Minute gewartet und dann nacheinander jedes einzelne Stück auf der Zunge zergehen sowie auf uns wirken lassen und anschließend bewertet.
- Zum Schluss haben wir den Schal abgenommen, wieder eine Minute gewartet und die Schokolade dann Stück für Stück verzehrt wie immer: in den Mund gesteckt, gekaut, geschluckt – fertig.

Die Unterschiede, die wir zwischen Blindverköstigung und Normalverschlingen wahrnehmen konnten, waren wirklich gewaltig. Vor allem die Luftschokolade hat es uns beiden mit ihrem besonderen Mundgefühl angetan. Als wir sie langsam zergehen ließen, fühlte es sich so an, als enthielte sie Cornflakes-Splitter wie die weiße Crisp-Schokolade, dabei waren es nur Luftbläschen. Das war uns beim schnellen Zerkauen früher nie aufgefallen. Überraschend für uns war auch der Zeitunterschied: Während wir zum Beispiel die Vollmilchschokolade mit harten

Karamellsplittern knapp drei Minuten im Mund hatten (nach gut zwei Minuten war die Schokolade weg, dann kam der eigentliche Höhepunkt: Der Mund wurde allein mit den Splittern verwöhnt), war sie beim normalen Kauen schon nach einer halben Minute heruntergeschluckt – die ganz besondere Mischung der Texturen ging in der Eile also komplett verloren. Daher waren wir uns beide zum Schluss einig: Ab jetzt wird Schokolade wertgeschätzt und ganz bewusst genossen, egal mit welcher Textur oder Geschmacksrichtung.

Wer jetzt enttäuscht ist, weil er keine Schokolade mag: Wir haben auch noch einen »Chips-in-the-Dark-Versuch« gemacht. Die knabberten wir nämlich auch oft einfach nebenbei vor dem Fernseher und leerten eine Tüte, ohne einmal bewusst auf die Textur zu achten. Also besorgten wir normale Kartoffelchips, Rifflechips, Kartoffelsticks und Gitterchips, alle mit Paprikageschmack, und ließen unseren Tastsinn ohne die Unterstützung der Augen ans Werk:

Klarer Sieger für einen von uns waren die Rifflechips: Sie fühlten sich sowohl mit den Händen als auch im Mund besonders an und waren hart gebacken – sehr gut! Verlierer war der Klassiker, die normalen Kartoffelchips, die im Vergleich dünn und brüchig wirkten und im Mund schnell eine Tendenz zur Pappigkeit entwickelten.

Die andere kürte die Kartoffelsticks zum Gewinner, weil sie sich schon in den Händen besonders anfühlten, beim Abbeißen sehr knackig waren und auch im Mund noch lange fest und knusprig blieben. Verlierer waren auch bei ihr die normalen Kartoffelchips, weil sie sich in Händen und Mund dünn und pappig anfühlten, kaum knusperten, schnell weich wurden und dann in sich zusammenfielen. Interessanterweise gab es bei den Sticks eine große Diskrepanz zwischen Optik und Textur – rein vom Äußeren hätten sie es nicht auf Platz 1 geschafft.

Zum Schluss waren wir beide uns aber auch bei diesem Versuch wieder einig: Ab jetzt werden Chips nicht mehr als Hand voll in den

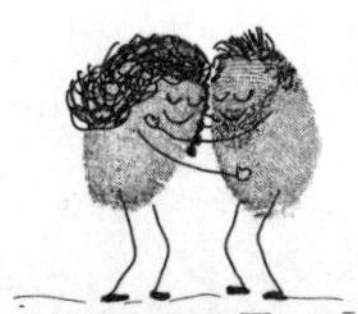

Mund gestopft, sondern einzeln und ganz bewusst gegessen. Der Versuch hatte auf uns beide auch den überraschenden Nebeneffekt, dass wir uns nach relativ wenigen bewusst verzehrten Chips satt fühlten und nicht wie sonst gewohnheitsmäßig einfach weiterknabberten.

Wer jetzt immer noch enttäuscht ist, weil er sowohl süße als auch salzige Snacks ablehnt: Aller guten Dinge sind drei, deshalb haben wir auch noch einen »Apfel-in-the-Dark-Versuch« gemacht. Das beliebte Obst ist sehr gut dafür geeignet, weil es viele verschiedene Sorten gibt, die sich in der Textur sehr unterscheiden, zum Beispiel der Zähigkeit der Schale oder der Knackigkeit und Saftigkeit des Fruchtfleisches. Darüber hinaus verändert sich die Textur ein und derselben Apfelsorte auch noch durch Reifungsprozesse (wer mag, kann das bis zur Schrumpeligkeit ausreizen). Es gibt also auch bei Äpfeln viel zu entdecken für den Tastsinn von Lippen, Zunge und Mundschleimhaut, sodass der Versuch nicht weniger spannend ist als seine beiden Vorgänger. Wir raten, frische heimische Apfelsorten auf dem Markt zu kaufen (da kann einen der Verkäufer auch zu den einzelnen Sorten und ihren Texturen beraten), aber natürlich kann man sie sich auch im Supermarkt besorgen.

- Wir haben uns vier verschiedene Sorten Äpfel auf dem Markt gekauft, zwei von jeder Sorte: Holsteiner Cox, Wellant, Elstar und Topaz.
- Wir haben die Äpfel gewaschen, je vier vor uns auf den Tisch gelegt und uns die Augen mit einem Schal verbunden.
- Anschließend haben wir einen Apfel in die Hände genommen und mit den Fingern bewusst die Struktur seiner Schale, seine Form und Festigkeit gefühlt.
- Dann haben wir langsam abgebissen und dabei besonders auf das Gefühl in den Lippen geachtet. Danach haben wir den Bissen im Mund mit der Zunge untersucht und lange gekaut.

Die Unterschiede haben uns wieder sehr erstaunt. Eine ganz besondere Schale hat zum Beispiel der Holsteiner Cox. Man kann ihn allein mit dem Tastsinn durch eine raue Fläche rund um den Stielansatz gut erkennen. Auch die Textur des Fruchtfleisches ist sehr unterschiedlich, zum Beispiel ist es beim Topaz sehr grobzellig, beim Elstar eher feinzellig. Das feinzellige Fruchtfleisch zerfällt beim Kauen sehr viel schneller und verursacht kaum Reibung auf der Zunge. Herausgestochen hat bei uns beiden der Wellant, weil das Fruchtfleisch besonders fest und knackig ist, er wurde daher als klarer Sieger gekürt.

Mit all diesen Versuchen wollten wir Ihnen zeigen, dass es sich lohnt, unserem Tastsinn mehr Aufmerksamkeit zu schenken – egal ob in der eigenen Wohnung, in der Natur, im Restaurant oder bei der Arbeit. Wir sollten einfach immer mal wieder daran denken, dass er jede Sekunde unseres Lebens aktiv ist, uns durch unser Leben navigiert, mit Menschen und unserer Umwelt verbindet, ein Gefühl für uns selbst gibt, vor Gefahren schützt, uns in Entscheidungen, Meinungen und Verhalten beeinflusst und dabei Unglaubliches vollbringen kann. Wie leistungsfähig der Tastsinn ist, beschreibt Reiner Delgado, Referent beim Deutschen Blindenverband, der seit über 20 Jahren blind ist, sehr eindrucksvoll im *Deutschen Ärzteblatt*: »Wenn ich um die Ecke komme, spüre ich Sonne oder Wind im Gesicht und weiß dadurch, dass das Gebäude aufgehört hat, obwohl ich es nicht sehen kann.« Der Tastsinn setze aber voraus, dass wir selbst aktiv werden, betont er: »Wir sollten keine Scheu davor haben, Dinge anzufassen.« Uns hat dieses Zitat im wahrsten Sinne des Wortes berührt. Daher versuchen wir jetzt, im Alltag ganz bewusst zu fühlen – nicht nur mit den Händen, sondern mit dem ganzen Körper. Es gelingt uns nicht immer, aber immer öfter – und wenn, dann hat das großen Einfluss auf unser Vergnügen und Wohlbefinden.

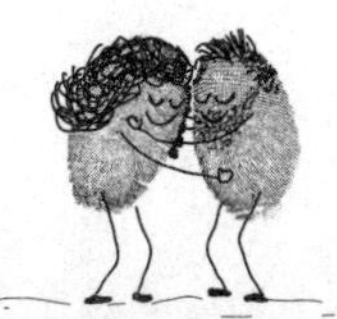

DIE FÜNF EXOTEN

Wahrnehmung des eigenen Körpers
Navigator durchs Hier und Jetzt

Ian Waterman hat Angst vor der Dunkelheit, schreckliche Angst. Das ist erst mal nichts Außergewöhnliches, vielen Menschen geht es so – sei es, weil sie schon mal schlechte Erfahrungen im Dunkeln gemacht haben oder einfach nur so. Ian Watermans Angst aber hat eine ganz andere Ursache, eine extrem seltene: Er kann seine Arme und Beine nur spüren, wenn er sie auch sehen kann. Denn er hat einen Sinn verloren, der den meisten Menschen unbekannt ist: die Propriozeption, auch Eigenwahrnehmung oder Tiefensensibilität genannt. Oder einfach: der sechste Sinn, als Ergänzung zu den klassischen fünf Sinnen Sehen, Hören, Schmecken, Riechen und Tasten.

Die Propriozeption war auch vielen Wissenschaftlern lange Zeit gänzlich unbekannt, entdeckt wurde sie erst im 20. Jahrhundert vom englischen Neurophysiologen und Nobelpreisträger Charles Scott Sherrington. Um genau zu sein: Sherrington entdeckte die Rezeptoren für den sechsten Sinn, die er »Propriozeptoren« nannte. Der Begriff ist zusammengesetzt aus den beiden lateinischen Wörtern »proprius« für »eigen« und »recipere« für »aufnehmen«. Diese Sensoren sitzen in den Muskeln und Sehnen des Körpers. Sie können winzigste Veränderungen registrieren, im Schultergelenk etwa melden sie dem Gehirn schon eine Änderung des Winkels von nur 0,2 Grad, wenn es langsam bewegt wird.

Vor allem zwei Rezeptoren sind beim Menschen im Einsatz. Zum einen die sogenannten Golgi-Sehnenorgane. Der Name deutet es schon an: Sie sitzen dort, wo ein Muskel übergeht in eine Sehne, sie messen, wie viel Kraft er gerade aufbringt. Die Muskelspindeln hingegen, die zweiten wichtigen Sensoren, zeigen Veränderungen der Länge der Muskelfasern an, also ihre Dehnung. Und damit sind sie zum Beispiel dafür zuständig, uns vor dem Umfallen zu bewahren. Sie registrieren sofort, wenn ein Sturz droht, denn dabei bewegen sich bestimmte Muskeln, werden also gedehnt – und das melden die Sensoren innerhalb von Sekundenbruchteilen.

Die Propriozeption ist aber nicht nur für Notfälle zuständig, sondern für den ganz normalen Alltag. Sie gibt dem Gehirn genaue Rückmeldung, wo sich was gerade im Raum befindet: der rechte Daumen etwa auf einem Smartphone-Bildschirm, der linke Arm anlehnend an eine Wand, beide Beine überkreuzt oder, beim Gehen, unterschiedlich angewinkelt. Darüber hinaus ist die Propriozeption wichtig für genaue, zielgerichtete Bewegungen, dafür also, dass der Daumen den richtigen Punkt auf dem Bildschirm trifft, dass wir die Beine gerade so anwinkeln, dass wir nicht umkippen, dass wir einen Schritt vor den anderen setzen können und nicht herumtapsen oder gar hinfallen. Oder dass wir mit den Augen einem Tennismatch folgen können, denn auch die Muskeln dort sind von der richtigen Stellung abhängig.

Tennis schauen kann Ian Waterman zwar, vieles aber funktioniert bei ihm nicht. In den 70er-Jahren verlor er durch eine Immunreaktion vom Hals abwärts seine Propriozeption. Wenn er seine Finger, Hände, Arme, Beine nicht sieht, weiß er nicht, wo sie sich befinden. Er braucht das Licht, sonst ist er verloren. Nur seine Augen verleihen ihm Kontrolle, sie sagen ihm, wo sich sein Bein befindet oder seine Hand. Selbst im Liegen muss er sich mühsam orientieren, denn auch seinen Rücken spürt er nicht, erst ab dem Kopf beginnt das Gefühl wieder. Auf seinen Alltag hat das immense Auswirkungen: Fast alle seiner Bewegungen muss er planen. Er kann nicht spontan ein Glas greifen, er kann nicht einfach so von einem Stuhl aufstehen und losgehen. Das Glas wird er umstoßen oder gar nicht erst treffen, wenn er die

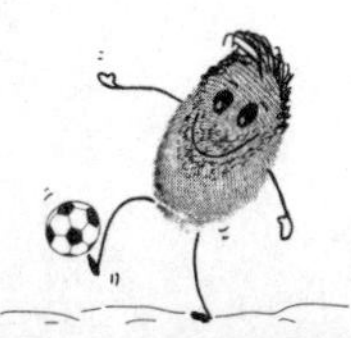

Bewegung nicht zuvor genau durchdacht hat. Und er wird der Länge nach hinschlagen, wenn er sich nicht genau überlegt hat, wie er ein Bein vor das andere setzt, wenn er aufgestanden ist.

Unbekannt und doch so wichtig

Die meisten Menschen dürften nichts von der Existenz eines sechsten Sinnes wissen, doch das Beispiel von Ian Watermann zeigt die, im wörtlichen Sinn, tragende Rolle der Propriozeption. Genauso wie eine amerikanische Studie, in der zwei junge Frauen untersucht wurden, denen der Sinn seit der Geburt fehlte. Sie hatten ähnliche Schwierigkeiten wie Ian Waterman, konnten etwa in der Dunkelheit kaum gehen, hatten große Mühe, die Balance zu halten, und konnten sich nur mit großer Anstrengung selbst anziehen. Hinzu kam aber noch etwas anderes: Fehlbildungen an der Hüfte, den Fingern und den Füßen. Der Kinderarzt für neurologische Erkrankungen Carsten Bönnemann, einer der Autoren der Studie, führt das darauf zurück, dass das Gehirn eines Fötus eine Rückmeldung darüber benötigt, wie er Arme und Beine bewegt. Das Gehirn weiß sonst einfach nicht, in welche Richtung etwa eine Bewegung des Arms geht und wo sie endet, die Muskeln der ungeborenen Kinder spannen sich also ungesteuert an. Da es aber Einfluss auf das Knochenwachstum hat, wie die Muskeln wo ziehen, kommt es zu den Missbildungen, so die Theorie. Verantwortlich für den Ausfall der Propriozeption bei den beiden Frauen, das fanden die Forscher heraus, war übrigens eine seltene angeborene Mutation in einem bestimmten Gen.

Gleichgewichtssinn
Täglicher Balanceakt

Die Propriozeption wäre wenig wert, hätte sie nicht wichtige Helfer, die etwa dafür sorgen, dass wir aufrecht gehen und stehen können und, noch wichtiger, dass wir nicht fallen. Dafür muss im Gleichgewichtssystem alles fein abgestimmt sein. Denn ganz so einfach, wie man denkt, ist es mit dem aufrechten Gehen und Stehen nicht. Da ist etwa der schwere Kopf, der an wirklich ungünstiger Stelle sitzt, nämlich ganz oben – ähnlich wie der noch gewichtigere Oberkörper. Die Füße hingegen: viel zu klein, um dem so weit oben liegenden Schwerpunkt etwas entgegenzusetzen. Ingenieure würden so etwas wohl nicht konstruieren. Normalerweise zumindest nicht.

Sieht man einmal von dem Auto ab, das 1997 auf den Markt kam, und das damals fast eine Revolution in der Autokonstruktion bedeutete: die A-Klasse von Mercedes. Sie hatten einen neuartigen »Sandwichboden« eingebaut, der mehr Raum und mehr Sicherheit für die Passagiere bieten sollte. Doch dieser Boden hatte einen Nachteil: Der Schwerpunkt des Wagens war damit weiter oben als bei anderen Autos. Das rächte sich bei einem speziellen Sicherheitsfahrmanöver, dem sogenannten Elchtest. Dabei wird simuliert, dass plötzlich ein Hindernis auf der Straße auftaucht, ein Elch etwa, dem man nur noch ausweichen kann, weil es zu spät zum Bremsen ist. Die Autos sollten bei diesem Test nicht zur Seite hin ausbrechen – und schon gar nicht umfallen. Die A-Klasse aber tat genau das, sie kippte um. Ihr Schwerpunkt war durch die neue Bauart einfach zu hoch. Lösen ließ sich das nur noch durch ein technisches System, mit dem Mercedes die A-Klasse dann ausstattete, dem Elektronischen Stabilitätsprogramm ESP. Das gab es bis dahin nur in deutlich teureren Autos der Oberklasse. Und tatsächlich funktionierte es: Die Elektronik hielt die A-Klasse aufrecht.

Auch der Mensch hat ein eingebautes ESP. Das ist aber nicht ein einzelnes System, sondern ein Zusammenspiel aus vor allem vier Beteiligten: der Propriozeption, dem Gleichgewichtssinn, den Augen und dem Kleinhirn. Das Kleinhirn ist dabei so etwas wie die (unbewusste) Steuerzentrale der Bewegungen. Hier wird all das verrechnet und verschaltet, was wir nicht wahrnehmen, was automatisch passieren muss. Und das ist einiges: Wir können nicht ständig darüber nachdenken, wie wir uns aufrecht halten, wie wir gehen, wie wir uns drehen, wie wir ein Glas greifen. All das muss einfach so passieren, unbewusst – das Kleinhirn erledigt diese Aufgabe.

Der eigentliche Sinn fürs Gleichgewicht hingegen verbirgt sich tief im Ohr, als direkter Nachbar des Hörsinns. Er sitzt dort im Labyrinth und besteht auf jeder Seite aus fünf Organen: zwei sogenannten Makulaorganen und drei Bogengangsorganen. Sie sind bestückt mit Haarzellen, die so ähnlich auch in der Schnecke des Innenohrs zu finden sind, und auch ihre Funktionsweise ist ähnlich der des Hörsinns. Nur reagieren sie nicht auf Schall, sondern auf Bewegungen des Kopfes. Die Makulaorgane sind zuständig, wenn sich der Kopf geradeaus in eine Richtung bewegt oder bewegt wird (etwa in einem beschleunigenden oder bremsenden Auto oder auch beim Vorwärtsspringen), die Bogengangsorgane sprechen auf Drehungen an. Da sie jeweils unterschiedlich im Raum stehen, registriert jedes andere Drehungen. Ist der Kopf etwa um 37 Grad nach rechts gedreht und um 5 Grad geneigt, melden die Bogengangsorgane eine andere Lage ans Gehirn, als wenn er um 35 Grad nach rechts gedreht und um 3 Grad geneigt ist.

Die Gleichgewichtsorgane messen die Lage also ziemlich genau. Kontrolliert wird das alles von den Augen: Ständig melden sie ans

Gehirn, wie (im wahrsten Sinne des Wortes) die Lage ist, ob vielleicht (ebenfalls im wahrsten Sinne des Wortes) etwas schiefläuft. Kommt etwa der Boden sehr schnell sehr nahe, dann melden sie das ans Gehirn (auch das Kleinhirn ist hier wieder maßgeblich beteiligt), das dann Gegenmaßnahmen ergreifen kann.

Tödliche Stürze

Für die Wahrung der Balance muss alles gut funktionieren und vor allem gut zusammenspielen. Das aber scheint immer öfter nicht der Fall zu sein. In den letzten Jahren kommt es zunehmend zu einem beunruhigenden Phänomen: zu Stürzen. Nach Verkehrsunfällen sind sie inzwischen weltweit die häufigste Ursache für tödliche Unfälle. In den USA muss alle elf Sekunden ein älterer Mensch in die Notaufnahme, weil er sich bei einem Sturz verletzt hat. Das war nicht immer so, die Zahl der tödlichen Stürze hat sich seit den 90er-Jahren fast verdoppelt. Und es betrifft auch nicht nur alte Menschen, wie man denken könnte. In einer Studie haben sich amerikanische Forscher für verschiedene Altersstufen näher angeschaut, wie stark die Zahl der Amerikaner von 1999 bis 2007 stieg oder sank, die durch Stürze starben. In der Altersgruppe zwischen 45 und 64 Jahren war es dramatisch, hier erhöhte sich die Zahl um fast 50 Prozent. Diese Problematik alarmiert immer mehr Institutionen und auch Firmen. Die Weltgesundheitsorganisation WHO etwa hat dazu einen Report erstellt, der Smartphone-Hersteller Apple hat in seine Software für das iPhone eine Funktion eingebaut, die die Stabilität beim Gehen misst und Stürzen vorbeugen soll. Das iPhone registriert dabei über seine eingebauten Sensoren, ob sein Besitzer besonders gefährdet ist zu stürzen, und empfiehlt spezielle Übungen, um das zu verhindern.

Schlechtes Gleichgewicht, schlecht in der Schule

Es scheint also für immer mehr Menschen schwer zu sein, ihr Gleichgewicht zu halten. Das beginnt schon sehr früh, bei den Kindern, wie sich etwa in einer Untersuchung an 8500 hessischen Schülerinnen und Schülern zeigte. Bei zwei Drittel von ihnen fanden sich Auffälligkeiten in den Ergebnissen der absolvierten Gleichgewichttests. Besonders alarmierend war ein Zusammenhang: Viele der Kinder, die in den Balanceübungen in der Untersuchung schlecht abgeschnitten hatten, hatten auch Schwächen in Deutsch und Mathe. Wie sich dieser Zusammenhang erklären lässt, weiß man noch nicht, doch dass das eine mit dem anderen zu tun hat, legte ein weiterer Teil der Studie nahe, in dem geschaut wurde, ob ein tägliches Training daran etwas änderte. Und tatsächlich: Bei den Kindern, die mit täglichen Gleichgewichtsübungen gegensteuerten, besserte sich nicht nur die Balance, sondern auch die Leistungen in Rechtschreibung, Lesen oder Rechnen – ganz im Gegensatz zu Kindern einer Kontrollgruppe, die das tägliche Training nicht machten.

Klar ist für viele Experten allerdings, warum so viele Kinder Probleme mit ihrem Gleichgewichtssinn haben. Als eine der Hauptursachen haben sie mangelnde Bewegung ausgemacht. Denn wer sich nicht bewegt, schult sein Gleichgewichtssystem nicht. Das zeigte sich auch bei der »Aktion Kid-Check« der Universität des Saarlandes an 1600 Kindern im Alter zwischen 6 und 17 Jahren. Wer von ihnen viel Zeit vor einem Bildschirm verbrachte, egal ob Computer oder Fernseher, hatte nicht nur ein erhöhtes Risiko für Haltungsschäden, sondern auch dafür, mit geschlossenen Augen das Gleichgewicht zu verlieren. Die Wissenschaftler folgerten daraus, dass für die Wahrung des Gleichgewichts fast nur noch die Augen der jungen Probanden verantwortlich waren, die Propriozeption und die anderen Gleichgewichtsorgane hatten nahezu jede Funktion verloren, weil sie durch das viele Sitzen untrainiert waren.

Doch gerade im Kindes- und Jugendalter müssen sie geschult und gefordert werden, damit sie später beim Erwachsenen gut funktionieren. Kinder müssen hinfallen und wieder aufstehen, sie müssen sich auf schmalem Grat bewegen und balancieren und auch mal stolpern und sich abfangen. Dafür müssen sie sich bewegen. Das aber tun viele Kinder und Jugendliche heute nicht mehr, sie hocken lieber zu Hause vor dem Smartphone oder dem Computer, als durch die Gegend zu stromern, auf Bäume oder Mauern zu klettern oder draußen mit den Freunden Fußball zu spielen. Die Folgen sind auch später in der Generation der jungen Erwachsenen zu spüren: Zu langes Sitzen, weniger Sportunterricht und kürzere Pausen führten dazu, dass auch 20-Jährige von heute viel wackliger auf den Beinen seien, als sie sein sollten, sagte die Physiologin Dawn Skelton von der britischen Glasgow Caledonian Universität dem *New Scientist*.

Hinzu kommt, dass sich wegen der fehlenden Betätigung die Muskeln nicht richtig ausbilden können, die für die Haltung so wichtig sind. Das ist ebenfalls ein Problem von vielen Erwachsenen: Ihre Balancemuskeln verkümmern zunehmend, ihr Gleichgewichtssinn wird nicht trainiert, denn auch sie bewegen sich häufig nur wenig, wahrscheinlich noch weniger als Kinder und Jugendliche. In vielen Jobs müssen die Menschen gerade mal ihre Finger krümmen, um zu tippen, und manchmal den Arm strecken, um einen Telefonhörer ans Ohr zu führen, ansonsten aber sitzen sie stundenlang vor einem Rechner. »Ich sehe häufig Menschen mit Mitte 40, die ein schlechteres Gleichgewicht haben als 70- oder 80-Jährige«, sagte Skelton dem *New Scientist*.

Öfter mal umschauen

Doch im Problem liegt gleichzeitig die Lösung – man muss sich nur mehr bewegen, am besten ganz gezielt. Spezielle, aber einfache Übungen bringen schnell Erfolge. Zunächst einmal kann man seinen Gleichgewichtssinn testen, indem man sich auf ein Bein stellt und die Augen schließt. So können die Augen nicht mehr beim Balancieren helfen, es kommt nur noch auf die eigentlichen Gleichgewichtsorgane an. Wer es keine 30 Sekunden schaffe, stehen zu bleiben, habe eindeutig Trainingsbedarf, sagt Skelton. Das Praktische an dem Test ist, dass man sich schon in der richtigen Position für die erste und einfachste Übung befindet: stehend auf einem Bein. Und das sollte man häufiger tun, immer mal wieder zwischendurch, morgens beim Zähneputzen etwa oder bei der Arbeit am Stehpult, zu Beginn auch mit offenen Augen, wenn es mit geschlossenen schwerfällt. Fast nebenbei kann man eine weitere Übung machen, nämlich beim Radfahren Ausschau halten (wir hatten Ihnen davon ja ohnehin schon im Seh-Kapitel vorgeschwärmt), also nicht nur geradeaus gucken, sondern immer mal wieder den Kopf nach links und rechts drehen und sich die Landschaft anschauen – wenn es die Situation zulässt. Auch das trainiert den Gleichgewichtssinn. Die dritte Übung ist zwar etwas aufwendiger, der Aufwand ist aber nicht besonders groß: Man sollte öfter mal auf einer Linie entlanglaufen. Das kann man ganz einfach in den Alltag einbauen, wenn man das nutzt, was schon vorhanden ist, etwa die Linien von Pflastersteinen, und es dann tut, wenn man ohnehin unterwegs ist, etwa auf dem Weg zur Arbeit. Und schließlich kann man etwas tun, das tatsächlich recht viel Aufwand erfordert, das aber nicht nur dabei hilft, die Balance zu halten: Man kann Tai-Chi erlernen. Ursprünglich in China als Kampfkunst entwickelt, machen inzwischen Millionen von Menschen die langsam fließenden Übungen, um fit zu werden oder zu bleiben, auch geistig. Denn das zeigen Studien: Tai-Chi sorgt nicht nur für eine gute Haltung, sondern auch für bessere kognitive Fähigkeiten. Und die tragen wiederum zu einem besseren Gleichgewichtssinn bei.

Dass die richtige Balance sogar eine der häufigsten Sportverletzungen verhindern kann, haben niederländische Forscher herausgefunden. Sie ließen Sportler nach einer Verstauchung im Sprunggelenk des Fußes (in ihrer Extremform bekannt als Bänderriss) spezielle Übungen machen. Weil bei der Verletzung wohl vor allem eine mangelnde Propriozeption eine Rolle spielt, der Körper nicht richtig auf eine Veränderung reagiert hat, etwa eine Unebenheit im Untergrund, und der Fuß dann umgeknickt ist, haben niederländische Forscher ein Training entwickelt, das genau diese Fähigkeit verbessern soll. In einer Studie mit Sportlern, die schon einmal eine solche Verletzung erlitten und deswegen ein erhöhtes Risiko für eine erneute Verstauchung hatten, führten einfache Übungen auf einem Balancebrett zu einer verminderten Anzahl von Verstauchungen.

Die richtige Haltung lässt sich also tatsächlich in fast jedem Alter gut und meist auch einfach trainieren.

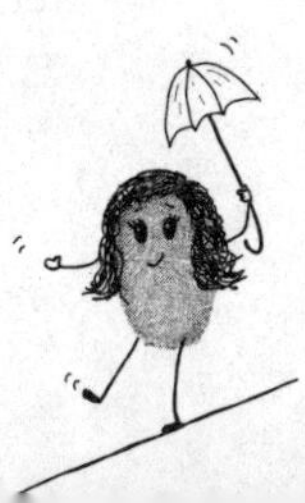

Wahrnehmung von Temperatur
Heiß, heiß, Baby!

Im Angesicht des Todes macht der Mensch verrückte Dinge. Bei großer Kälte etwa, kurz vor dem Erfrieren, reißen sich manche Menschen ihre Kleider vom Leib, als wäre die Hitze für sie sonst unerträglich. Die Reaktion wird »Kälte-Idiotie« genannt, scheinbar zu Recht, denn was kann es Idiotischeres geben, als sich bei Minusgraden auszuziehen? Tatsächlich ist es aber ein nur folgerichtiges Verhalten. Die »Kälte-Idioten« reagieren einfach auf das, was der Körper ihnen vorgibt, oder besser: vorgaukelt – dazu später mehr.

Eigentlich kann der Mensch ganz gut beurteilen, ob es zu kalt oder warm für ihn ist. Er hat dafür ein Warnsystem zur Verfügung, das Änderungen der Temperatur relativ fein bestimmt. Für viel mehr taugt es allerdings nicht. Zwei verschiedene Rezeptortypen tun in der Haut ihren Dienst: Kälte- und Wärmesensoren. Von Ersteren gibt es etwa dreimal mehr, alle beide sind recht unterschiedlich verteilt: Hände und Füße sind eher spärlich bestückt, auf Gesicht und Brust sind reichlich davon vorhanden. Konkret sitzen auf der Zunge knapp 20 Kälterezeptoren auf einem Quadratzentimeter, in der Handfläche nur etwa fünf. Wärmesensoren gibt es dort sogar noch weniger, im Schnitt findet sich nur alle zwei Quadratzentimeter einer.

Die beiden Rezeptortypen beschreibt man am besten über bestimmte Temperaturzonen, in denen sie mal mehr, mal weniger gut funktionieren. Am besten sprechen die Rezeptoren für die Kälte zwischen 20 und 25 Grad an, die für die Wärme zwischen 40 und 45 Grad. Außerhalb dieser Bereiche machen sie zwar auch Meldung ans Gehirn, aber eben nicht so stark. Kompliziert wird es im Zwischenbereich, zum Beispiel bei 33 Grad Hauttemperatur: Hier reagieren sowohl Kälte- als auch Wärmerezeptoren. Was soll das Gehirn damit nun anfangen – ist es nun kalt, wie es die einen Rezeptoren suggerieren, oder doch eher warm, wie es die anderen anzeigen? Es macht es sich einfach: Gerade weil Signale beider Sensoren ankommen, weiß das Gehirn, dass die Temperatur in der Zwischenzone liegen muss, das ist zwischen 30 und 40 Grad der Fall.

Liegt die Hauttemperatur längere Zeit zwischen 30 und 35 Grad, empfindet man weder Kälte noch Wärme (man nennt den Bereich thermische Indifferenzzone). Das ist auch kein Wunder, denn in diesem Bereich liegt die übliche Hauttemperatur – und die soll man ja nicht die ganze Zeit spüren, das wäre schnell eine Reizüberflutung. Bei weniger als 30 Grad hat man dauerhaft ein Kältegefühl auf der Haut, oberhalb von 35 Grad spürt man ständig Wärme. Ab etwa 45 Grad empfindet man dann Schmerz. Ähnlich, nur umgekehrt ist es mit der Kälte – unterhalb von 15 Grad tut es weh.

Generell hat das Messsystem seine Stärken vor allem im Erspüren von Veränderungen. Ändert sich die Temperatur schnell und auf großer Hautfläche, können manche Menschen schon eine um nur 0,2 Grad höhere oder niedrigere Temperatur wahrnehmen. Der Sinn hat also vor allem darin seine Stärke, vor Veränderungen zu warnen und damit vor Gefahren, und nicht so sehr, eine Art lebendes Thermometer zu sein. Einiges kann der Körper dabei auch selbst regeln, nämlich über die Durchblutung der Haut: Je mehr er die Gefäße in der Haut öffnet, desto mehr Blut strömt hindurch, und das kann wiederum die Haut wärmen.

Lebenswichtige Verlagerung

Allerdings muss man auch so ehrlich sein und sagen, dass dem Körper die Temperatur in der Haut nicht so wahnsinnig wichtig ist. Er ist da nicht so sehr der oberflächliche Typ, sondern der, der sich für die inneren Werte interessiert. Die Hautregion nutzt er als eine Art

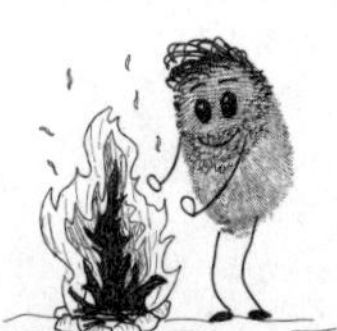

Wärmereservoir. Was ihm wirklich wichtig ist, ist die sogenannte Kerntemperatur, also dass Kopf und Rumpf immer gleich warm sind, nämlich etwa 37 Grad. Sonst laufen wichtige Stoffwechselprozesse aus dem Ruder. Leber und Gehirn werden am wärmsten gehalten. Um eine stabile, immer gleiche Temperatur zu gewährleisten, nutzt der Körper die oberflächliche Lage der Haut schamlos aus. Wird der Kern zu warm, verlagert er Blut in die Haut. Dann steigert er die Durchblutung von normalerweise 0,2 bis 0,5 Liter in der Minute auf mehr als 4 Liter pro Minute. Andersherum, bei extremer Kälte, kann er die Blutversorgung vor allem an den (im Notfall eher unwichtigen) nach außen abstehenden Körperteilen wie Nase, Kinn oder Zehen derart einschränken, dass etwa die Finger kurzzeitig auf 5 Grad abkühlen, ohne dass es sie schädigen würde. Gleichwarm ist der Mensch also nur in seinem Körperkern, außen kann die Temperatur um etwa 30 Grad schwanken.

Damit sind wir auch bei der anfangs erwähnten Kälte-Idiotie mancher Menschen, die bei extremer Kälte das Gefühl haben, sich entkleiden zu müssen. Vermutet wird, dass sich bei ihnen auf einmal die Gefäße weiten, das Blut in die Hautregion schießt und sie so eine scheinbare Hitze spüren lässt. Tatsächlich hat der Körper für »normalkalte« Situationen einen Schutzmechanismus zur Verfügung, der ähnlich funktioniert: Bei tiefen Temperaturen weitet er etwa alle 20 Minuten die Gefäße der Haut, bei vielen Menschen gut erkennbar an der roten Nase. Ist die Haut dann wieder einigermaßen warm, wird sie weniger durchblutet. Ob die Kälte-Idiotie wirklich darauf beruht, ist (noch) nicht klar. Eine Rolle spielen könnte auch, dass wegen der großen Kälte das Gehirn letztlich doch weniger durchblutet wird und verrücktspielt. Bekannt ist, dass es bei Unterkühlungen zu Halluzinationen kommen kann und zu großer Euphorie – verbunden mit einem plötzlichen Wärmegefühl reißen sich daher manche Menschen einfach die Kleider vom Leib. Wenn diese Kälteopfer dann gefunden werden, kommt schnell der Verdacht auf, dass sie Opfer eines Sexualverbrechens geworden sind. Die meisten Pathologen und Rechtsmediziner kennen aber den wahren Grund und sorgen schnell für Aufklärung.

Lebensrettende Kälte

Allerdings sollte man nicht allzu vorschnell sein und jemanden für tot erklären, den man scheinbar erfroren findet. Denn mit sinkender Temperatur sinkt auch die Aktivität des Stoffwechsels, der Körper braucht weniger Energie und auch Sauerstoff und kann länger und besser damit zurechtkommen, dass das Herz stillsteht und Organe wie das Gehirn längere Zeit ohne Sauerstoff auskommen müssen – die Chance aufs Überleben steigt. Chemische Grundlage für diese Reaktion ist die sogenannte Reaktionsgeschwindigkeit-Temperatur-Regel. Sie besagt, dass eine Erhöhung der Temperatur um zehn Grad chemische Prozesse (wie etwa den Stoffwechsel) um das etwa Zweifache erhöht, umgekehrt gilt sie natürlich auch bei sinkender Temperatur. Deswegen müssen Menschen, die aus einem eiskalten See oder Fluss gezogen werden, wiederbelebt werden, bis sie wieder warm geworden sind. Ein englisches Notarzt-Sprichwort bringt es auf den Punkt: »Nobody is dead until he is warm and dead.«

Das wohl spektakulärste Beispiel dafür, wie treffend dieser Spruch ist, ist das von Anna Bågenholm, einer schwedischen Ärztin. Es ist der 21. Mai 1999, Bågenholm geht nach der Arbeit im örtlichen Krankenhaus noch mit zwei Kollegen Ski laufen, sie alle arbeiten in der Nähe von Narvik in Norwegen. Als Anna einen gefrorenen Fluss überquert, stürzt sie, durchbricht mit dem Kopf voran das Eis – und bleibt stecken. Ihre beiden Kollegen können sie nicht aus dem Eis ziehen. 40 Minuten lang sieht man sie noch ihre Beine bewegen, die aus dem Eis ragen, dann wird sie bewusstlos. Ihre Kollegen aber haben schon reagiert und einen Hubschrauber alarmiert. 80 Minuten nach dem Sturz ist Bågenholm aus dem Eis befreit, sie wird ins Krankenhaus geflogen. Dort angekommen zeigt das EKG keine Herzaktivität mehr

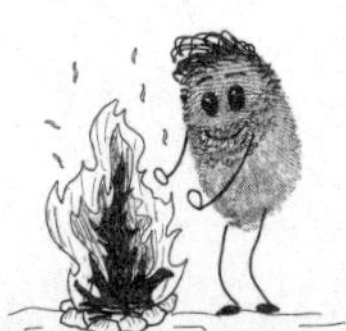

an – Anna Bågenholm ist klinisch tot. Die Ärzte geben sie dennoch nicht auf, sie schließen sie an eine Herz-Lungen-Maschine an und erwärmen so ihr Blut. Ihr Körper ist da auf 13,7 Grad Celsius heruntergekühlt – Rekord für einen Menschen. Die Ärzte schaffen es tatsächlich, Bågenholm wiederzubeleben. 14 Tage später wacht sie auf. Sie erholt sich – und kann nach einiger Zeit sogar wieder als Ärztin arbeiten. Die Kälte ist nicht immer eine Bedrohung für den Menschen, manchmal ist sie auch seine Rettung.

Wahrnehmung von Schmerz
Wachhund unseres Körpers

Der Ellbogen tat weh, die Hand, die Schulter. Jeder der 270 Probanden hatte massive Schmerzen im Arm. In der anstehenden Studie sollten sie Linderung erhalten: Die eine Gruppe bekam Medikamente gegen die Beschwerden, die andere wurde mit Akupunktur behandelt. Zwei Wochen nach Beginn klagte allerdings ein Drittel von ihnen über Nebenwirkungen der Therapie: Sie waren schlapp, manche kamen gar nicht mehr aus dem Bett, wenn sie die Schmerzmittel bekommen hatten; sie hatten Rötungen und Schwellungen an der Haut, wenn sie in der Akupunkturgruppe waren. »Die Nebenwirkungen waren einfach erstaunlich«, sagt Ted Kaptchuk, Leiter der Studie und Medizinprofessor an der Harvard Medical School. Zumal es genau die Beschwerden waren, die man den Probanden zuvor als mögliche Nebenwirkungen genannt hatte. Es gab aber auch gute Nachrichten: Bei den meisten Probanden besserten sich die Schmerzen, bei denen, die akupunktiert worden waren, noch mal mehr als bei denen, die mit Schmerzmitteln behandelt worden waren.

Am erstaunlichsten an der Studie aber war, dass keiner der Probanden eine echte Therapie bekommen hatte: Die Pillen enthielten keinen Wirkstoff, sie bestanden aus Maisstärke; die Akupunkturnadeln waren so konstruiert, dass sie die Haut nicht durchstachen, sie piksten sie nur ein wenig an. Es war alles nur ein Fake. Allerdings zu wissenschaftlichen Zwecken. Denn Studienleiter Kaptchuk untersuchte damit die erstaunliche Wirkung von Placebos, er ist einer der weltweit

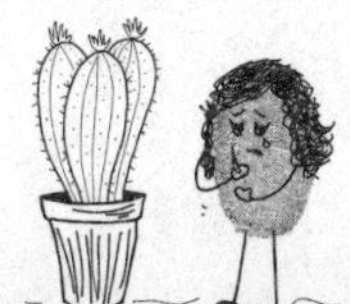

führenden Forscher auf dem Gebiet. Und um nichts anderes handelte es sich bei den Therapien in der Studie: um Placebos, also eine Scheinbehandlung, die eigentlich keinen positiven Effekt auf die Gesundheit haben kann, aber doch einen hat und vielen der Probanden die Schmerzen genommen hatte. Allerdings hatte sie bei einigen auch das Gegenteil erreicht: Manchen der Probanden hatte man nur sagen müssen, welche Nebenwirkungen sie bekommen konnten – und sie bekamen sie dann auch. Dieser sogenannte Noceboeffekt ist so etwas wie der böse Stiefbruder des Placeboeffekts, er bringt keine erwartete Besserung, sondern Verschlechterung, einfach, weil man darum weiß.

Klingelzug für den Schmerz

Was die Studie aber sehr eindrücklich zeigt: Mit den Schmerzen ist es nicht so einfach, wie man vielleicht denkt. Es geht dabei nicht nur um das, was physiologisch im Körper passiert, um Rezeptoren, die einen Reiz melden, um Nerven, die ihn weiterleiten, um das Gehirn, das ihn als Schmerz wahrnimmt. Lange Zeit dachte man, dass es genau so funktioniere, genauer gesagt: seit dem frühen 17. Jahrhundert, als der französische Philosoph René Descartes es sehr einfach als eine Art Klingelzug beschrieb, an dessen Ende (im Gehirn) ein Signal (der Schmerz) ertönt, wenn man daran zieht. Diese Vorstellung hielt sich bis in die Mitte des 20. Jahrhunderts. Rein anatomisch gesehen ist das auch so. Alles beginnt mit den Rezeptoren: Sie registrieren die Reize, die von außen kommen. Es gibt sie in den Muskeln, den Augen, den Eingeweiden, der Haut. Jeder einzelne Rezeptor ist dabei zuständig für ein bestimmtes Gebiet, etwa ein Hautareal. Und ausnahmsweise sind die Reizempfänger mal nicht sonderlich kompliziert aufgebaut, sondern recht einfach strukturiert, es sind freie Nervenendigungen ohne einen speziellen Aufbau. Das reicht auch vollkommen aus, um ihre Funktion zu erfüllen, denn im Gegensatz zu den meisten anderen Sinnesrezeptoren müssen sie nicht besonders wählerisch sein, was die Art des Reizes angeht – sowohl Hitze (eine heiße Herdplatte etwa) als auch

Druck (ein gequetschter Finger) wie auch chemische Reize (eine ätzende Säure zum Beispiel) aktivieren sie. Allerdings muss der Reiz schon relativ stark sein, damit es zu einer Reaktion kommt, die über die Nerven und das Rückenmark ans Gehirn gemeldet wird. Bei manchen Einflüssen geht es dann auch sehr schnell. Etwa wenn man auf eine heiße Herdplatte fasst: Mit einem Reflex reagiert der Körper darauf und stellt dafür extraschnelle Leitungen zur Verfügung: Die zuständigen Nerven melden die Gefahr innerhalb von Sekundenbruchteilen weiter, die Hand wird unwillkürlich zurückgezogen. Andere Schmerz-Nervenfasern hingegen, die nicht für Reflexe zuständig sind, leiten langsamer, sie brauchen ein bis zwei Sekunden, um etwa eine Verletzung zu melden. Man könnte sagen: Wenn es schon zu spät ist und Schlimmes nicht mehr verhindert werden kann, kommt es nicht mehr so sehr auf höchste Geschwindigkeit an. Etwas komplizierter ist es mit Signalen aus dem Körper, dort sind es Botenstoffe aus entzündeten Geweben, auf die die Rezeptoren reagieren. So registrieren sie, wenn etwas nicht stimmt, wenn etwa der Wurmfortsatz des Blinddarms entzündet ist, und melden es ans Gehirn.

Unempfindlich auf Schmerzen

So unangenehm Schmerzen sind, sosehr man meint, auf sie verzichten zu können, so lebensnotwendig sind sie. Sie warnen uns vor akuten Gefahren von außen genauso wie vor langsam heraufziehenden im Inneren, aber auch vor plötzlich auftretenden körperlichen Beschwerden wie einem Herzinfarkt. Ohne den Schmerzsinn wären wir diesen schädigenden Einflüssen ausgesetzt und merkten es nicht. Kinder, die mit einer Schmerzunempfindlichkeit geboren werden, sterben denn auch meist schon früh.

Es gibt aber Situationen, in denen der Mensch relativ unempfindlich auf Schmerzen ist: wenn er schläft. Das liegt am Thalamus, der Struktur, die den größten Teil des Zwischenhirns einnimmt und eng mit der Hirnrinde verschaltet ist. Der Thalamus fungiert als eine Art

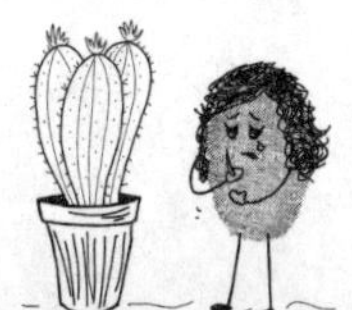

Schaltstelle des Schmerzes, durch ihn müssen die Signale aus dem Körper hindurch, damit sie im Gehirn als Schmerz wahrgenommen werden. Und wenn der Mensch schläft, blockiert der Thalamus diese Weiterleitung, Schmerzen kann er dann nicht mehr bewusst wahrnehmen. Erst wenn sie sehr stark werden, erwacht der Mensch, und der Thalamus wird wieder durchlässig. Das macht man sich in einer speziellen Situation in gewisser Weise zunutze: bei einer Narkose. Mit Narkosemitteln wird das Bewusstsein ausgeschaltet, im wahrsten Sinne des Wortes einschneidende Eingriffe sind nun möglich. Wobei man eines klarstellen muss: Obwohl der Patient die Schmerzen nicht empfindet, haben sie doch eine Wirkung auf den Körper, sie belasten ihn – allerdings längst nicht so stark wie ohne Betäubung. Deswegen beinhaltet eine moderne Narkose immer auch die gleichzeitige Gabe von (starken) Schmerzmitteln.

»Das schnellste Messer« im OP

Früher aber ging es erst mal darum, Menschen überhaupt in einen Zustand versetzen zu können, in dem sie von den Schmerzen nichts mitbekamen. Das war lange Zeit undenkbar, Operationen waren auch deswegen ein großes Risiko, weil die Patienten so derartig schmerzhafte Qualen erlitten, dass sie nicht selten daran starben. Es war eine der ganz großen Herausforderungen der Medizin, etwas zu finden, das den Menschen die Schmerzen während einer Operation nahm. Über Tausende von Jahren hatten Ärzte und Heiler danach gesucht und diverse Mittelchen und Methoden ausprobiert, ob Bilsenkraut, Efeuextrakt, Tollkirschensaft, Opium oder auch Hypnose – nichts wirkte verlässlich. Noch in der ersten Hälfte des 19. Jahrhunderts galten jene Chirurgen als die besten, die ihr Handwerk schnell erledigt hatten. Denn für viele Eingriffe hatten die Ärzte nur wenige Minuten Zeit, die Gefahr war sonst zu groß, dass die Patienten am Schock durch den Schmerz starben. Amputationen mussten besonders schnell gehen. Der britische Starchirurg Sir Robert Liston trennte 1846 in

London das zertrümmerte Bein eines Butlers innerhalb von nur 25 Sekunden ab, und er galt auch dann noch als »The fastest knife«, als »das schnellste Messer«, nachdem er vor lauter Eile bei einer Oberschenkelamputation nicht nur den Hoden des Patienten, sondern auch gleich noch zwei Finger seines Assistenten mit entfernt hatte. Das verdeutlicht ein weiteres großes Problem der Eingriffe ohne Narkose: Die Patienten waren nicht ruhig zu stellen, sie wehrten sich mit Händen und Füßen gegen die Schmerzen, die ihnen während der Operation angetan wurden. All das schränkte die Chirurgen in der Ausübung ihres Handwerks stark ein, viele Eingriffe waren gar nicht möglich. Den Brustkorb konnte man nicht öffnen, den Bauch auch nicht, eine Blinddarmentzündung endete nicht selten tödlich.

Das änderte sich im Jahr 1846, man kann sagen: von einem Tag auf den anderen. Es ist Freitag, der 16. Oktober. In einem Operationssaal des Massachusetts General Hospital in Boston, der gleichzeitig als Hörsaal dient, haben sich Ärzte der Stadt und Studenten der nahe gelegenen Harvard-Universität versammelt, um einem Spektakel beizuwohnen. Ein Wunderheiler will zeigen, dass er einem Patienten die Schmerzen nehmen kann. Es kann sich nur um einen Schwindler handeln, denn es gab schon einige Versuche zuvor, die alle scheiterten. Ein Zahnarzt hatte etwa mit Lachgas demonstrieren wollen, dass eine schmerzfreie Operation möglich sei – und war gescheitert. Der berühmte Chirurg John Collins Warren hatte sich aber auf einen neuen Versuch eingelassen und einem gewissen William Thomas Green Morton eine Chance gegeben, der ebenfalls Zahnarzt von Beruf war.

Gegen zehn Uhr ist alles angerichtet. Auf dem Operationsstuhl liegt der Patient, ein junger Mann mit einem gutartigen Tumor unterhalb des Unterkiefers, und Warren möchte loslegen mit seinem Skalpell. Doch Morton fehlt noch. Er hat bis zum Schluss an dem Gerät gefeilt, mit dem er den Patienten in Narkose versetzen will. Im letzten Moment stürzt er nun herein, geht zum Patienten, redet ihm gut zu – und lässt ihn dann Ätherdämpfe einatmen, die aus einem Glaskolben

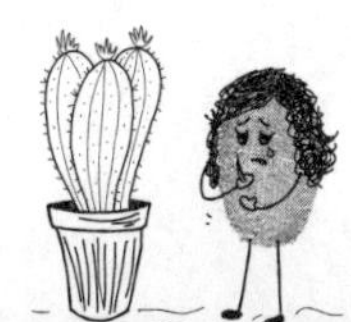

entweichen. Nach kurzer Zeit sinkt der Kopf des Patienten zurück, tatsächlich: Er scheint eingeschlafen zu sein! »Ihr Patient ist bereit, Doktor!«, sagt Morton zu Warren, und der beginnt. Er setzt einen Schnitt am Hals an – und wartet auf den typischen »Initialschrei« des Patienten, der sonst immer ertönt. Aber nichts außer ein paar unverständlichen Lauten ist zu hören. Der Mann scheint wirklich keine Schmerzen zu spüren. Warren entfernt den Tumor, nach nur fünf Minuten ist die Operation vorbei, und Warren spricht einen Satz, der Medizingeschichte schreiben wird: »Gentlemen, this is no humbug!« Ein paar Tage später dann der letzte Beweis: Morton narkotisiert einen Mann, dessen Bein amputiert werden muss. Ein Eingriff, der den Patienten alles abverlangt, so stark sind die Schmerzen dabei. Doch dieses Mal herrscht wieder Stille, selbst als die Säge in den Knochen fährt.

Es war also tatsächlich keine Schwindelei, die das Publikum an dem Oktobermorgen gesehen hatte. Es war aber auch nicht die erste erfolgreiche Narkose, die die Welt gesehen hatte, es gab schon vorher zumindest einen erfolgreichen Versuch. Doch der Erfolg von Morton geht um die Welt. Seine Methode findet zahlreiche Nachahmer, die von nun an ihre Patienten mit Äther narkotisieren und Eingriffe ermöglichen, die vorher undenkbar waren. Was da an dem Oktobermorgen in Boston passierte, war nichts weniger als eine Revolution in der Medizin.

Ein Modell gerät ins Wanken

Schmerzen spielen aber nicht nur bei Operationen eine wichtige Rolle, sie sind generell eines der großen Themen in der Medizin. Man muss sich nur mal die Dimension in Deutschland anschauen: Sechs Millionen Menschen fühlen sich in ihrem Alltag durch sie beeinträchtigt, 23 Millionen berichten von chronischen Schmerzen. Bei diesen Menschen haben sich die Schmerzen verselbstständigt, ihre Funktion, vor Gefahren zu warnen, erfüllen sie nicht mehr. Eigentlich hat der Körper ein System zur Verfügung, das so etwas verhindern soll: einen Kanal, der in umgekehrter Richtung zu dem des Schmerzreizes läuft, nämlich vom Gehirn über das Rückenmark hinunter. Hierüber kann der Körper, oder besser: das Gehirn, eintreffende Schmerzreize sowohl verstärken als auch hemmen. Diese Erkenntnis ist noch relativ neu. Bis Mitte der 60er-Jahre fand man noch das Klingelzug-Modell von Descartes sehr überzeugend und plausibel, erst ein Fachartikel des Kanadiers Ronald Melzack und seines britischen Kollegen Patrick Wall brachte das Modell ins Wanken. Er zeigte, dass es so einfach nicht sein kann. Und es ist tatsächlich komplizierter, wie kompliziert, ergaben weitere Forschungsarbeiten. Aber man kann es recht einfach ausdrücken: Schmerz ist nicht gleich Schmerz. Wie stark man ihn fühlt und ob überhaupt – das hängt davon ab, was das Gehirn daraus macht. Und das wiederum wird beeinflusst von vielen Faktoren: persönlichen Erfahrungen, Gefühlen oder auch gesellschaftlichen Einflüssen.

Eine entscheidende Funktion übernimmt dabei das Rückenmark. Hier wird das Schmerzsignal in unterschiedlichem Ausmaß gehemmt, und das aus verschiedenen Richtungen: Das Gehirn schickt Nervenfasern dafür herunter, auch andere Sinneseindrücke unterdrücken die Weiterleitung, zudem gibt es im Rückenmark selbst Nervenzellen, die hemmend wirken. Vor allem die sogenannten Endorphine (zusammengesetzt aus *endo*gene M*orphine*) setzen die Signale dann biochemisch um. Ausgeschüttet im Gehirn und über die Blutbahn im Körper verteilt binden sie an spezielle Rezeptoren und blocken so vor allem im Rückenmark die Weiterleitung von Schmerzsignalen ab. Aber auch direkt im Gehirn wirken sie hemmend auf Schmerzen ein und sind darüber hinaus ein wichtiger Teil des sogenannten Belohnungssystems des Menschen: Sie werden ausgeschüttet, wenn es etwas Positives zu bestätigen gilt, wenn wir Erfolg haben. Sie geben uns also ein gutes Gefühl. Entdeckt wurden auch sie erst recht spät, nämlich 1975. Zuvor kannte man nur ihre synthetischen Pendants und die in der Natur vorkommenden, die Opioide, von denen das namengebende Morphin eines der bekanntesten und wirksamsten ist. Das wird auch in der Schmerztherapie eingesetzt, bei ihm besteht aber immer die Gefahr,

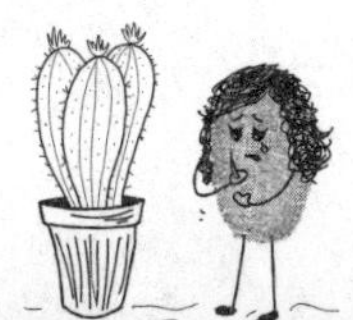

dass es zu einer Abhängigkeit kommt, vor allem natürlich, wenn es über längere Zeit angewendet wird.

Ablenkung hilft

Inzwischen ist die Therapie von chronischen Schmerzen nicht mehr so sehr auf Medikamente ausgerichtet, wie sie es noch vor nicht allzu langer Zeit war. Die Erkenntnis, dass es nicht nur eine Einbahnstraße von unten nach oben gibt, nutzt man inzwischen aus. Genauer gesagt: Man erkennt mittlerweile die wichtige Rolle, die das Gehirn dabei spielt. Das nämlich entscheidet darüber, ob man einen Schmerz als Qual empfindet, die kaum auszuhalten ist, oder ob er einen nicht besonders kümmert, man ihn womöglich gar nicht beachtet.

Man weiß, dass es den Schmerz etwa mindern kann, wenn man abgelenkt ist und etwas tut, an dem man Spaß hat, ob das nun Computerspiele sind oder Handarbeit. Man weiß, dass es hilft, wenn man den Schmerz nicht allein ertragen muss, sondern sich in Gesellschaft begibt. Ein Kurs in einem Fitnessstudio, der regelmäßige Skatabend oder mit einer Freundin an einem festen Wochentag zu joggen – so etwas kann den Schmerz lindern. Und man weiß inzwischen, dass man chronische Schmerzen erlernt – und damit auch wieder verlernen kann. Das ist fast die wichtigste Erkenntnis. Die Beachtung und sogar Zuwendung, die man durch sie bekommt; die Schonhaltung, die man sich angewöhnt, die aber letztlich nur neue Schmerzen verursacht; die Krankschreibung wegen Rückenschmerzen, die es einem so einfach macht, dem Stress im Büro aus dem Weg zu gehen: Schmerzen werden auf vielerlei Art und Weise gelernt. Sie festigen sich mit der Zeit, und irgendwann ergibt man sich ihnen, fühlt sich ihnen ausgeliefert, denkt, man könne doch ohnehin nichts dagegen tun. Dann haben die Schmerzen die Kontrolle übernommen.

Und die muss man ihnen wieder entreißen. Oder anders: Die Schmerzen müssen – und können! – verlernt werden. Die sogenannte multimodale Schmerztherapie hat genau das zum Ziel. Das Besondere dabei ist, dass der Schmerz von mindestens zwei verschiedenen Fachrichtungen angegangen wird. Nach einem individuellen, von Ärzten aufgestellten Behandlungsplan gehen dann etwa Psychotherapeuten den Ursachen für die Schmerzen auf den Grund, die vielen Patienten gar nicht bewusst sind. Ergo- und Physiotherapeuten trainieren spezielle Übungen, mit denen die Patienten etwa ihre Schonhaltungen überwinden können. Mehrere Wochen kann so eine multimodale Therapie dauern, danach haben viele Patienten das Gefühl, dass der Schmerz nicht mehr sie beherrscht, sondern sie den Schmerz. Schmerz ist also etwas ganz Individuelles – das auch individuell behandelt werden sollte.

Therapie mit Placebos

Ein Bestandteil einer Schmerztherapie könnten zunehmend auch die oben schon erwähnten Placebos sein. Experten vermuten, dass bis zu 30 oder sogar 50 Prozent der Patienten mit chronischen Schmerzen auf Placebos reagieren. Und viele Mediziner nutzen das Potential: Eine Umfrage unter englischen Hausärzten ergab etwa, dass drei Viertel von ihnen sie einsetzen. Allerdings halten viele Experten das für ethisch nicht vertretbar. Denn auch wenn Placebos eine Hilfe sein können, täuschen Ärzte ja ihre Patienten, wenn sie sie ohne deren Wissen anwenden.

Ted Kaptchuk, der oben bereits erwähnte Placebospezialist von der Harvard Medical School, untersucht deswegen inzwischen eine andere Möglichkeit, die Scheintherapie einzusetzen: als sogenannte Open Label Placebos. Dabei sagt der Arzt dem Patienten ganz offen, dass er eine Pille bekommt, in der sich kein Medikament befindet, lässt aber mit Worten wie »Lassen Sie uns mal sehen, was passiert« bewusst offen, ob es nicht vielleicht doch eine Wirkung gibt. Kaptchuk selbst hat dazu eine Studie mit Probanden gemacht, die an Rückenschmerzen litten – und tatsächlich eine schmerzreduzierende Wirkung festgestellt. In anderen Untersuchungen sahen Forscher Effekte bei Knieschmerzen oder auch Migräne.

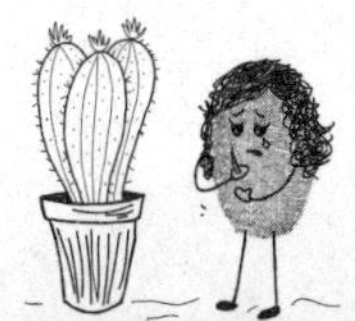

Placebos wirken also, auch wenn man weiß, dass sie keinen Wirkstoff enthalten. Wie und warum das so ist? Da steht die Forschung noch ganz am Anfang. Eines aber weiß sie inzwischen eindeutig: Das Gehirn ist der größte Schmerzauslöser – und zugleich das beste Schmerzmittel.

Wahrnehmung des Inneren
Da rührt sich was

Wenn Rechtsmediziner einen Kollegen zu seinem 65. Geburtstag ehren möchten, dann geben sie eine Festschrift mit dem Namen »Ersticken« heraus. Darin tragen sie zusammen, welche neuen Erkenntnisse es zu diesem Thema gibt. Etwa zu der Frage, ob »ein Griff an den Hals zum reflektorischen Herztod führen kann«.

Diesen Griff kennen Sie bestimmt aus dem einen oder anderen James-Bond- oder einem anderen Action-Film. Dort wird er von den Guten wie von den Bösen angewandt, um jemanden innerhalb von Sekunden ohnmächtig werden zu lassen oder zu töten. Ein gezielter Griff vorn seitlich am Hals auf den sogenannten Karotissinus, mit gar nicht allzu großer Kraft, und schon gibt es kein Halten mehr.

Medizinisch gesehen handelt es sich um einen Reflex, bei dem sogenannte Pressorezeptoren eine wichtige Rolle spielen. Die tun dort im Karotissinus ihren Dienst, das ist eine Aufweitung der Karotisarterie am Hals. Damit liegen die Rezeptoren an entscheidender Stelle, denn die Karotisarterie, die Halsschlagader, versorgt den Kopf und damit das Gehirn mit Blut, an den Rezeptoren rauscht also ordentlich was vorbei. Es ist ein guter Platz, um einigermaßen repräsentativ für den Körper den Blutdruck zu messen, genauer: die Dehnung der Arterienwand. Das Ergebnis melden sie ans Gehirn, an den Hirnstamm. Ist der gemeldete Blutdruck nicht besonders hoch oder niedrig, interpretiert der diese Information als »normal« und schließt daraus: »Ich muss

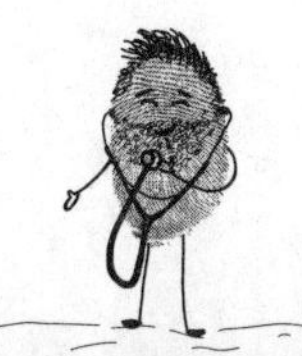

nicht entscheidend eingreifen.« Steigt aber der Blutdruck innerhalb kurzer Zeit stark an, droht potentiell Gefahr etwa für das Gehirn, und es folgt der beschriebene Karotissinusreflex, der die anatomisch-physiologische Grundlage für den Filmgriff an den Hals ist: Gefäße in der Körperperipherie werden geweitet und gleichzeitig wird die Herzfrequenz gesenkt, der Blutdruck sinkt. Den Pressorezeptoren ist es allerdings egal, was sie dehnt, es muss nicht das vorbeiströmende Blut sein, auch ein Schlag von außen oder eben der Griff an den Hals können den Reflex auslösen und zu einer recht schnellen Reaktion führen – die sich vor allem in einer sinkenden Herzfrequenz äußert.

Runter mit dem Puls!

Einer von uns hat das während des Medizinstudiums mal in einem Praktikum in der Anästhesie eines Kreiskrankenhauses im Rheinland erlebt. Der Chefarzt dort machte sich einen Spaß daraus, bewusst seinen Puls zu senken. Dazu schloss er sich in einem Raum, in dem sonst die Patienten vor einer Operation liegen und schon überwacht werden, über ein paar Kabel auf der Brust an einen EKG-Monitor an, um sich seine Herzfrequenz anzeigen zu lassen. Dann drückte er an seinem Hals von außen auf den Karotissinus. Der Puls ging runter. Erst bei etwas mehr als 30 Schlägen in der Minute (normal sind 60 bis 80 Schläge pro Minute) nahm er seine Finger vom Hals, und der Puls wurde wieder schneller. Hätte er länger gedrückt – wer weiß, was passiert wäre, ob er ohnmächtig geworden wäre. Spätestens dann wäre die Herzfrequenz aber wieder gestiegen, weil er nicht mehr auf den Hals hätte drücken können. Es war sozusagen selbstlimitierend.

Aber was ist, wenn jemand anderer drückt, wie es in Action-Filmen demonstriert wird? Die Rechtsmediziner, die ihrem Kollegen (es war der damalige Chef des Instituts für Rechtsmedizin der Universität Hamburg, Werner Janssen) 1990 die oben genannte Festschrift widmeten, kamen zu dem Ergebnis: Bei einem kurzen Griff an den Hals erscheint ein plötzlicher Tod »nach den vorliegenden Literaturangaben und den pathophysiologischen Grundlagen des Karotissinusreflexes höchstens bei besonderen Voraussetzungen in der Person des Geschädigten denkbar und ist im ›Normalfall‹ praktisch unmöglich.«

Zu diesen normalen Fällen gehören wohl keine Menschen, die an einer schweren Arteriosklerose leiden, deren Gefäße also etwa durch langjähriges Rauchen oder ungesunde Ernährung »verkalkt« sind, wie man sagt. Bei ihnen kann es nämlich zu einem Karotissinussyndrom kommen. Schon ein zu enger Hemdkragen, eine Krawatte oder auch eine falsche Kopfbewegung können dann dazu führen, dass der Reflex ausgelöst wird, das Herz für mehrere Sekunden stehen bleibt und sie bewusstlos werden – und gar sterben.

Bei all dem Tod und Verderben muss man aber auch über die andere Seite des Reflexes sprechen. Er funktioniert ebenso in die entgegengesetzte Richtung, wenn der Blutdruck also (plötzlich) abfällt. Zum Beispiel, wenn man liegt und dann aufsteht. 400 bis 600 Milliliter Blut werden dann vor allem nach unten in die Beine und Füße umverteilt, sie fehlen dem Kreislauf an anderer Stelle, und damit muss der Körper erst mal zurechtkommen. Die Pressorezeptoren (es gibt auch noch welche an anderer Stelle im Körper, etwa in der Hauptschlagader Aorta) messen diesen plötzlichen Blutdruckabfall und leiten schnell die Gegenreaktion ein, verengen also die Gefäße in der Muskulatur, der Haut oder auch der Nieren – und lassen so den Blutdruck wieder steigen. Barorezeptorreflex nennt man diese automatische Reaktion.

Sauerstofffühler im Blut

Neben den Pressorezeptoren hat der Mensch noch andere Messfühler im Inneren seines Körpers verteilt. Im Herz-Kreislauf-System etwa geht es nicht nur um den Blutdruck, man kann dort auch Schmerzen empfinden, bei einem Herzinfarkt zum Beispiel. Auch in Speiseröhre, Magen und Darm oder der Blase gibt es Sensoren. Sie melden dem Gehirn, welche Konsistenz das Essen hat, das man gerade herunterschluckt, oder dass man auf Toilette muss, für Schmerzen gibt es sie

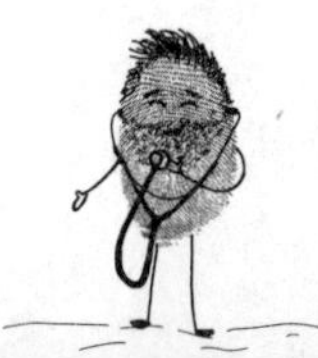

ohnehin. Die Leber zum Beispiel hat auch Sensoren für Schmerzen, wobei die Fühler nur auf ihrer Kapsel, in ihren Blutgefäßen und den Gallenwegen vorhanden sind. Passiert etwas Ungutes hingegen nur im Lebergewebe, bekommt man erst dann Schmerzen, wenn etwa die Kapsel gespannt ist. Über viele dieser Fühler weiß man noch nicht allzu viel, von einigen tatsächlich nur, dass es sie geben muss, aber nicht, wo genau sie sitzen, wie und was sie alles messen.

Recht bekannt sind die Sensoren, die an der Steuerung der Atmung beteiligt sind: sogenannte Chemorezeptoren, die messen, wie hoch der Gehalt an Sauerstoff und Kohlendioxid (der Fachausdruck lautet »Partialdruck«) im Blut ist. Die wichtigsten haben ihren Sitz an einer Aufgabelung der schon oben erwähnten Halsschlagader, der Karotisarterie, und in der Hauptschlagader, der Aorta, jeweils in einem Gefäßknäuel, einem sogenannten Glomus. Diese Knäuel werden relativ gesehen stärker durchblutet als das Gehirn und reagieren äußerst feinfühlig auf Änderungen sowohl der Partialdrücke von Sauerstoff und Kohlendioxid als auch auf die des pH-Wertes. Der pH-Wert gibt an, ob etwas sauer oder alkalisch ist, und auch er spielt eine Rolle bei der Atmung: Das Kohlendioxid wird im Blut, vereinfacht gesagt, als Kohlensäure gelöst (ein großer Teil der Säureteilchen, die sogenannten Protonen, werden vom Blutfarbstoff abgepuffert, also keine Sorge). Die Werte werden dem Atemzentrum im Hirnstamm gemeldet, das dann berechnet, ob der Mensch schneller und tiefer atmen sollte, um Kohlendioxid loszuwerden und Sauerstoff aufzunehmen – oder umgekehrt. Der Kohlendioxidgehalt hat dabei den größten Einfluss auf die Atemtätigkeit: Bei einem hohen Partialdruck ist viel davon im Blut, es sollte also mehr geatmet werden; bei geringem Druck kann es das Atemsystem ruhiger angehen lassen.

Zuviel des Atmens

Normalerweise funktioniert dieser Regelkreis sehr gut, bei einem nicht ganz seltenen Phänomen aber ist er quasi ausgeschaltet: wenn jemand hyperventiliert. Ausgelöst wird das meist durch akuten Stress, große Angst oder Panik. Die Betroffenen fangen dann an, schnell zu atmen, sie können sich häufig gar nicht mehr beruhigen. Mehr und schnellere Atmung bedeutet, dass sie viel Kohlendioxid ausatmen und der Partialdruck im Blut sinkt – eigentlich das Zeichen fürs Gehirn, weniger schnell atmen zu lassen. Doch in diesen Situationen passiert oft das Gegenteil. Und das liegt auch an den Folgen des niedrigen Kohlendioxidgehalts im Blut. Weniger Kohlendioxid im Blut bedeutet nämlich, dass sich dort weniger Kohlensäure befindet (die entsteht im Blut ja aus dem Kohlendioxid), das Blut wird also alkalischer. Das wiederum lässt den Kalziumspiegel im Blut sinken, die Folge sind Symptome wie Muskelkrämpfe, ein Kribbelgefühl am Mund, zitternde Arme und Beine und sogar Lähmungen. Die schüren noch mehr Panik und lassen die Betroffenen wiederum schneller atmen. So eindrucksvoll diese Symptome sind, so einfach ist das Mittel, um sie zu beenden: Man lässt die Betroffenen in eine (Papier-)Tüte atmen. Das macht die Reaktion der Hyperventilation rückgängig. Denn dann atmen sie mehr Kohlendioxid ein als normalerweise, nämlich auch das, das sie in die Tüte ausgeatmet haben. Die große Menge an Kohlendioxid löst sich wiederum im Blut zu Kohlensäure, es wird wieder saurer, der Kalziumspiegel steigt, die Symptome verschwinden – und der eigentlich immer so gut funktionierende Regelkreis mit den Chemosensoren ist wieder im Takt: Die Atmung wird ruhiger.

All diese Beispiele verdeutlichen, dass es neben den fünf bekannten und prominenten Sinnen, den »Klassikern«, durchaus noch weitere gibt, die »Exoten«. Sie mögen noch mehr im Hintergrund agieren und uns noch weniger bewusst sein, aber auch sie bestimmen unser Leben und sorgen dafür, dass wir uns nicht verletzen, dass wir auf Gefahren aus dem Inneren wie aus dem Äußeren reagieren können, dass wir atmen können, dass unser Herz richtig schlägt und unser Blutdruck sich den Umständen anpasst.

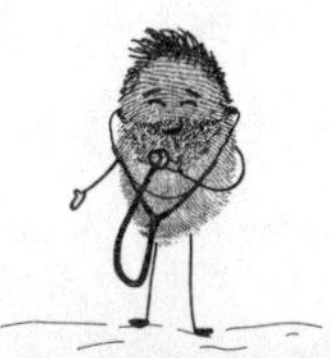

Zusammengenommen bringt es der Mensch also auf zehn Sinne, die er beisammen haben sollte. Und wer weiß: Vielleicht entdecken Forscher ja noch mehr …

Zu guter Letzt

… würden wir uns freuen, wenn Sie Ihren Sinnen durch unser Buch etwas nähergekommen sind. Wenn Sie im Alltag immer mal wieder an sie denken und sich von ihrer Magie verzaubern lassen. Unser Leben jedenfalls haben sie bereichert, nachdem wir sie ausgegraben hatten (sie waren wirklich tief verschüttet). Jetzt wieder ganz bewusst bei Sinnen zu sein und ihr Können auszuschöpfen, zahlt sich in vielen Momenten aus – in glücklichen Zeiten, die wir dank ihnen jetzt intensiver erleben, aber auch in schweren, die wir mit ihrer Hilfe besser meistern können. So erstickt etwa ein einfacher Apple-Crumble allein schon mit seinem Duft so manche Krise unserer Familie im Keim und schmeckt anschließend auch noch großartig. Unterwegs schauen wir uns nicht nur um, sondern riechen uns auch um. Wir gönnen uns dabei die eine oder andere Duftdusche, geben unserer Nase zum Beispiel in der Natur einen Augenblick mit blühendem Holunder, Raps oder Kirschlorbeer, mit frisch gemähtem Rasen, regennassen Tannenzweigen oder typischer Meeresbrise. Auch in der Stadt riechen wir bewusst den Duft einer Bäckerei, einer Würstchenbude, eines Wochen- oder Weihnachtsmarktes – ein wahrhaft sinnliches Erlebnis! Außerdem kochen wir häufiger selbst und nehmen uns dabei wirklich mal Zeit, um schon bei der Zubereitung in Ruhe zu schnuppern und zu probieren. Wir schmecken mit Kräutern und Gewürzen ab, und zwar oft erst auf dem Teller, um für mehr Abwechslung beim Essen zu sorgen. Willkommener Nebeneffekt: Seitdem verwenden wir viel weniger Salz. Außerdem haben wir uns ein Beispiel an den erfolgreichen Basketballspielern der NBA genommen, die sich mit mutmachenden Faust-, Brust- und Schulterstößen, Kopfklatschern,

High Fives und Variationen von Umarmungen zum Sieg berührten, und setzen das jetzt auch in unserem Familienteam um. Da wir unsere morschen Knochen allerdings nicht mehr zu Brust- und Schulterstößen in die Luft schrauben können wie die durchtrainierten Profis, beschränken wir uns dabei auf gelenkschonende Schulterklopfer, Armstupser, Wangenstreichler, Kopfkrauler und natürlich Umarmungen (mit Letzteren hatte eine von uns ja eh schon viel Erfahrung). Darüber hinaus verschaffen uns unsere Sinne jetzt viele einprägsame Erste-Mal-Erlebnisse. Unser Leben bestand nämlich aus unzähligen Routinen, vor allem was Job und Familie anging. Erst durch das Ausgraben unserer Sinne haben wir Dinge getan, die wir zuvor noch nie gemacht hatten. Zum Beispiel haben wir das erste Mal in unserem Leben versucht, einen Weltrekord zu brechen. Es ist uns (eigenartigerweise) nicht gelungen, war aber ein unglaublich lustiges Erlebnis, das wir nicht vergessen werden. Wir haben vieles das erste Mal bewusst gerochen, geschmeckt, gehört, gesehen oder berührt, das wir zwar schon lange kannten, aber nie richtig wahrgenommen hatten. Zitronenschale zum Beispiel ist dadurch zu unserem festen Begleiter geworden – sie erfrischt uns mit ihrem Duft nicht nur am Computer, sondern auch auf langen Autofahrten. Und eine Gänsehaut-Playlist hat jetzt ihren festen Platz auf unserem Smartphone, ist stets an unserer Seite, um uns zwischendurch immer mal wieder Glücksmomente zu schenken. Wir haben auch unseren Arbeitsplatz zu Hause ans Fenster und damit ins rechte Licht gerückt (er war vorher viel zu dunkel), etwas Grünes darauf platziert und den Computerbildschirm augenfreundlich eingestellt.

Generell versuchen wir jetzt dank unserer neu entdeckten Sinne, immer mal wieder Routinen zu durchbrechen. Zum Beispiel haben wir unsere Gartenmöbel samt Grill nicht im Keller überwintern lassen, sondern das erste Mal seit 16 Jahren trotz Schnee und Eis mit unseren Nachbarn im Garten gegrillt. Die Würstchen im Brötchen mit selbst gemachtem Glühwein, Esskastanien, Feuerschale und Weihnachtsmusik waren zwar etwas völlig anderes als das seit Jahren praktizierte

Sommergrillen, bescherten uns aber schöne Abende – und ein Gefühl von Weihnachtsmarkt. In der eigenen Küche variieren wir jetzt Rezepte, die wir jahrelang immer gleich gekocht haben, und probieren auch mal völlig neue aus. Unseren Weg zur Arbeit gehen wir nun einfach mal anders (dabei kommt es uns natürlich zugute, dass wir in einer Großstadt leben) und fahren viel mehr mit dem Rad als mit Bus oder Bahn, was uns die Stadt, in der wir seit Jahrzehnten leben, noch einmal von einer ganz neuen Seite erleben lässt.

All das haben wir unseren neu entdeckten Sinnen zu verdanken, und die sind uns mittlerweile so ans Herz gewachsen, dass wir sie gerne pflegen und trainieren, um sie so lange wie möglich fit zu halten – es kostet ja auch nicht viel Mühe, und sie geben uns viel zurück. Sollten sie aber irgendwann mal schwächer werden und altersbedingt ihren Dienst quittieren, hoffen wir, dass es uns so ergeht, wie dem alten Paar aus unserer Nachbarschaft:

Beide sind sicher weit über 80. Meist in Beige gekleidet drehen sie bei Wind und Wetter ihre Runde um den Block. Oft begegnen sie uns morgens, wenn wir auf dem Fahrrad Richtung Ottensen fahren. Sie gehen Arm in Arm eingehakt, er langsam und gebeugt am Gehwagen, sie mit Sonnenbrille und festem Schritt. Jedes Mal das gleiche Bild, und jedes Mal sind wir gerührt, wenn wir sie sehen. Einmal, als wir zu Fuß unterwegs waren, bekamen wir nach Jahren die Gelegenheit, die beiden anzusprechen – danach dachten wir neu über unser Leben nach. Das Paar überquerte die Straße in einer beunruhigenden Langsamkeit, von der Seite kam schon ein Auto heran, das weit schneller als die vorgeschriebene 30 km/h fuhr. Wir sahen die beiden den gegenüberliegenden Kantstein mit dem Rollator ansteuern, den Wagen heranrasen und dachten gleichzeitig: »Das ist ihr Ende!« Doch während wir auf sie zustürzten und »Vorsicht, ein Auto! Sollen wir helfen?« schrien, beschleunigte das Duo unerwartet, und der alte Herr bugsierte behände seinen Gehwagen samt Gattin über die Bordsteinkante. Wow, was für eine Meisterleistung!

Wir konnten es nicht glauben! Während wir mit offenen Mündern vor ihnen zum Stehen kamen, sagte er: »Danke, aber wir schaffen das gut allein! Meine Frau hilft mir beim Gehen, und ich helfe ihr beim Sehen.« Darauf die alte Dame: »Stimmt, aber soll ich Ihnen was sagen? Ich würde lieber schlechter laufen und dafür besser sehen können – vor allem abends vor dem Fernseher. Aber das Leben ist eben kein Wunschkonzert!« Beide mussten lachen, bedankten sich noch für unser Hilfsangebot und setzten Arm in Arm langsam ihren Weg fort. Diese Begegnung hat uns so berührt, dass sie unbedingt in dieses Buch musste. Die beiden ergänzten sich ganz selbstverständlich gegenseitig. Er war ihre Augen, sie sein Gleichgewicht. Was für ein perfektes Zusammenspiel!

Es würde uns sehr freuen, wenn unser Buch Ihnen auch den einen oder anderen schönen Sinnesmoment geschenkt hat und Ihnen im Alltag immer mal wieder etwas in den Kopf kommt, das Sie hier gelesen haben. Eine kurze Frage noch zum Schluss: Haben Sie den Bücherwurm entdeckt? Den haben wir als kleines Schmankerl für ihren Sehsinn im Buch untergebracht. Wer ihn bis jetzt noch nicht bemerkt hat, kann ja noch mal auf die Suche gehen. Die Auflösung finden Sie am Schluss des Buches, am Ende vom Register auf Seite 392.

Ein schönes, langes Leben mit all Ihren Sinnen wünschen Ihnen

Ihre Schweikers

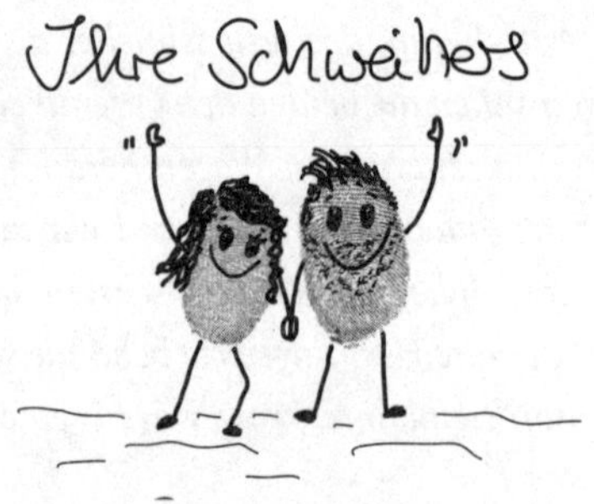

ANHANG

Dank

Danke, liebe Evolution, dass du uns diese großartigen Sinne geschenkt hast, wir werden uns ab jetzt gut um sie kümmern!

Danke auch allen Möglichmachern, Ruheoasenspendern, Kraftgebern, Finanzaufbesserern, Anspornern, Hauptdarstellern, Versuchsteilnehmern, Buchlesern – und besonders allen Sinnesforschern und -ausgräbern.

Quellen

Hier finden Sie in alphabetischer Reihenfolge die Studien, Broschüren, Bücher und Medien, die das Gerüst unserer Recherche gebildet haben.

Einführung: Willkommen im Reich der unentdeckten Fähigkeiten

Brandes, R. (Hrsg.), Lang, F. (Hrsg.), Schmidt, R. F. (Hrsg.): Physiologie des Menschen. Mit Pathophysiologie, Springer-Verlag (2019)

Frings, S., Müller, F.: Biologie der Sinne. Vom Molekül zur Wahrnehmung, Springer-Verlag (2019)

Zampini, M., Spence, C. (2004): The role of auditory cues in modulating the perceived crispness and staleness of potato chips. J Sens Stud 2004; 19: 347–363

Die fünf Klassiker

Riechen: Immer der Nase nach

3sat

AMBOSS, Lernsoftware und Nachschlagewerk für Mediziner

Anzenberger, G. et al. (2002): Partnerwahl und Immungenetik. PdN-BioS. 2002 Jan; 1(51): 3–8

Arbeitsgemeinschaft Ökologischer Forschungsinstitute e.V. (Hrsg.): AGÖF-Leitfaden »Gerüche in Innenräumen – Sensorische Bestimmung und Bewertung«, September 2013

Arbeitsgemeinschaft Olfaktologie und Gustologie der Deutschen Gesellschaft für Hals-Nasen-Ohren-Heilkunde, Kopf- und Hals-Chirurgie

BBC

BIOMAX, Max-Planck-Gesellschaft

Brandes, R. (Hrsg.), Lang, F. (Hrsg.), Schmidt, R. F. (Hrsg.): Physiologie des Menschen. Mit Pathophysiologie, Springer-Verlag (2019)

Bushdid, C. et al. (2014): Humans Can Discriminate More than 1 Trillion Olfactory Stimuli. Science 2014 Mar 21; 343(6177): 1370–1372

Calvi, E. et al. (2020): The scent of emotions: A systematic review of human intra- and interspecific chemical communication of emotions. Brain Behav. 2020 May; 10(5): e01585
Campus Talks, ARD-alpha
Chapman, H. A. et al.: The Face of Distaste: A Preliminary Study. Chem Senses. 2017 Jul 1; 42(6): 457–463
Croy, I. et al. (2012): Learning about the Functions of the Olfactory System from People without a Sense of Smell. PLoS One. 2012 Mar 21; 7(3): e33365
Curtis, V., de Barra, M. (2018): The structure and function of pathogen disgust. Philos Trans R Soc Lond B Biol Sci. 2018 Jul 19; 373(1751): 20170208
Der Spiegel
Der Standard
Der Tagesspiegel
Deutscher Allergie- und Asthmabund
Deutscher Verband der Riechstoff-Hersteller e.V.
Deutschlandfunk Kultur
Deutschlandfunk Nova
Die Welt
Die Zeit
DLG-Expertenwissen, Deutsche Landwirtschafts-Gesellschaft
Dubas, J. S. et al. (2009): A Preliminary Investigation of Parent – Progeny Olfactory Recognition and Parental Investment. Hum Nat 2009 Jan 31; 20: 80–92
Einstein, SRF
Fessler, D. M. T. et al. (2005): Elevated disgust sensitivity in the first trimester of pregnancy: Evidence supporting the compensatory prophylaxis hypothesis. Evol Hum Behav. 2005 Jul; 26(4): 344–351
Frankfurter Allgemeine Sonntagszeitung
Frankfurter Allgemeine Zeitung
Frankfurter Rundschau
Fraunhofer-Gesellschaft
friedrich – das Forschungsmagazin der Friedrich-Alexander-Universität Erlangen-Nürnberg
Friedrich-Schiller-Universität Jena
Frings, S., Müller, F.: Biologie der Sinne. Vom Molekül zur Wahrnehmung, Springer-Verlag (2019)
Geo kompakt
Gesamtverband der Deutschen Versicherungswirtschaft e. V.
Gesundheitliche Bewertung von Trichloramin in der Hallenbadluft: Mitteilung der Ad-hoc-Arbeitsgruppe Innenraumrichtwerte der Innenraumlufthygiene – Kommission des Umweltbundesamtes und der Obersten Landesgesundheitsbehörden. Bundesgesundheitsbl 2011; 54: 997–1004
Gottfried, J. A. (Hrsg.): Neurobiology of Sensation and Reward, CRC Press/Taylor & Francis (2011)

Gottfried, J. A. et al. (2003): Encoding Predictive Reward Value in Human Amygdala and Orbitofrontal Cortex. Science 2003 Aug 22; 301(5636): 1104–1107
Greenberg, M. I. et al. (2013): The perception of odor is not a surrogate marker for chemical exposure: a review of factors influencing human odor perception. Clin Toxicol (Phila). 2013 Feb; 51(2): 70–76
Hamburger Abendblatt
Hamburger, K., Knauff, M. (2019): Odors Can Serve as Landmarks in Human Wayfinding. Cogn Sci. 2019 Nov 6; 43(11): e12798
Harvard University
Hatt, H., Dee, R.: Das kleine Buch vom Riechen und Schmecken, Albrecht Knaus Verlag (2012)
Hattinger, A. (2015): Perinatales Olfaktorisches Lernen. Die Hebamme 2015; 28(4): 277–287
Hauser, H. et al. (2008): Differential transfer of dietary flavour compounds into human breast milk. Physiol Behav. 2008 June; 95(1–2): 118–124
Herold, G.: Innere Medizin, Gerd Herold Verlag (2010)
Herz, R. S. (2009): Aromatherapy Facts and Fictions: A Scientific Analysis of Olfactory Effects on Mood, Physiology and Behavior. Int J Neurosci. 2009 Feb; 119(2): 263–290
Herz, R. S., von Clef, J. (2001): The Influence of Verbal Labeling on the Perception of Odors: Evidence for Olfactory Illusions? Perception 2001 March 1; 30(3): 381–391
HNO-Ärzte im Netz
Hüttenbrink, K.-B. et al. (2013): Riechstörungen: Häufig im Alter und wichtiges Frühsymptom neurodegenerativer Erkrankungen. Dtsch Arztebl Int 2013; 110(1–2): 1–7
Hummel, T. et al. (2009): Effects of olfactory training in patients with olfactory loss. Laryngoscope. 2009 Mar; 119(3): 496–9
IKEA Life at Home Report 2016
innovations-report
Institut für Qualität und Wirtschaftlichkeit im Gesundheitswesen
Joung, Y. S. et al. (2017): Bioaerosol generation by raindrops on soil. Nat Commun. 2017 Mar 7; 8: 14668
Justus-Liebig-Universität Gießen
Kiecolt-Glaser, J. K. et al. (2008): Olfactory Influences on Mood and Autonomic, Endocrine, and Immune Function. Psychoneuroendocrinology. 2008 Apr; 33(3): 328–339
Li, W. et al. (2006): Learning to Smell the Roses: Experience-Dependent Neural Plasticity in Human Piriform and Orbitofrontal Cortices. Neuron. 2006 Dec 21; 52(6): 1097–1108
Liu, G. et al. (2016): Prevalence and risk factors of taste and smell impairment in a nationwide representative sample of the US population: a cross-sectional study. BMJ Open. 2016 Nov 9; 6(11): e013246

Lobmaier, J. S. et al. (2018): The scent of attractiveness: levels of reproductive hormones explain individual differences in women's body odour. Proc Biol Sci 2018 Sep 12; 285(1886): 20181520

Madzharova, A. et al. (2018): The impact of coffee-like scent on expectations and performance. J Environ Psychol. 2018 June; 57: 83–86

Mahmut, M. K., Croy, I. (2019): The role of body odors and olfactory ability in the initiation, maintenance and breakdown of romantic relationships – A review. Physiol Behav. 2019 Aug 1; 207: 179–184

Mahmut, M. K. et al. (2020): Changes in olfactory function after immersive exposure to odorants. J Sens Stud. 2020 Jan; 35(11): e12559

Mahmut, M. K., Stevenson, R. J. (2019): Do Single Men Smell and Look Different to Partnered Men? Front Psychol. 2019 Febr 13; 10: 261

Majid, A. et al. (2017): What Makes a Better Smeller? Perception. 2017 Mar-Apr; 46(3–4): 406–430

Martinec Nováková, L. et al. (2018): Effects of diversity in olfactory environment on children's sense of smell. Sci Rep. 2018 Feb 13; 8(1): 2937

Maßberg, M., Hatt, H. (2018): Human Olfactory Receptors: Novel Cellular Functions Outside of the Nose. Physiol Rev. 2018 Jul 1; 98 (3): 1739–1763

Massachusetts Institute of Technology

McCann Worldgroup: »The Truth About Youth« study, May 2011

McGann, J. P. (2017): Poor human olfaction is a 19th-century myth. Science 2017 May 12; 356(6338): eaam7263

MDR

Medical Tribune

Milinski, M., Wedekind, C. (2001): Evidence for MHC-correlated perfume preferences in humans. Behav Ecol 2001; 12(2): 140–149

Mitro, S. et al. (2012): The Smell of Age: Perception and Discrimination of Body Odors of Different Ages. PLoS One. 2012; 7(5): e38110

Murphy, C. et al. (2002): Prevalence of olfactory impairment in older adults. JAMA. 2002 Nov 13; 288(18): 2307–2312

Oaten, M. et al. (2009): Disgust as a Disease-Avoidance Mechanism. Psychol Bull. 2009 Mar; 135(2): 303-21

Okamoto, M. et al. (2016): Child Odors and Parenting: A Survey Examination of the Role of Odor in Child-Rearing. PLoS One 2016 May 3; 11(5): e0154392

Otto-von-Guericke-Universität Magdeburg

Palmquist, E. et al. (2020): A Prospective Study on Risk Factors for Olfactory Dysfunction in Aging. J Gerontol A Biol Sci Med Sci. 2020; 75(3): 603–610

Pause, B. M. (2012): Processing of Body Odor Signals by the Human Brain. Chemosens Percept. 2012 Mar; 5(1): 55–63

Pence, T. S. et al. (2014): Risk factors for hazardous events in olfactory-impaired patients. JAMA Otolaryngol Head Neck Surg. 2014 Oct; 140(10): 951–955

Penn, D. J. et al. (2007): Individual and gender fingerprints in human body odour. J R Soc Interface 2007 Apr 22; 4(13): 331–340
Planet Wissen, ARD
Porter, J. et al. (2007): Mechanisms of scent-tracking in humans. Nat Neurosci. 2007 Jan; 10(1): 27–29
Quarks, WDR
Ratgeber »Duftstoffe – chemische Begleiter des Alltags«, Umweltbundesamt, September 2016
Ratgeber »Rund um das Badewasser«, Umweltbundesamt, Februar 2017
Roberts, S. C. et al.: Relationship satisfaction and outcome in women who meet their partner while using oral contraception. Proc Biol Sci. 2012 Apr 7; 279(1732): 1430–1436
Ruhr-Universität Bochum
Schaal, B. et al. (2000): Human foetuses learn odours from their pregnant mother's diet. Chem Senses. 2000 Dec; 25(6): 729–737
Schleidt, M., Genzel, C. (1990): The significance of mother's perfume for infants in the first weeks of their life. Ethol Sociobiol. 1990 May; 11(3): 145–154
Schubert, C. R. et al. (2011): Olfactory impairment in older adults: five-year incidence and risk factors. Laryngoscope. 2011 Apr; 121(4): 873–878
scinexx – das Wissensmagazin
Sinding, C. et al. (2013): Decreased perception of bourgeonal may be linked to male idiopathic infertility. Chem Senses. 2013 Jun; 38(5): 439–445
Sjöstrand, C. et al. (2010): Migraine and olfactory stimuli. Curr Pain Headache Rep. 2010 Jun; 14(3): 244–251
Smell Dating
Sorokowska, A. et al. (2013): Olfaction and Environment: Tsimane' of Bolivian Rainforest Have Lower Threshold of Odor Detection Than Industrialized German People. PLoS One. 2013 Jul 29; 8(7): e69203
Spektrum der Wissenschaft
Spotlight Magazin (Henkel)
Statista
Stiftung Warentest
Süddeutsche Zeitung
Trivedi, D. K. et al. (2019): Discovery of Volatile Biomarkers of Parkinson's Disease from Sebum. ACS Cent Sci. 2019 Apr 24; 5(4): 599–606
TÜV Nord Group
Uebi, T. et al. (2019): Sampling, identification and sensory evaluation of odors of a newborn baby's head and amniotic fluid. Sci Rep. 2019 Sep 4; 9(1): 12759
Umweltbundesamt
Universität Bern
Universität Heidelberg
Universitätsklinikum Carl Gustav Carus Dresden

Vennemann, M. M. et al. (2008): The association between smoking and smell and taste impairment in the general population. J Neurol. 2008 Aug; 255(8): 1121–1126

Wedekind, C. et al. (1995): MHC-dependent mate preferences in humans. Proc Biol Sci. 1995 Jun 22; 260(1359): 245–249

wissenschaft.de, zuletzt abgerufen am 16.12.2021

Yamamoto, M. et al. (2008): Novel Production Method for Plant Polyphenol from Livestock Excrement Using Subcritical Water Reaction. International Journal of Chemical Engineering 2008 Jul; 1: e6039573sat

Schmecken: Die Würze des Lebens

air up GmbH

AMBOSS, Lernsoftware und Nachschlagewerk für Mediziner

AOK

Arranz-Otaegui, A. et al. (2018): Archaeobotanical evidence reveals the origins of bread 14,400 years ago in northeastern Jordan. Proc Natl Acad Sci USA. 2018 Jul 31; 115(31): 7925–7930

Boesveldt, S., de Graaf, K. (2017): The Differential Role of Smell and Taste For Eating Behavior. Perception. 2017 Mar-Apr; 46(3–4): 307–319

Bolhuis, D. P. et al. (2011): A Salt Reduction of 50% in Bread Does Not Decrease

Bread Consumption or Increase Sodium Intake by the Choice of Sandwich Fillings. J Nutr. 2011 Dec; 141(12): 2249–2255

Brandes, R. (Hrsg.), Lang, F. (Hrsg.), Schmidt, R. F. (Hrsg.): Physiologie des Menschen. Mit Pathophysiologie, Springer-Verlag (2019)

Bundesinstitut für Risikobewertung

Bundesministerium für Ernährung und Landwirtschaft

Bundeszentrum für Ernährung

Caton, S. et al. (2013): Repetition counts: Repeated exposure increases intake of a novel vegetable in UK pre-school children compared to flavour-flavour and flavour-nutrient learning. Br J Nutr. 2013 Jun; 109(11): 2089–2097

Cocores, J. A., Gold, M. S. (2009): The Salted Food Addiction Hypothesis may explain overeating and the obesity epidemic. Med Hypotheses. 2009 Dec; 73(6): 892–899

Der Standard

Der Tagesspiegel

Deutsches Brotinstitut

Deutsche Gesellschaft für Ernährung

Die Zeit

DLG-Expertenwissen, Deutsche Landwirtschafts-Gesellschaft

Dovey, T. M. et al. (2008): Food neophobia and »picky/fussy« eating in children: A review. Appetite. 2008 Mar-May; 50(2–3): 181–193

Dr. Rainer Wild-Stiftung – Stiftung für gesunde Ernährung

Ellrott, T. (2009): Einflussfaktoren auf die Entwicklung des Essverhaltens im Kindesalter. Oralprophylaxe & Kinderzahnheilkunde 2009; 31: 78–85
Ellrott, T. (2013): Psychologische Aspekte der Ernährung. Diabetologie 2013; 8: R57-R70
Frings, S., Müller, F.: Biologie der Sinne. Vom Molekül zur Wahrnehmung, Springer-Verlag (2019)
Geo kompakt
Geo Wissen Ernährung
Gniech, G.: Essen und Psyche. Über Hunger und Sattheit, Genuss und Kultur, Springer-Verlag (1995)
Hatt, H., Dee, R.: Das kleine Buch vom Riechen und Schmecken, Albrecht Knaus Verlag (2012)
IN FORM – Deutschlands Initiative für gesunde Ernährung und mehr Bewegung
insider.com, zuletzt abgerufen am 16.12.2021
jamieoliver.com, zuletzt abgerufen am 16.12.2021
Johannes Gutenberg-Universität Mainz
Liem, D. G. (2017): Infants' and Children's Salt Taste Perception and Liking: A Review. Nutrients. 2017 Sep 13; 9(9): 1011
Max Rubner-Institut
MDR
Mennella, J. A., Beauchamp, G. K. (2002): Flavor experiences during formula feeding are related to preferences during childhood. Early Hum Dev. 2002 July; 68(2): 71–82
Mennella, J. A. et al. (2009): Early milk feeding influences taste acceptance and liking during infancy. Am J Clin Nutr. 2009 Sep; 90(3): 780S–788S
Mennella, J. A. et al. (2016): Vegetable and Fruit Acceptance during Infancy: Impact of Ontogeny, Genetics, and Early Experiences. Adv Nutr. 2016 Jan 15; 7(1): 211S–219S
Miquel-Kergoat, S. et al. (2015): Effects of chewing on appetite, food intake and gut hormones: A systematic review and meta-analysis. Physiol Behav. 2015 Nov 1; 151: 88–96
Mioche, L. et al. (2004): Influence of age on mastication: effects on eating behaviour. Nutr Res Rev. 2004 Jun; 17(1): 43–54
Morris, M. J. et al. (2008): Salt craving: The psychobiology of pathogenic sodium intake. Physiol Behav. 2008 Aug 6; 94(5): 709–721
Mosinger, B. et al. (2013): Genetic loss or pharmacological blockade of testes-expressed taste genes causes male sterility. Proc Natl Acad Sci. 2013 Jul 23; 110(30): 12319–12324
MSD Manual – Ausgabe für medizinische Fachkreise
Nature
NDR
Patel, M. D. et al. (2020): Considering Nature and Nurture in the Etiology and Prevention of Picky Eating: A Narrative Review. Nutrients 2020 Nov; 12(11): 3409

Peters, J. C. et al. (2018): The Influence of Adding Spices to Reduced Sugar Foods on Overall Liking. J Food Sci. 2018 Mar; 83(3): 814–821

Planet Wissen, ARD

Poletto, C.: Koch dich glücklich mit Cornelia Poletto. Frisch kochen – entspannt genießen, GRÄFE UND UNZER Verlag (2016)

Pudel, V. (2007): Was Menschen motiviert, richtig zu essen. Ernaehr Umsch. 2007; 54: 308–313

Ramaekers, M. G. et al. (2014): Aroma exposure time and aroma concentration in relation to satiation. Br J Nutr. 2014 Feb; 111(3): 554–562

Rozin, P. (1982): »Taste-smell confusions« and the duality of the olfactory sense. Percept Psychophys. 1982 Apr; 31(4): 397–401

Ruijschop, R. M. A. J. et al. (2008): Effects of retro-nasal aroma release on satiation. Br J Nutr. 2008 May; 99(5): 1140–1148

Ruijschop, R. M. A. J. et al. (2010): Acute effects of complexity in aroma composition on satiation and food intake. Chem Senses. 2010 Feb; 35(2): 91–100

Schwarzer, N.: Was uns schmeckt und was dahinter steckt, S. Hirzel Verlag (2018); ISBN 978-3-7776-2724-3

scinexx – das Wissensmagazin

Shepherd, G. M. (2015): Neuroenology: how the brain creates the taste of wine. Flavour. 2015 March; 4(19): 1–5

Shepherd, G. M. (2004): The Human Sense of Smell: Are We Better Than We Think? PLoS Biol. 2004 May; 2(5): E146

Small, D. M. et al. (2005): Differential neural responses evoked by orthonasal versus retronasal odorant perception in humans. Neuron. 2005 Aug 18; 47(4): 593–605

Spektrum Kompakt

SR

Stribiţcaia, E. et al. (2020): Food texture influences on satiety: systematic review and meta-analysis. Sci Rep. 2020 Jul 31; 10(1): 12929

SWR

Trabulsi, J. C., Mennella, J. A. (2012): Diet, sensitive periods in flavour learning, and growth. Int Rev Psychiatry. 2012 Jun; 24(3): 219–230

Universität Hohenheim

verbraucherzentrale.de, zuletzt abgerufen am 16.12.2021

Vier Pfoten – Stiftung für Tierschutz

Vilgis, T., Vierich, T.: Aroma. Die Kunst des Würzens, Stiftung Warentest Verlag (2020); ISBN 978-3-7471-0423-1

Yin, W. et al. (2017): Effects of aroma and taste, independently or in combination, on appetite sensation and subsequent food intake. Appetite. 2017 Jul 1; 114: 265–274

Zentralverband des Deutschen Bäckerhandwerks

Zürcher Hochschule für Angewandte Wissenschaften – Departement Life Sciences und Facility Management

Hören: Ich bin ganz Ohr

Aalbers, S. et al. (2017): Music therapy for depression. Cochrane Database Syst Rev. 2017 Nov 16; 11(11): CD004517

Addyman, C. et al. (2018): Social Facilitation of Laughter and Smiles in Preschool Children. Front Psychol. 2018 Jun 27; 9: 1048

American Psychological Association

Aminuddin, M. M. M., Nasir, H. M. (2020): Does Music Help to Stay Focus on the Road? WSEAS TRANSACTIONS on ACOUSTICS and MUSIC; 2020 Jun 3; 7: 1–5

antonellaradicchi.it/portfolio/hush-city-app/, zuletzt abgerufen am 16.12.2021

audiyou.de, zuletzt abgerufen am 16.12.2021

Bayerisches Landesamt für Umwelt

Beaman, C. P. et al. (2015): Want to block earworms from conscious awareness? B(u)y gum! Q J Exp Psychol (Hove). 2015; 68(6): 1049–1057

Boghdady, M. E., Ewalds-Kvistc, B. M. (2020): The influence of music on the surgical task performance: A systematic review. Int J Surg. 2020 Jan; 73: 101–112

BR

Brandes, R. (Hrsg.), Lang, F. (Hrsg.), Schmidt, R. F. (Hrsg.): Physiologie des Menschen. Mit Pathophysiologie, Springer-Verlag (2019); ISBN 978-3-662-56467-7

Brodsky, W., Slor, Z. (2013): Background music as a risk factor for distraction among young-novice drivers. Accid Anal Prev. 2013 Oct; 59: 382–393

Bryant, G. A. et al. (2016): Detecting affiliation in colaughter across 24 societies. Proc Natl Acad Sci USA. 2016 Apr 26; 113(17): 4682–4687

Bundesministerium für Umwelt, Naturschutz und nukleare Sicherheit

Bundeszentrale für gesundheitliche Aufklärung

conservethesound.de, zuletzt abgerufen am 16.12.2021

Dalton, B. H. et al. (2007): Effects of sound types and volumes on simulated driving, vigilance tasks and heart rate. Occupational Ergonomics 2007 Jan; 7(3): 153–168

Dalton, B. H., Behm, D. G. (2007): Effects of noise and music on human and task performance: A systematic review. Occupational Ergonomics 2007 Jan; 7(3): 143–152

Der Spiegel

Deutsches Grünes Kreuz

Deutschlandfunk

Eberhard Karls Universität Tübingen

Einsichten – Das Forschungsmagazin der Ludwig-Maximilians-Universität München

flexikon.doccheck.com, zuletzt abgerufen am 16.12.2021

Frankfurter Allgemeine Sonntagszeitung

Freie Universität Berlin

Frings, S., Müller, F.: Biologie der Sinne. Vom Molekül zur Wahrnehmung, Springer-Verlag (2019)

Gesundheit erlangen – Das Gesundheitsmagazin des Universitätsklinikums Erlangen
guinnessworldrecords.com, zuletzt abgerufen am 16.12.2021
Humboldt Kosmos – das Magazin der Humboldt-Stiftung
Hyman, I. E. et al. (2013): Going Gaga: Investigating, Creating, and Manipulating the Song Stuck in My Head. Appl Cogn Psychol 2013 March; 27(2): 204–215
Initiative Hören
Institut für Qualität und Wirtschaftlichkeit im Gesundheitswesen
Jager, I. et al. (2020): Misophonia: Phenomenology, comorbidity and demographics in a large sample. PLoS One 2020 Apr 15; 15(4): e0231390
Kölsch, S.: Good Vibrations. Die heilende Kraft der Musik, Ullstein Buchverlage (2019)
Kraus, M. W. (2017): Voice-only communication enhances empathic accuracy. Am Psychol. 2017 Oct; 72(7): 644–654
Kumar, S. et al. (2012): Features versus Feelings: Dissociable Representations of the Acoustic Features and Valence of Aversive Sounds. J Neurosci. 2012 Oct 10; 32(41): 14184–14192
Kumar, S. et al. (2017): The Brain Basis for Misophonia. Curr Biol. 2017 Feb 20; 27(4): 527–533
Laukka, P. et al. (2005): A dimensional approach to vocal expression of emotion. Cogn Emot. 2005 Aug; 19(5): 633–653
lernhelfer.de, zuletzt abgerufen am 16.12.2021
Li, R. et al. (2019): Effect of Music Tempo on Long-Distance Driving: Which Tempo Is the Most Effective at Reducing Fatigue? I-Perception. 2019 Jul 15; 10(4): 2041669519861982
Löhler, J. et al. (2019): Hearing impairment in old age – detection, treatment, and associated risks. Dtsch Arztebl Int. 2019 Apr 26; 116: 301–310
Ludwig-Maximilians-Universität München
Mahmoud, Z., Ruzek, M. (2020): Effects of music on driver behavior. WSEAS TRANSACTIONS on ACOUSTICS and MUSIC; 2020; 7: 12–21
Max-Planck-Gesellschaft
MDR
Naturschutzbund Deutschland
Navarro, J. et al. (2018): Does the Tempo of Music Impact Human Behavior Behind the Wheel? Hum Factors. 2018 Jun; 60(4): 556–574
NDR
Newcastle University
Positive.News, zuletzt abgerufen am 16.12.2021
Provine, R. R. (1992): Contagious laughter: Laughter is a sufficient stimulus for laughs and smiles. Bull Psychon Soc. 1992 Jul; 30(1): 1–4
Robert Koch-Institut
Schlittmeier, S. J. et al. (2008). Does irrelevant music cause an irrelevant sound effect for auditory items? European Journal of Cognitive Psychology 2008 March; 20(2): 252–271

Schründer-Lenzen, A.: Schriftspracherwerb und Unterricht. Bausteine professionellen Handlungswissens, Verlag Leske + Budrich (2004)
Schule des Hörens
Schweppe, J., Knigge, J. (2020): Irrelevant music: How suprasegmental changes of a melody's tempo and mode affect the disruptive potential of music on serial recall. Mem Cognit. 2020 Aug; 48(6): 982–993
Siepsiak, M. et al. (2020): Prevalence of Misophonia and Correlates of Its Symptoms among Inpatients with Depression. Int J Environ Res Public Health. 2020 Jul 29; 17(15): 5464
Staatsinstitut für Schulqualität und Bildungsforschung München
Spektrum der Wissenschaft
Spektrum Kompakt
Stern
Süddeutsche Zeitung
SWR
Ulrich, S., Hartung, M. (Hrsg.): Besser Zuhören – Übungen und Hintergrundwissen zur Förderung der Zuhörfähigkeit, Eigenverlag (2006)
Umweltbundesamt
Universität Duisburg Essen
Vouloumanos, A., Bryant, G. A. (2019): Five-month-old infants detect affiliation in colaughter. Sci Rep. 2019 Mar 11; 9(1): 4158
verbraucherzentrale.de, zuletzt abgerufen am 16.12.2021
Wildgruber, D. et al. (2013): Different types of laughter modulate connectivity within distinct parts of the laughter perception network. PLoS One. 2013 May 8; 8(5): e63441
wissenschaft.de, zuletzt abgerufen am 16.12.2021

Sehen: Schau mehr aus den Augen, Kleines!

Association for Psychological Science
augenklinik-berlin.de, zuletzt abgerufen am 16.12.2021
axelbuether.de, zuletzt abgerufen am 16.12.2021
Bergische Universität Wuppertal
Bolwerk, A. et al. (2014): How art changes your brain: differential effects of visual art production and cognitive art evaluation on functional brain connectivity. PLoS One. 2014 Jul 1; 9(7): e101035
Brandes, R. (Hrsg.), Lang, F. (Hrsg.), Schmidt, R. F. (Hrsg.): Physiologie des Menschen. Mit Pathophysiologie, Springer-Verlag (2019)
Brigitte
Buether, A.: Die geheimnisvolle Macht der Farben. Wie sie unser Verhalten und Empfinden beeinflussen, Droemer Verlag 2020
Bundeszentrale für gesundheitliche Aufklärung
Cell Press
Der Spiegel

Der Tagesspiegel
Deutsche Ophthalmologische Gesellschaft
Deutsche Sporthochschule Köln
Deutsches Ärzteblatt
Die Welt
DLG-Expertenwissen, Deutsche Landwirtschafts-Gesellschaft
Drew, T. et al. (2013): The Invisible Gorilla Strikes Again: Sustained Inattentional Blindness in Expert Observers. Psychol Sci. 2013 Sep; 24(9): 1848–1853
Ekman, P. et al. (1990): The Duchenne Smile: Emotional Expression and Brain Physiology II. J Pers Soc Psychol. 1990 Feb; 58(2): 342–353
Fan, Y. et al. (2021): Demographic effects on facial emotion expression: an interdisciplinary investigation of the facial action units of happiness. Sci Rep. 2021 Mar 4; 11(1): 5214
Fauville, G. et al. (2021): Nonverbal Mechanisms Predict Zoom Fatigue and Explain Why Women Experience Higher Levels than Men. SSRN Electronic Journal 2021 Jan: 1–18
Forschungszentrum Jülich
Frankfurter Rundschau
friedrich – das Forschungsmagazin der Friedrich-Alexander-Universität Erlangen-Nürnberg
Frings, S., Müller, F.: Biologie der Sinne. Vom Molekül zur Wahrnehmung, Springer-Verlag GmbH (2019)
Geier, A. et al. (2012): Red Potato Chips: Segmentation Cues Can Substantially Decrease Food Intake. Health Psychol. 2012 May; 31(3): 398–401
Geo kompakt
Grant, P. et al. (2016): The Functional Performance of the BrainPort V100 Device in Persons who Are Profoundly Blind. Journal of Visual Impairment & Blindness 2016 March-Apr; 77–88
Hubbard, E. M., Ramachandran, V. S. (2005): Neurocognitive mechanisms of synesthesia. Neuron. 2005 Nov 3; 48(3): 509–520
Hutmacher, F. (2019): Why Is There So Much More Research on Vision Than on Any Other Sensory Modality? Front. Psychol. 2019 Oct 4; 10: 2246
IGeL-Monitor
Jeesan, S. A., Seo, H. S. (2020): Color-Induced Aroma Illusion: Color Cues Can Modulate Consumer Perception, Acceptance, and Emotional Responses toward Cooked Rice. Foods. 2020 Dec 11; 9(12): 1845
Julius-Maximilians-Universität Würzburg
Kaminski, J. et al. (2019): Evolution of facial muscle anatomy in dogs. Proc Natl Acad Sci USA. 2019 Jul 16; 116(29): 14677–14681
Kraft, T. L., Pressman S.D. (2012): Grin and bear it: the influence of manipulated facial expression on the stress response. Psychol Sci. 2012; 23(11): 1372–1378
Kuehne, M. et al. (2021): Effects of posed smiling on memory for happy and sad facial expressions. Sci Rep. 2021 May 18; 11(1): 10477

LaFrance, M. et al. (2003): The Contingent Smile: A Meta-Analysis of Sex Differences in Smiling. Psychol Bull. 2003 Mar; 129(2): 305–334

Lander, K. et al. (2018): Use-inspired basic research on individual differences in face identification: implications for criminal investigation and security. Cogn Res Princ Implic. 2018 Jun 27; 3: 26

Lebensmittelverband Deutschland

Ma, Y. et al. (2019): Mammalian Near-Infrared Image Vision through Injectable and Self-Powered Retinal Nanoantennae. Cell. 2019 Apr 4; 177(2): 243–255.e15

Martin, J. et al. (2017): Smiles as Multipurpose Social Signals. Trends Cogn Sci. 2017 Nov; 21(11): 864–877

Müller, C. A. et al. (2015): Dogs can discriminate emotional expressions of human faces. Curr Biol. 2015 Mar 2; 25(5): 601–605

muensterland.de, zuletzt abgerufen am 16.12.2021

Naturschutzbund Deutschland

Niedenthal, P. M. et al. (2010): The Simulation of Smiles (SIMS) model: Embodied simulation and the meaning of facial expression. Behav Brain Sci. 2010 Dec; 33(6): 417–433, discussion 433–480

Nürnberger Nachrichten

Piqueras-Fiszman, B. et al. (2012): Is it the plate or is it the food? Assessing the influence of the color (black or white) and shape of the plate on the perception of the food placed on it. Food Qual Prefer. 2012 Apr 1; 24 (1): 205–208

Piqueras-Fiszman, B. et al. (2013): Assessing the influence of the color of the plate on the perception of a complex food in a restaurant setting. Flavour 2013 Dec; 2 (1): 24

Planet Wissen, ARD

Rychlowska, M., Vanderwert, R. (2020): The Pacified Face: Early Embodiment Processes and the Use of Dummies. Front Psychol. 2020 Mar 13; 11: 387

S3-Leitlinie/Nationale Versorgungsleitlinie »Unipolare Depression«, Kurzfassung, 2. Auflage 2017, Version 1, DGPPN, BÄK, KBV, AWMF

scinexx – das Wissensmagazin

Spektrum der Wissenschaft

Spektrum Kompakt

Stiftung Auge der Deutschen Ophthalmologischen Gesellschaft

Stiftung Haus der kleinen Forscher

Stiftung Warentest

Stronks, H. C. et al. (2016): Visual task performance in the blind with the BrainPort V100 Vision Aid. Expert Rev Med Devices. 2016 Oct; 13(10): 919–931

Süddeutsche Zeitung

Universität Regensburg

Universitätsklinikum Bonn

Universitätsklinikum Schleswig-Holstein

Uno, K., Yokosawa, K. (2020): Apparent physical brightness of graphemes is altered by their synaesthetic colour in grapheme-colour synaesthetes. Sci Rep. 2020 Nov 18; 10(1): 20134

Velasco, C. et al. (2013): Assessing the influence of the multisensory environment on the whisky drinking experience. Flavour 2013 Oct 9; 2: 23

WHO (Hg.): World report on vision. Geneva: World Health Organization (2019)

wissenschaft.de, zuletzt abgerufen am 16.12.2021

woche-des-sehens.de, zuletzt abgerufen am 16.12.2021

Wood, A. et al. (2016): Fashioning the Face: Sensorimotor Simulation Contributes to Facial Expression Recognition. Trends Cogn Sci. 2016 Mar; 20(3): 227–240

Wu, P. C. et al. (2020): Increased Time Outdoors Is Followed by Reversal of the Long-Term Trend to Reduced Visual Acuity in Taiwan Primary School Students. Ophthalmology. 2020 Nov; 127(11): 1462–1469

YouGov Deutschland

Tasten: Ich fühle, also bin ich

Ackerman, J. M. et al. (2010): Incidental Haptic Sensations Influence Social Judgments and Decisions. Science 2010 Jun 25; 328(5986): 1712–1715

Algoe, S. B., Jolink, T.: Social Bonds: A New Look at an Old Topic (in book: Social Psychology: Handbook of Basic Principles edited by Van Lange, P.A.M., Higgins, E.T., Kruglanski, A., Third Edition, Chapter 8, ISBN 978-1462543984). ResearchGate 2021 March

Alice Salomon Hochschule Berlin

barfusspark.info, zuletzt abgerufen am 16.12.2021

Blakemore, S. J. et al. (2000): Why can't you tickle yourself? Neuroreport. 2000 Aug 3; 11(11): R11–R16

Boehme, R. et al. (2019): Distinction of self-produced touch and social touch at cortical and spinal cord levels. Proc Natl Acad Sci USA. 2019 Feb 5; 116(6): 2290–2299

Carey, L. M. et al. (2020): The Functional Tactile Object Recognition Test: A Unidimensional Measure With Excellent Internal Consistency for Haptic Sensing of Real Objects After Stroke. Front. Neurosci. 2020 Sep 23; 14: 542590

Chevalier, G. et al. (2012): Earthing: health implications of reconnecting the human body to the Earth's surface electrons. J Environ Public Health. 2012 Jan; 2012: 291541

Crusco, A. H., Wetzel, C. G. (1984): The Midas Touch: The effects of interpersonal touch on restaurant tipping. Pers Soc Psychol Bull. 1984 Dec; 10(4), 512–517

Cudejko, T. et al. (2020): Minimal footwear improves stability and physical function in middle-aged and older people compared to conventional shoes. Clin Biomech. 2020 Jan; 71: 139–145

Cudejko, T. et al. (2020): Minimal shoes improve stability and mobility in persons with a history of falls. Sci Rep. 2020 Dec 10; 10(1): 21755

Deutsches Ärzteblatt

Deutsches Rotes Kreuz, Kreisverband Duisburg, Familienbildungswerk

Die Welt

Die Zeit

DLG-Expertenwissen, Deutsche Landwirtschafts-Gesellschaft

Dozier, M. (2014): Romania's Abandoned Children: Deprivation, Brain Development, and the Struggle for Recovery. Am J Psychiatry 2014 Jun; 171: 6

Dunn, W. et al. (2015): Measuring change in somatosensation across the lifespan. Am J Occup Ther. 2015 May–June; 69(3): 6903290020

flexicon.doccheck.com, zuletzt abgerufen am 16.12.2021

Frings, S., Müller, F.: Biologie der Sinne. Vom Molekül zur Wahrnehmung, Springer-Verlag GmbH (2019)

Geo Wissen Ernährung

greatergood.berkeley.edu, zuletzt abgerufen am 16.12.2021

Grunwald, M.: Homo hapticus. Warum wir ohne Tastsinn nicht leben können, Droemer Verlag 2017, ISBN 978-3-426-27706-5

Guéguen, N., Jacob, C. (2005): The effect of touch on tipping: an evaluation in a French bar. Int J Hosp Manag. 2005 Jun; 24 (2): 295–299

guinnessworldrecords.com, zuletzt abgerufen am 16.12.2021

Hamburger Abendblatt

Jütte, R. (Hrsg.), Schmitz-Esser, R. (Hrsg.): Handgebrauch. Geschichten von der Hand aus dem Mittelalter und der Frühen Neuzeit, Wilhelm Fink Verlag (2018)

Kattenstroth, J. C. et al. (2018): Daily repetitive sensory stimulation of the paretic hand for the treatment of sensorimotor deficits in patients with subacute stroke: RESET, a randomized, sham-controlled trial. BMC Neurol. 2018 Jan 9; 18(1): 2

Kiefer, M. et al. (2017): Brain activity to transitional objects in patients with borderline personality disorder. Sci Rep. 2017 Oct 13; 7(1): 13121

kindergesundheit-info.de, zuletzt abgerufen am 16.12.2021

Kraus, M. W. et al. (2010): Tactile Communication, Cooperation, and Performance: An Ethological Study of the NBA. Emotion 2010 Oct; 10(5): 745–749

Lebensmittelverband Deutschland

Lecanuet, J. P., Schaal, B. (1996): Fetal sensory competencies. Eur J Obstet Gynecol Reprod Biol. 1996 Sep; 68(1–2): 1–23

libelle-magazin.de, zuletzt abgerufen am 16.12.2021

Liebermann, D. E. (2012): What we can learn about running from barefoot running: an evolutionary medical perspective. Exerc Sport Sci Rev. 2012 Apr; 40(2): 63–72

Lifis Online – Leibniz Institut, Grunwald, M.: Der Tastsinn im Griff der Technikwissenschaften? Herausforderungen und Grenzen aktueller Haptikforschung (09.01.09)

Mueller, S. M. et al. (2019): Self-touch: Contact durations and point of touch of spontaneous facial self-touches differ depending on cognitive and emotional load. PLoS One. 2019 Mar 12; 14(3): e0213677

Müller, S., Grunwald, M. (2013): Haptische Wahrnehmungsleistungen – Effekte bei erfahrenen und unerfahrenen Physiotherapeuten. Manuelle Medizin 2013 Nov 14; 51: 473–478

Piccinin, M. A. et al. (2021): Histology, Meissner Corpuscle. StatPearls. Updated 2021 Mar 3

praktischArzt.de, zuletzt abgerufen am 16.12.2021

psychosoziale-gesundheit.net, zuletzt abgerufen am 16.12.2021

rp-online.de, zuletzt abgerufen am 16.12.2021

Schlee, G. et al. (2007): Influence of footwear on foot sensitivity: A comparison between barefoot and shod sports, Conference Paper 25. Symposium of the International Society of Biomechanics in Sports, Brazil 2007 Jan (researchgate.net/publication/239528378)

Schneider, K. (2017): Forschendes Handeln von Babys und Kleinkindern entdecken; kita-fachtexte.de

Sozialservice-Gesellschaft des Bayerischen Roten Kreuzes

Spektrum Kompakt

Spence, C. et al. (2013): A touch of gastronomy. Flavour 2013 Feb; 2: 14

Spille, J. L. et al. (2021): Stop touching your face! A systematic review of triggers, characteristics, regulatory functions and neuro-physiology of facial self touch. Neurosci Biobehav Rev. 2021 Sep; 128: 102–116

Stern Gesund leben

Taz

The Psychologist

TK, die Techniker Krankenkasse

Tropeninstitut.de, zuletzt abgerufen am 16.12.2021

Universität Ulm

Universitätsklinikum Leipzig

Wade, M. et al. (2019): Long-term effects of institutional rearing, foster care, and brain activity on memory and executive functioning. Proc Natl Acad Sci USA. 2019 Jan 29; 116(5): 1808–1813

Wang, C. et al. (2016): Experiencing haptic roughness promotes empathy! J Consum Psychol. 2016 Nov; 26 (3): 350–362

Williams, L. E., Bargh, J. A. (2008): Experiencing Physical Warmth Promotes Interpersonal Warmth Science. 2008 Oct 24; 322(5901): 606–607

Zeanah, C. H. et al. (2003): Designing research to study the effects of institutionalization on brain and behavioral development: The Bucharest Early Intervention Project. Dev Psychopathol. 2003 Dec; 15(4): 885–907

Zech, A. et al. (2018): Motor Skills of Children and Adolescents Are Influenced by Growing up Barefoot or Shod. Front Pediatr. 2018 Apr 25; 6: 115

Die fünf Exoten

Wahrnehmung des eigenen Körpers

Navigator durchs Hier und Jetzt

Brandes, R. (Hrsg.), Lang, F. (Hrsg.), Schmidt, R. F. (Hrsg.): Physiologie des Menschen. Mit Pathophysiologie, Springer-Verlag (2019); ISBN 978-3-662-56467-7
Chesler, A. T. et al. (2016): The Role of PIEZO2 in Human Mechanosensation. N Engl J Med. 2016 Oct 6; 375(14): 1355–1364
Deutsches Ärzteblatt
Frings, S., Müller, F.: Biologie der Sinne. Vom Molekül zur Wahrnehmung, Springer-Verlag (2019)
Stern

Gleichgewichtssinn

Täglicher Balanceakt

Brandes, R. (Hrsg.), Lang, F. (Hrsg.), Schmidt, R. F. (Hrsg.): Physiologie des Menschen. Mit Pathophysiologie, Springer-Verlag (2019)
Deutsches Ärzteblatt
Frings, S., Müller, F.: Biologie der Sinne. Vom Molekül zur Wahrnehmung, Springer-Verlag (2019)
Hupperets, M. D. et al. (2009): Effect of unsupervised home based proprioceptive training on recurrences of ankle sprain: randomised controlled trial. BMJ. 2009 Jul 9; 339: b2684
Spektrum der Wissenschaft
Süddeutsche Zeitung
WHO

Wahrnehmung von Temperatur

Heiß, heiß, Baby!

Brandes, R. (Hrsg.), Lang, F. (Hrsg.), Schmidt, R. F. (Hrsg.): Physiologie des Menschen. Mit Pathophysiologie, Springer-Verlag (2019)
Der Spiegel
Frings, S., Müller, F.: Biologie der Sinne. Vom Molekül zur Wahrnehmung, Springer-Verlag (2019)
MSD Manual – Ausgabe für medizinische Fachkreise
n-tv.de, zuletzt abgerufen am 16.12.2021
Spektrum der Wissenschaft
Universität Leipzig

Wahrnehmung von Schmerz
Wachhund unseres Körpers

Die Zeit

flexicon.doccheck.com, zuletzt abgerufen am 16.12.2021

Frings, S., Müller, F.: Biologie der Sinne. Vom Molekül zur Wahrnehmung, Springer-Verlag (2019)

Geo

Harvard Magazine

Kaptchuk, T. J. et al. (2020): Placebos in chronic pain: evidence, theory, ethics, and use in clinical practice. BMJ. 2020 Jul 20; 370: m1668

Kaptchuk, T. J., Miller, F. G. (2018): Open label placebo: can honestly prescribed placebos evoke meaningful therapeutic benefits? BMJ. 2018 Oct 2; 363: k3889

Melzack, R., Wall P.D. (1965): Pain mechanisms: a new theory. Science 1965 Nov 19; 150(3699): 971–979

SWR

tedkaptchuk.com, zuletzt abgerufen am 16.12.2021

von Wernsdorff, M. et al. (2021): Effects of open-label placebos in clinical trials: a systematic review and meta-analysis. Sci Rep. 2021 Feb 16; 11(1): 3855

Wahrnehmung des Inneren
Da rührt sich was

Brandes, R. (Hrsg.), Lang, F. (Hrsg.), Schmidt, R. F. (Hrsg.): Physiologie des Menschen. Mit Pathophysiologie, Springer-Verlag (2019)

Deutsches Ärzteblatt

flexicon.doccheck.com, zuletzt abgerufen am 16.12.2021

Frings, S., Müller, F.: Biologie der Sinne. Vom Molekül zur Wahrnehmung, Springer-Verlag (2019)

Hermann, J. M., Radvila, A. (1999): Funktionelle Atemstörung – Das Hyperventilationssyndrom. Dt Ärztebl. 1999; 96 (11): A694–A697

Kleemann, W. J. et al. (1990): Kann ein Griff an den Hals zum reflektorischen Herztod führen? Ersticken (1990). Fortschritte in der Beweisführung. Festschrift für Werner Janssen, 14–20

medizInfo.de, zuletzt abgerufen am 16.12.2021

Weitere Details zu den Quellen können Sie per E-Mail erfragen unter magieunserersinne@gmx.de.

Register

H

Hier ist der Wurm drin!

Der Bücherwurm hat sich im Kastenrahmen auf Seite 207 versteckt.